Révision optimale 3-en-1

Semestres 3 et 4 IFSI

Chez le même éditeur

Révision optimale 3 en 1. Semestre 1 IFSI, de J. Violet, 2020, 464 pages.
Révision optimale 3 en 1. Semestre 2 IFSI, de J. Violet, 2021, 320 pages.
Mon Bullet Journal Infirmier ! Tout pour réussir mon année ! de J. Rose, 2021, 224 pages.
Anatomie et physiologie en fiches pour les étudiants en IFSI, de A. Muller, 2021, 592 pages.
Méga Guide Pharmaco Infirmier, 2e édition, de L. Chouchana et N. Dussaule, 2020, 896 pages.
Les génériques en un coup d'œil pour les infirmiers 2021–2022, 3e édition, de S. Cornec, 2021, 272 pages.
Toute l'année 1 du D.E.I. Le cahier de l'étudiant infirmier, de P. Hallouët, 2021, 536 pages.
Toute l'année 2 du D.E.I. Le cahier de l'étudiant infirmier, de P. Hallouët, 2022, 392 pages.
Fiches de soins infirmiers, 6e édition, de P.Hallouët, J. Eggers et E. Malaquin-Pavan, 2020, 792 pages.
L'intégrale. Évaluations IFSI, de J. Chevillotte et C. Muller, 2020, 336 pages.
L'intégrale. Stages IFSI, 3e édition, coordonné par L. Sabbah, 2019, 2176 pages.
L'intégrale. Diplôme IFSI, 3e édition, de P. Hallouët, G. Dagorne et V. Yhuel, 2019, 1544 pages.
Validez votre semestre 1 en IFSI en 900 questions corrigées, 2e édition, coordonné par J. Chevillotte, 2018, 280 pages.
Validez votre semestre 2 en IFSI en 800 questions corrigées, 2e édition, coordonné par J. Chevillotte, 2018, 280 pages.

Révision optimale 3-en-1

Semestres 3 et 4 IFSI

Julie Violet
Infirmière anesthésiste diplômée d'État,
Master 2 de pédagogie en sciences de la santé
Créa-rédactrice de fiches IDE

Collaborateur pour les audios
Gaëtan Georgeon
Infirmier anesthésiste diplômé d'État

Elsevier Masson

ELSEVIER

Elsevier Masson SAS, 65, rue Camille-Desmoulins, 92442 Issy-les-Moulineaux cedex, France

Révision optimale 3 en 1 – Semestres 3 et 4 IFSI, par Julie Violet.

ISBN: 978-2-294-77690-8
e-ISBN: 978-2-294-77834-6

Table des matières

SEMESTRE 3

UE 1.2
Santé publique et économie de la santé

UE 2.5
Processus inflammatoires et infectieux

UE 2.8

Processus obstructifs

UE 2.11

Pharmacologie et thérapeutiques

UE 3.2

Projet de soins infirmiers

UE 3.3

Rôles infirmiers, organisation du travail et interprofessionnalité

UE 4.2

Soins relationnels

UE 4.6

Soins éducatifs et préventifs

UE 6.2

Anglais

SEMESTRE 4

UE 1.3

Législation, éthique et déontologie

UE 2.7

Défaillances organiques et processus dégénératifs

UE 3.4

Initiation à la démarche de recherche

UE 3.5

Encadrement de professionnels de soins

UE 4.3

Soins d'urgence

UE 4.4

Thérapeutiques et contribution au diagnostic médical

UE 4.5

Soins infirmiers et gestion des risques

UE 4.6

Soins éducatifs et préventifs

UE 6.2

Anglais

Les enregistrements audio de ces fiches sont disponibles en ligne : www.em-consulte.com/e-complement/476690

Abréviations

ACLS	*Advanced cardiac life support*
ADH	Antidiurétique
AES	Accident d'exposition au sang
AINS	Anti-inflammatoires non stéroïdiens
AIS	Anti-inflammatoires stéroïdiens
AIT	Accident ischémique transitoire
ALD	Affection de longue durée
ANSM	Agence nationale de sécurité du médicament et des produits de santé
AOD	Anticoagulants oraux directs
AOMI	Artériopathie oblitérante des membres inférieurs
ARS	Agence régionale de santé
ASP	Abdomen sans préparation
ATNC	Agents transmissibles non conventionnels
AVC	Accident vasculaire cérébral
AVK	Antivitamines K
BPCO	Bronchopneumopathie chronique obstructive
CATTP	Centre d'accueil thérapeutique à temps partiel
CDSP	Commission départementale des soins psychiatriques
CGR	Concentrés de globules rouges
CIMU	Classification infirmière des malades aux urgences
CMP	Centre médico-psychologique
CMU	Couverture maladie universelle
CNAM	Caisse nationale d'assurance maladie
CNRTL	Centre national des ressources textuelles et lexicales
CNTS	Centre national de transfusion sanguine
CO_2	Dioxyde de carbone
CP	Concentrés de plaquettes
CPAP	*Continuous positive airway pressure*
CSBM	Consommation de soins et biens médicaux
CSIH	Chaîne de survie intra-hospitalière
CUPT	Contrôle ultime prétransfusionnel
DEP	Débit expiratoire de pointe
DCS	Dépenses courantes de santé
DGS	Direction générale de la santé
DI	Démarche infirmière
DMLA	Dégénérescence maculaire liée à l'âge
DREES	Direction de la recherche, des études, de l'évaluation et des statistiques
ECBC	Examen cytobactériologique des crachats
ECBU	Examen cytobactériologique des urines
ECG	Électrocardiogramme
EFR	Exploration fonctionnelle respiratoire
EFS	Établissement français de sang
EN	Échelle numérique
EPRUS	Établissement de préparation et de réponse aux urgences sanitaires
ESSMS	Évaluation des établissements et services sociaux et médico-sociaux
EVA	Échelle visuelle analogique
EVS	Échelle verbale simple

FFDSB	Fédération française pour le don bénévole
HBPM	Héparine de bas poids moléculaire
HEA	Hydroxyéthylamidons
HCO_{3-}	Bicarbonate
HCSP	Haut Conseil de la santé publique
H_2O	Eau
HNF	Héparine non fractionnée
IDR	Intradermoréaction à la tuberculine
IEC	Inhibiteurs de l'enzyme de conversion
IMAO	Inhibiteurs de la monoamine oxydase
INPES	Institut national de prévention et d'éducation pour la santé
INSEE	Institut national de la statistique et des études économiques
InVS	Institut de veille sanitaire
IQSS	Indicateurs de qualité et de sécurité des soins
IRC	Insuffisance rénale chronique
IRM	Imagerie par résonance magnétique
IRSNa	Inhibiteurs de la recapture de la sérotonine et de la noradrénaline
ISRS	Inhibiteurs sélectifs de la recapture de la sérotonine
ITL	Infection tuberculeuse latente
JMDS	Journée mondiale des donneurs de sang
K^+	Potassium
LBA	Lavage broncho-alvéolaire
LCR	Liquide céphalo-rachidien
Na^+	Sodium
NGAP	Nomenclature générale des actes professionnels
OAP	Œdème aigu du poumon
PC	Pression contrôlée
PCR	*Polymerase Chain Reaction*
PDP	Prélèvement distal protégé
PFC	Plasma frais congelé
PMI	Protection maternelle et infantile
PNSE	Plan national santé environnement
PSL	Produit sanguin labile
RCP	Réanimation cardiopulmonaire
RHT	Réaction hypotensive transfusionnelle
RSI	Règlement sanitaire international
SAHOS	Syndrome d'apnée-hypopnée obstructive du sommeil
SCA	Syndrome coronarien aigu
SDRA	Syndrome de détresse respiratoire
SFMU	Société française de médecine d'urgence
SL	Soins libres
SPDRE	Soins psychiatriques sur décision d'un représentant de l'État
SPDT	Soins psychiatriques à la demande d'un tiers
TACO	Œdème pulmonaire de surcharge
TIH	Thrombopénie induite par l'héparine
TRALI	Œdème pulmonaire inflammatoire lésionnel
TROD	Test d'orientation diagnostique
T2A	Tarification à l'activité
UMD	Unité pour malades difficiles
VAC	Ventilation assistée contrôlée
VAE	Validation d'expérience
VC	Ventilation contrôlée
VNI	Ventilation non invasive
VS	Ventilation spontanée
VSAI	Ventilation spontanée avec aide inspiratoire

SEMESTRE 3
UE 1.2

Santé publique et économie de la santé

Grands problèmes de santé publique : environnement et développement durable

Santé environnementale

D'après l'OMS, la santé environnementale comprend les aspects de la santé humaine (y compris la qualité de la vie) qui sont déterminés par les facteurs physiques, chimiques, biologiques, sociaux, psychosociaux et esthétiques de notre environnement.
Objectif : agir sur les facteurs environnementaux.
- Améliorer la qualité des eaux, de l'air, des sols.
- Se protéger du bruit.
- Améliorer la qualité de l'air intérieur.
- Lutter contre l'insalubrité, les expositions au plomb et aux fibres d'amiante.

Plan national santé environnement (PNSE)

Depuis la conférence de Budapest en 2004, la France élabore, tous les 5 ans, un plan national santé environnement (PNSE). Il est inscrit dans le Code de la santé publique.
Objectifs :
- Réduire l'impact de l'environnement sur la santé;
- Meilleure prise en compte de la santé environnement;
- Développement de programmes de recherche.

4e plan national santé environnement (2021-2025) = 4 objectifs :
- S'informer, se former et informer sur l'état de son environnement et les bons gestes à adopter pour sa santé et celle des écosystèmes;
- Réduire les expositions environnementales affectant la santé humaine et celle des écosystèmes sur l'ensemble du territoire;
- Démultiplier les actions concrètes menées par les collectivités dans les territoires;
- Mieux connaître les expositions et les effets de l'environnement sur la santé des populations et des écosystèmes.

Le PNSE 4 complète les propositions de la France au niveau européen et les nombreuses actions spécifiques de l'État en matière de santé environnement au niveau national, notamment sur la qualité de l'air, l'usage des produits phytopharmaceutiques, les perturbateurs endocriniens, la préservation de la biodiversité.

Développement durable

Le développement durable a été introduit en 1987 par la commission mondiale sur l'environnement et le développement.
Principe : « Les besoins des générations actuelles doivent être satisfaits sans compromettre la capacité des générations futures à répondre aux leurs. »
Déclaration de Johannesburg de 2002 : importance de mettre l'être humain au centre des préoccupations relatives au développement durable
Le développement durable comporte 3 dimensions :
- Environnementale ;
- Sociale ;
- Économique.

Stratégie européenne et développement durable

La première stratégie européenne en faveur du développement durable a été adoptée en 2001.
4 défis prioritaires :
- Changement climatique ;
- Transport durable ;
- Santé publique ;
- Préservation et gestion des ressources naturelles.

2005 : la France intègre dans le préambule de sa constitution les droits et devoirs définis dans la Charte de l'environnement, s'engageant ainsi dans la stratégie européenne de développement durable (SEDD).

GRANDS PROBLÈMES DE SANTÉ PUBLIQUE : ENVIRONNEMENT ET DÉVELOPPEMENT DURABLE

SANTÉ ENVIRONNEMENTALE

Aspects de la santé humaine déterminés par : facteurs physiques, chimiques, biologiques, sociaux, psychosociaux et esthétiques de notre environnement

Objectif : agir sur les facteurs environnementaux

PNSE

Plan national santé environnement
Depuis 2004
Tous les 5 ans

Objectifs

Réduire l'impact de l'environnement sur la santé
Meilleure prise en compte de la santé environnement
Développement de programmes de recherche

4e plan : 2021-2025

DÉVELOPPEMENT DURABLE

Introduit en 1987 par la commission mondiale sur l'environnement et le développement

« Les besoins des générations actuelles doivent être satisfaits sans compromettre la capacité des générations futures à répondre aux leurs »

Déclaration de Johannesburg 2002

3 dimensions : environnementale, sociale, économique

STRATÉGIE EUROPÉENNE

1re stratégie en faveur du développement durable adoptée en 2001

4 défis

Changement climatique
Transport durable
Santé publique
Préservation et gestion des ressources naturelles

2005 : intégration dans le préambule de la constitution des droits et devoirs définis dans la charte de l'environnement

Fiche
2

Organisation de la prévention

Définition

L'OMS définit la prévention comme : « Ensemble des mesures visant à éviter ou à réduire le nombre et la gravité d'une maladie, d'un accident ou d'un handicap. » C'est également l'ensemble des actions qui tendent à promouvoir la santé individuelle et collective.
On distingue 3 niveaux de prévention :
- Prévention primaire (ex. : vaccination);
- Prévention secondaire (ex. : dépistage);
- Prévention tertiaire (ex. : rééducation).

Buts

- Anticiper la maladie.
- Assurer le contrôle de sa santé.
- Améliorer l'état de santé de la population.
- Favoriser les bons comportements individuels et collectifs.

Acteurs et structures de la prévention

Acteurs

- État.
- Caisse nationale d'assurance maladie (CNAM).
- Conseil départemental.
- Conseil régional.
- Direction générale de la santé (DGS).
- Agence régionale de santé (ARS).
- Santé publique France.
- Professionnels de santé.

Structures

- Associations.
- Mutuelles et assurances.
- Centres de planification ou d'éducation familiale.
- Services de santé au travail.
- Éducation nationale.
- Hôpitaux.
- Protection maternelle et infantile (PMI).
- Centres gratuits d'information, de dépistage et de diagnostic (CeGIDD).
- Centres de santé.
- Assurance maladie.

Santé publique France

Agence nationale de santé publique créée en 2016.
Mission : améliorer et protéger la santé des populations.
Née du regroupement de 4 organismes :

- Institut de veille sanitaire (InVS) ;
- Institut national de prévention et d'éducation pour la santé (INPES) ;
- Établissement de préparation et de réponse aux urgences sanitaires (EPRUS) ;
- Groupement d'intérêt public Adalis (addiction, drogue, alcool info service).

3 axes majeurs : anticiper, comprendre et agir.

Rôles

- Observation épidémiologique et surveillance de l'état de santé des populations.
- Veille sur les risques sanitaires menaçant les populations.
- Lancement de l'alerte sanitaire.
- Promotion de la santé et réduction des risques pour la santé.
- Développement de la prévention et de l'éducation pour la santé.
- Préparation et réponse aux menaces, alertes et crises sanitaires.

Axes et champs d'action

Axes de la prévention

- Vaccination.
- Médecine prédictive.
- Dépistage.

Champs d'action

- Conditions de vie.
- Facteurs de risque et de maladies.
- Gestion de sa maladie.

La prévention peut s'articuler autour d'un thème général ou spécifique.

ORGANISATION DE LA PRÉVENTION

DÉFINITION

Ensemble des mesures visant à éviter ou à réduire le nombre et la gravité d'une maladie, d'un accident ou d'un handicap

3 niveaux : primaire, secondaire, tertiaire

BUTS

Anticiper maladie
Assurer contrôle de sa santé
Améliorer état de santé de la population
Favoriser bons comportements individuels et collectifs

SANTÉ PUBLIQUE FRANCE

Créée en 2016

Mission : améliorer et protéger la santé des populations

Née du regroupement
InVS + INPES + EPRUS + Adalis

Anticiper – comprendre – agir

ACTEURS

État
Caisse nationale d'assurance maladie
Conseils départemental et régional
DGS, ARS
Santé publique France
Professionnels de santé

STRUCTURES

Associations
Mutuelles, assurances
Centres de planification ou d'éducation familiale
Services de santé au travail
Éducation nationale
Hôpitaux, PMI
Centres gratuits d'information, de dépistage et de diagnostic (CeGIDD)
Centres de santé, Assurance maladie

AXES ET CHAMPS D'ACTION

Axes
Vaccination
Médecine prédictive
Dépistage

Champs d'action
Conditions de vie
Facteurs de risque et de maladies
Gestion de sa maladie

Politique de santé mentale

L'OMS estime que 25 % de la population mondiale est concernée à un moment ou un autre de sa vie par un trouble mental.

Objectifs

La politique de santé mentale a plusieurs objectifs :
- Réduire la marginalisation et la stigmatisation des maladies psychiatriques;
- Réduire la précarisation des maladies psychiatriques;
- Réduire la fréquence des suicides dans la population générale;
- Améliorer le dépistage et la prise en charge des maladies psychiatriques.

Plan psychiatrie et santé mentale

1er programme pluriannuel en 2013.
Nouveau programme pour 2018–2023.
4 thèmes :
- Droits des patients et sécurité en psychiatrie;
- Troubles mentaux sévères et persistants et handicap psychique;
- Pédopsychiatrie;
- Psychiatrie, santé mentale et addictions.

Missions transversales de la HAS

Développer de nouveaux indicateurs de qualité et de sécurité des soins (IQSS) en psychiatrie et santé mentale.
Certification des établissements de santé pour la qualité des soins.
Pertinence des soins dans le champ de la psychiatrie et de la santé mentale.
E-santé mentale.
Médicaments : avis et fiches de bon usage.
Évaluation des établissements et services sociaux et médico-sociaux (ESSMS).

Principe de sectorisation

Loi n° 85-772 du 25 juillet 1985 : officialisation de la sectorisation psychiatrique.
Chaque secteur est rattaché administrativement à un centre hospitalier.

3 types de secteurs :
- Psychiatrie adulte (+ de 15 ans et 3 mois);
- Psychiatrie infanto-juvénile (jusqu'à 15 ans et 3 mois);
- Psychiatrie pénitentiaire.

L'ARS désigne les établissements de santé assurant cette mission de secteur et affecte à chaque établissement une zone d'intervention, de façon à couvrir tout le territoire.

Structures

À l'hôpital :
- Urgences psychiatriques;
- Unités de soins à temps complet;
- Psychiatrie de liaison.

En dehors de l'hôpital :
- Hôpital de jour;
- Centre médico-psychologique (CMP);
- Centre d'accueil thérapeutique à temps partiel (CATTP);
- Centre d'accueil de crise;
- Foyer postcure;
- Appartement thérapeutique

Unité pour malades difficiles (UMD).

Modes d'hospitalisation

- Soins libres (SL).
- Soins psychiatriques à la demande d'un tiers (SPDT).
- Soins psychiatriques sur décision d'un représentant de l'État (SPDRE).

Commission départementale des soins psychiatriques (CDSP)

Créée en 2011.

Mission : veiller au respect des libertés individuelles et de la dignité des personnes faisant l'objet de soins psychiatriques sans consentement.

Ces personnes doivent être informées de toute admission en soins psychiatriques.

Composition : 2 psychiatres, 1 magistrat, 2 représentants d'associations agrées et 1 médecin généraliste.

Mesures de protection juridique

Sauvegarde de justice : protection juridique temporaire de la personne et défense de son patrimoine.
Curatelle : protection de la personne et de son patrimoine si elle n'est plus en état de veiller sur ses propres intérêts.
Tutelle : comme la curatelle + présence d'un tuteur qui peut le représenter dans les actes de la vie civile.

POLITIQUE DE SANTÉ MENTALE

OBJECTIFS

Réduire la marginalisation et la stigmatisation
Réduire la précarisation
Réduire la fréquence des suicides
Améliorer le dépistage et la prise en charge

PRINCIPE DE SECTORISATION

25 juillet 1985 : officialisation

3 types de secteurs
Psychiatrie adulte
Psychiatrie infanto-juvénile
Psychiatrie pénitentiaire

STRUCTURES

Hôpital : urgences psychiatriques, unités de soins à temps complet, psychiatrie de liaison

En dehors : hôpital de jour, CMP, CATTP, centre d'accueil de crise, foyer postcure, appartement thérapeutique

UMD

PLAN PSYCHIATRIE ET SANTÉ MENTALE

Nouveau programme pour 2018–2023

4 thèmes
Droits des patients et sécurité en psychiatrie
Troubles mentaux sévères et persistants et handicap psychique
Pédopsychiatrie
Psychiatrie, santé mentale et addictions

CDSP

2011

Veiller au respect des libertés individuelles et de la dignité des personnes faisant l'objet de soins psychiatriques sans consentement

MESURES DE PROTECTION JURIDIQUE

Sauvegarde de justice
Curatelle
Tutelle

MISSIONS TRANSVERSALES DE LA HAS

Développer de nouveaux IQSS en psychiatrie et santé mentale
Certification des établissements de santé pour la qualité des soins
Pertinence des soins dans le champ de la psychiatrie et de la santé mentale
E-santé mentale Avis et fiches médicaments de bon usage
Évaluation des établissements et services sociaux et médico-sociaux

MODES D'HOSPITALISATION

Soins libres (SL)
Soins psychiatriques à la demande d'un tiers (SPDT)
Soins psychiatriques sur décision d'un représentant de l'État (SPDRE)

Démarche et outils en santé publique

Types d'interventions

Il existe plusieurs types d'interventions en santé publique :

- Politique de santé publique : ensemble des programmes coordonnés;
- Programme de santé publique : ensemble d'actions coordonnées;
- Action de santé publique : toute activité visant à améliorer l'état de santé d'une population.

Démarche en santé publique

La démarche en santé publique est un processus d'analyse qui possède plusieurs étapes :

- Contextualisation;
- Réalisation du diagnostic : définir le problème de santé prioritaire;
- Programmation;
- Mise en œuvre;
- Évaluation.

Besoin

Identifier un besoin c'est mesurer l'écart entre l'état de santé actuel et l'état de santé souhaité.
On parle également d'écart entre une situation non satisfaisante et une situation souhaitable.
Il est exprimé par des professionnels sur la base de données objectives.
Les besoins doivent être analysés.

Demande

La demande est l'expression d'un ressenti par rapport à une amélioration de santé.
Elle est exprimée par la population.
La demande doit être écoutée.

Ressources

Les ressources sont les éléments à disposition pour accomplir la démarche de santé publique. Elles sont matérielles, humaines et financières.
Les ressources doivent être utilisées.

Outils en santé publique

Observation et compréhension d'une population

- Épidémiologie.
- Démographie.
- Sciences sociales.
- Indicateurs.

Action

- Champ de l'organisation sanitaire et sociale.
- Champ de l'éducation pour la santé.

DÉMARCHE ET OUTILS EN SANTÉ PUBLIQUE

TYPES D'INTERVENTIONS

Politique de santé publique
Programme de santé publique
Action de santé publique

DÉMARCHE EN SANTÉ PUBLIQUE

Contextualisation
Réalisation du diagnostic
Programmation
Mise en œuvre
Évaluation

OUTILS EN SANTÉ PUBLIQUE

Observation et compréhension d'une population

Épidémiologie
Démographie
Sciences sociales
Indicateurs

Action

Champ de l'organisation sanitaire et sociale
Champ de l'éducation pour la santé

BESOIN

Mesurer l'écart entre l'état de santé actuel et l'état de santé souhaité

Exprimé par des professionnels sur la base de données objectives

Doit être analysé

DEMANDE

Expression d'un ressenti par rapport à une amélioration de santé

Exprimée par la population

Doit être écoutée

RESSOURCES

Éléments à disposition pour accompli- la démarche de santé publique

Matérielles, humaines, financières

Doivent être utilisées

Fiche
5

Outils en démographie et épidémiologie

Définitions

Démographie : étude des populations, de leur effectif, de leur composition et de leur évolution future.
Épidémiologie : étude de la distribution, la fréquence et les déterminants des maladies auprès d'une population.

Indicateurs utilisés

Voici une liste non exhaustive des indicateurs utilisés en santé :

- **Morbidité** : nombre de malades dans un groupe donné pendant un temps déterminé;
- **Mortalité** : nombre de décès dans une population;
- **Taux brut de mortalité** : nombre de décès pendant une période donnée x 1000;
- **Natalité** : nombre de naissances au cours d'une période donnée;
- **Fécondité** : nombre de naissances par femme en âge d'être féconde (15 à 49 ans);
- **Incidence** : nombre de nouveaux cas observés pendant une période donnée rapporté à la population exposée au risque pendant cette période;
- **Prévalence** : nombre total de cas observés à un moment donné sur la population.

Types d'enquêtes

- **Enquête transversale** : cliché instantané de l'état de santé de la population à un moment donné. Il s'agit de recueillir les cas prévalents le jour de l'enquête (enquête de prévalence).
- **Enquête longitudinale** : estimation du nombre de nouveaux cas dans une population donnée pendant une période donnée. Il s'agit de suivre l'évolution du phénomène étudié (enquête d'incidence).
- **Enquêtes de cohorte** : comparaison entre deux groupes de sujets, l'un exposé aux facteurs de risques étudiés et l'autre non exposé.
- **Enquête cas-témoin** : comparaison entre deux groupes (sujets malades et sujets non malades).
- **Enquête rétrospective** : recherche des liens entre un phénomène présent au moment de l'étude et des évènements antérieurs.
- **Enquête prospective** : étude d'un phénomène de santé qui affecte la population au cours du temps.

Outils en démographie

Les données démographiques concernent l'ensemble de la population.
INSEE (Institut national de la statistique et des études économiques).
- Rôle : étude des données démographiques de la population française.

Sources de données

- Recensement.
- Enquêtes et sondages.
- Sources administratives.
- Autres.

Indicateurs démographiques

- **Taux** : fréquence d'apparition d'un évènement dans une période de temps définie.
- **Variables quantitatives** : natalité, fécondité, mortalité, espérance de vie, etc.
- **Variables qualitatives** : catégorie socioprofessionnelle, niveau d'études, etc.
- **Répartition de la population** : pyramide des âges.

Outils en épidémiologie

Indicateurs de l'état de santé d'une population

- Indicateurs de moyens.
- Indicateurs de morbidité.

Domaines de l'épidémiologie

- **Épidémiologie descriptive** : pour décrire un évènement de santé dans une population.
- **Épidémiologie analytique** : pour étudier les liens entre un problème de santé et un/des facteurs influençant la survenue de ce problème.
- **Épidémiologie évaluative** : évaluation de l'impact d'une action de santé.

Statistiques

- De position : moyenne, médiane, mode.
- De dispersion : étendue, extrêmes, variance, écart-type.
- Risque relatif.

Biais

- Biais de sélection.
- Biais de classement.
- Biais de confusion.

OUTILS EN DÉMOGRAPHIE ET ÉPIDÉMIOLOGIE

DÉFINITIONS

Démographie : étude des populations, de leur effectif, de leur composition et de leur évolution future

Épidémiologie : étude de la distribution, de la fréquence et des déterminants des maladies auprès d'une population

INDICATEURS UTILISÉS

Morbidité
Mortalité
Taux brut de mortalité
Natalité
Fécondité
Incidence
Prévalence

TYPES D'ENQUÊTE

Transversale
Longitudinale
De cohorte
Cas-témoin
Rétrospective
Prospective

OUTILS EN DÉMOGRAPHIE

INSEE

Institut national de la statistique et des études économiques

Sources : recensement, enquêtes, sondages, sources administratives, autres

Indicateurs : taux, variables quantitatives et qualitatives, répartition de la population

OUTILS EN ÉPIDÉMIOLOGIE

Indicateurs de moyens
Indicateurs de morbidité

Épidémiologie descriptive
Épidémiologie analytique
Épidémiologie évaluative

Statistiques de position
Statistiques de dispersion
Risque relatif

Biais : de sélection, de classement, de confusion

Évaluation des politiques et des actions en santé publique

Plan de santé publique

Une loi de santé publique se décline en plans quinquennaux nationaux et locaux. Elle permet de définir plusieurs objectifs et programmes d'actions.
Les étapes pour établir un plan de santé publique sont :
- Analyse de la situation;
- Définition des priorités;
- Formulation des objectifs;
- Mise en place du programme d'action;
- Mobilisation des ressources;
- Évaluation.

L'évaluation est donc une étape importante lors de la mise en place d'un plan de santé publique.

Loi du 9 août 2004

La loi du 9 août 2004 relative à la politique de santé publique a instauré une démarche structurée pour la définition, la conduite et l'évaluation des politiques de santé en France.
Elle a créé un cadre méthodologique fort, visant à améliorer la pertinence, la lisibilité et la performance des politiques de santé.
Source : ministère des Solidarités et de la Santé.

Acteurs

L'évaluation des politiques de santé est réalisée avec l'aide de plusieurs acteurs :
- Haut Conseil de la santé publique (HCSP);
- Parlement;
- Direction générale de la santé;
- Direction de la recherche, des études, de l'évaluation et des statistiques (DREES);
- Inspection générale des affaires sociales;
- Cour des comptes.

Haut Conseil de la santé publique (HCSP)

Il est créé par la loi du 9 août 2004 et mis en place en mars 2007.

Missions

- Évaluation des 100 objectifs de la loi de 2004.
- Évaluation des programmes de santé publique mentionnés dans la loi.
- Contribution à l'évaluation globale de la loi.

DREES

= Direction de la recherche, des études, de l'évaluation et des statistiques.
L'une de ses missions est de contribuer à l'évaluation des politiques publiques de santé.

- Pilote du suivi et de l'évaluation pluriannuels de la stratégie nationale de santé.
- Co-pilote avec la caisse nationale d'assurance maladie de l'évaluation des projets d'innovation organisationnelle en santé.

ÉVALUATION DES POLITIQUES ET DES ACTIONS EN SANTÉ PUBLIQUE

PLAN DE SANTÉ PUBLIQUE

Une loi de santé publique se décline en plans quinquennaux nationaux et locaux

Permet de définir plusieurs objectifs et programmes d'actions

Étapes

Analyse situation
Définition priorités
Formulation objectifs
Mise en place programme
Mobilisation ressources
Évaluation

LOI DU 9 AOÛT 2004

A instauré une démarche structurée pour la définition, la conduite et l'évaluation des politiques de santé en France

Cadre méthodologique visant à améliorer la pertinence, la lisibilité et la performance des politiques de santé

ACTEURS

Évaluation réalisée avec l'aide de plusieurs acteurs

HCSP
Parlement
Direction générale de la santé
DREES
Inspection générale des affaires sociales
Cour des comptes

HSCP

Créé par la loi du 9 août 2004
Mis en place en mars 2007

Évaluation des 100 objectifs de la loi de 2004

Évaluation des programmes de santé publique

Contribution à l'évaluation globale de la loi

DREES

Contribue à l'évaluation des politiques publiques de santé

Pilote du suivi et de l'évaluation pluriannuels de la stratégie nationale de santé

Co-pilote avec la CNAM de l'évaluation des projets d'innovation organisationnelle en santé

Fiche
7

Financement des soins et de la santé

Structures de financement

On distingue 4 principales structures de financement :
- La sécurité sociale;
- L'État;
- Les organismes complémentaires;
- Les ménages.

Tarification à l'activité

Elle est aussi appelée T2A et est issue du « plan hôpital 2007 ». C'est le mode de financement unique des établissements de santé, publics et privés.
Chaque acte correspond à un tarif. Ce sont les recettes issues des activités hospitalières qui vont déterminer les dépenses.

Ticket modérateur

C'est la partie des dépenses de santé qui reste à la charge du patient après remboursement par l'assurance maladie obligatoire. Elle peut être couverte par une assurance complémentaire volontaire.

Tiers payant

Il permet d'éviter l'avance de frais pour les soins réalisés dans un parcours de soins coordonné.
Il concerne les dépenses prises en charge par la sécurité sociale. C'est le professionnel de santé qui s'occupe des démarches afin d'éviter au patient d'avancer les frais.

En ville

Les personnels médicaux et paramédicaux travaillant en libéral sont rémunérés en fonction des actes qu'ils font selon une nomenclature.
Exemple de nomenclature :
- AIS : acte infirmier de soins;
- AMI : autres actes pratiqués par l'infirmier.

Les honoraires des actes sont fixés lors d'un accord entre les syndicats professionnels et les caisses nationales d'assurances maladie.

Remboursement

Une partie des frais est prise en charge par l'assurance maladie.
Les frais restant à la charge du patient sont :
- Le ticket modérateur;
- Les suppléments pour confort personnel;
- Les dépassements d'honoraires médicaux.

Ces frais peuvent être remboursés par une mutuelle ou une assurance complémentaire.
Cas particuliers, paiement à 100 % par l'assurance maladie (limite de tarif fixée) :
- Affection de longue durée (ALD);
- Maternité;
- Accident du travail;
- Invalidité.

AME

Aide médicale de l'État permettant aux étrangers en situation irrégulière de bénéficier d'un accès aux soins.

Conditions

- Résider en France depuis plus de 3 mois.
- Pas de titre de séjour ni demande en cours.
- Plafond annuel de ressources à ne pas dépasser.

L'AME est accordée pour une durée d'un an.

PUMa

Depuis le 1er janvier 2016, la protection universelle maladie permet aux personnes travaillant ou résidant en France de manière stable et régulière d'avoir le droit à une prise en charge de ses frais de santé.
Anciennement CMU (couverture maladie universelle).

FINANCEMENT DES SOINS ET DE LA SANTÉ

STRUCTURES DE FINANCEMENT

Sécurité sociale
État
Organismes complémentaires
Ménages

TIERS PAYANT

Permet d'éviter l'avance de frais

Concerne les dépenses prises en charge par la sécurité sociale

Professionnel de santé qui s'occupe des démarches

REMBOURSEMENT

Partie des frais prise en charge par l'assurance maladie

Patient : ticket modérateur + suppléments pour confort personnel + dépassements d'honoraires

Cas particuliers : ALD, maternité, accident travail, invalidité

T2A

Tarification à l'activité

Mode de financement unique des établissements de santé publics et privés

Chaque acte = tarif

Recettes issues des activités hospitalières qui déterminent les dépenses

AME

Aide médicale de l'État

Accès aux soins pour étrangers en situation irrégulière

TICKET MODÉRATEUR

Partie des dépenses de santé restant à la charge du patient après remboursement par l'assurance maladie obligatoire

Peut être couverte par une assurance complémentaire volontaire

EN VILLE

Libéraux rémunérés en fonction des actes selon une nomenclature

Honoraires fixés lors d'un accord entre syndicats professionnels et caisses nationales d'assurances maladie

PUMa

Protection universelle maladie

Permet aux personnes travaillant ou résidant en France de manière stable et régulière d'avoir le droit à une prise en charge de ses frais de santé

Sécurité sociale et mutuelles

Sécurité sociale

Elle représente l'ensemble des organismes et institutions qui gèrent la protection sociale.
La sécurité sociale est créée en France en 1945; elle s'inscrit dans une politique de protection sociale nationale.
Elle est gérée par des caisses :

- La caisse nationale de l'assurance maladie des travailleurs salariés;
- La caisse d'assurance vieillesse pour la retraite de ses inscrits;
- La caisse nationale d'allocations familiales en charge de toutes les prestations sociales;
- L'agence centrale des organismes de sécurité sociale.

Régimes de la sécurité sociale

Le régime général est le plus important.
Il en existe d'autres, en voici quelques exemples :

- Régime agricole;
- Régime des marins;
- Régime des étudiants;
- Régime des fonctionnaires et des militaires de l'État.

Financement et branches de la sécurité sociale

3 sources de financement :

- Cotisations sociales;
- Impôts et taxes;
- Contributions publiques de l'État.

On distingue 5 branches :

- Branche famille;
- Branche maladie;
- Branche accidents du travail et maladies professionnelles;
- Branche retraite;
- Branche recouvrement.

Complémentaires santé

En France, plus de 95 % des personnes bénéficient d'une assurance santé complémentaire, individuelle ou collective, pour financer les dépenses non couvertes par l'assurance maladie obligatoire.
3 types : mutuelles, assurance privée, institutions de prévoyance.

Champs d'intervention

- Ticket modérateur.
- Forfaits journaliers à l'hôpital.
- Dépassements d'honoraires.

Elles proposent à leurs adhérents un complément de couverture sociale et/ou un complément retraite et permettent de bénéficier de prestations complémentaires comme un meilleur taux de remboursement.
Adhésion de manière volontaire.

SÉCURITÉ SOCIALE ET MUTUELLES

SÉCURITÉ SOCIALE

Ensemble des organismes et institutions qui gèrent la protection sociale

Créée en France en 1945

Gérée par des caisses: caisse nationale de l'assurance maladie, caisse d'assurance vieillesse, caisse nationale d'allocations familiales, agence centrale des organismes de sécurité sociale

RÉGIMES

Régime général le plus important

Autres
Régime agricole
Régime des marins
Régime des étudiants
Régime des fonctionnaires et des militaires de l'État

FINANCEMENT ET BRANCHES

3 sources de financement
Cotisations sociales
Impôts et taxes
Contributions publiques de l'État

5 branches : famille, maladie, accidents du travail et maladies professionnelles, retraite, recouvrement

COMPLÉMENTAIRES SANTÉ

+ 95 % bénéficient d'une assurance santé complémentaire en France

Financement des dépenses non couvertes par l'assurance maladie obligatoire

3 types : mutuelles, assurance privée, institutions de prévoyance

Champs d'intervention : ticket modérateur, forfaits journaliers à l'hôpital, dépassements d'honoraires

Permettent de bénéficier de prestations complémentaires (ex.: meilleur taux de remboursement)

Adhésion volontaire

Budget et financement des structures de santé

La tarification à l'activité (T2A) est le mode de financement unique des établissements de santé, publics et privés.
Lancée en 2004 dans le cadre du plan « Hôpital 2007 », elle repose sur une logique de mesure de la nature et du volume des activités et non plus sur une autorisation de dépenses.

Budget de la santé

Il répond à 4 principes :
- Annualité;
- Unité;
- Universalité;
- Spécialisation.

Le budget est inscrit dans la loi de finances qui prévoit les dépenses nationales, dont les dépenses pour la santé et les dépenses pour la protection sociale et les affaires sociales.

Dépenses courantes de santé (DCS)

Elles regroupent toutes les dépenses engagées par les financeurs publics et privés pour la fonction santé (DREES).
Elles comprennent 4 sous-ensembles :
- La dépense pour les malades;
- La dépense en faveur du système de soins;
- La dépense de prévention;
- La dépense de gestion générale de la santé.

Consommation de soins et biens médicaux (CSBM)

La CSBM comprend :
- Les soins hospitaliers (secteur public, privé);
- Les soins ambulatoires;
- Les transports des malades;
- Les médicaments;
- Les autres biens médicaux.

Seules les dépenses qui concourent au traitement d'une perturbation provisoire de l'état de santé sont prises en compte (INSEE).
Elle représente les 3/4 des DCS.
CSBM en 2020 = 209,2 milliards d'euros

Financement des structures de santé

On distingue 4 principales structures de financement :
- La sécurité sociale;
- L'État (dont PUMa et collectivités locales);
- Les organismes complémentaires;
- Les ménages.

Maîtrise des dépenses de santé

4 objectifs :
- Assurer une qualité des soins et garantir le niveau de santé de la population;
- Garantir une visibilité du système de financement;
- Assurer une égalité d'accès aux soins;
- Affirmer la liberté des différents acteurs.

Principales actions :
- Action sur la demande;
- Action sur l'offre;
- Maîtrise quantitative avec fixation d'un objectif appelé l'ONDAM = objectif national de dépenses d'assurance maladie;
- Tarification à l'activité (T2A).

BUDGET ET FINANCEMENT DES STRUCTURES DE SANTÉ

GÉNÉRALITÉS

La T2A est le mode de financement unique des établissements de santé, publics et privés

Repose sur une logique de mesure de la nature et du volume des activités

BUDGET DE LA SANTÉ

4 principes : annualité, unité, universalité, spécialisation

Budget inscrit dans la loi de finances qui prévoit les dépenses nationales

DÉPENSES COURANTES DE SANTÉ

Regroupent toutes les dépenses engagées
par les financeurs publics et privés pour la fonction santé

Pour les malades
En faveur du système de soins
Prévention
Gestion générale de la santé

CONSOMMATION DE SOINS ET BIENS MÉDICAUX

Soins hospitaliers
Soins ambulatoires
Transports des malades
Médicaments
Autres biens médicaux

Seules les dépenses qui concourent au traitement d'une perturbation provisoire de l'état de santé sont prises en compte

3/4 des dépenses courantes de santé

FINANCEMENT DES STRUCTURES DE SANTÉ

4 principales structures de financement
Sécurité sociale
État
Organismes complémentaires
Ménages

MAÎTRISE DES DÉPENSES DE SANTÉ

Action sur la demande

Action sur l'offre

Maîtrise quantitative avec fixation d'un objectif national de dépenses de l'assurance maladie (ONDAM)

Tarification à l'activité (T2A)

Financement et remboursement des soins infirmiers

Tarification des actes

En libéral

- NGAP (nomenclature générale des actes professionnels).

En milieu hospitalier

- Tarification à l'activité (T2A).

Types de soins infirmiers

Le remboursement des soins infirmiers concerne :
- Les soins au cabinet;
- Les soins à domicile;
- Les soins dans un dispensaire, en consultation à l'hôpital ou autre centre de soins.

Actes infirmiers

On distingue les actes relevant du rôle propre et les actes relevant du rôle sur prescription médicale.
AMI = actes médicaux infirmiers :
- Actes techniques;
- Actes relevant du rôle sur prescription médicale;
- Exemple : injection sous-cutanée.

AIS = actes infirmiers de soins :
- Actes de soins d'hygiène;
- Actes relevant du rôle propre;
- Exemple : *nursing*.

DI = démarche infirmière (démarche de soins infirmiers).

Coût des soins infirmiers

AMI = 3,15 €.
AIS = 2,65 €.
DI = 10 €.
Il y a un coefficient multiplicateur selon les actes. Par exemple :
- Une injection intramusculaire = AMI 1 = 3,15 €;
- Une ablation de fils = AMI 4 = 12,60 €.

À cela s'ajoutent :
- Indemnité forfaitaire de déplacement;
- Indemnité kilométrique;
- Certaines majorations (ex. : nuit, dimanche).

Prise en charge des soins infirmiers

60 % par la sécurité sociale.
40 % par le ticket modérateur.
Le ticket modérateur peut être pris en charge par un organisme complémentaire, comme la mutuelle.

Exceptions de prise en charge

La sécurité sociale règle la totalité des soins si :
- Affection de longue durée (ALD);
- Grossesse;
- PUMa;
- AME.

Les soins infirmiers sont remboursés à 100 % du 6e mois de grossesse au 12e jour après l'accouchement, ou 21 jours postcésarienne.
Accident de travail déclaré : dépenses de santé prises en charge par l'employeur.

FINANCEMENT ET REMBOURSEMENT DES SOINS INFIRMIERS

TARIFICATION DES ACTES

Libéral : NGAP
Hôpital : T2A

TYPES DE SOINS INFIRMIERS

Cabinet
Domicile
Dispensaire, hôpital, centre de soins

ACTES INFIRMIERS

AMI = actes médicaux infirmiers
Actes techniques
Rôle sur prescription médicale

AIS = actes infirmiers de soins
Actes de soins d'hygiène
Relevant du rôle propre

DI = démarche infirmière

COÛT DES SOINS INFIRMIERS

AMI = 3,15 €
AIS = 2,65 €
DI = 10 €

Coefficient multiplicateur selon les actes + indemnité forfaitaire de déplacement, indemnité kilométrique, certaines majorations

PRISE EN CHARGE DES SOINS INFIRMIERS

60 % sécurité sociale
40 % ticket modérateur

Ticket modérateur pris en charge par organisme complémentaire (mutuelle)

EXCEPTIONS DE PRISE EN CHARGE

Affection longue durée (ALD)
Grossesse
PUMa
AME

Accident de travail = par employeur

SEMESTRE 3
UE 2.5
Processus inflammatoires et infectieux

Pathologies infectieuses chez l'homme

Définitions

Infection : présence d'un micro-organisme chez un patient présentant des signes (cliniques, biologiques ou radiologiques) ou des symptômes.
Infection associée aux soins : survient au cours ou au décours d'une prise en charge d'un patient (ni présente ni en incubation au début de la prise en charge).
Infection nosocomiale : infection non présente ni en incubation à l'admission à l'hôpital (délai de 48 h après l'admission).
Infection communautaire : infection acquise en dehors de l'hôpital.

Infections émergentes et réémergentes

OMS : « Les infections émergentes sont celles qui sont nouvelles, qui réapparaissent mais aussi celles dont l'incidence a augmenté au cours des deux dernières années, celles qui risquent d'augmenter dans un futur proche, et celles devenues résistantes aux anti-infectieux. »
Réémergence = émergence d'une ancienne pathologie.
Déterminants des maladies infectieuses émergentes :
- L'agent infectieux;
- L'hôte;
- L'environnement.

Micro-organismes responsables

Les principaux micro-organismes responsables des infections sont :
- Les bactéries;
- Les parasites;
- Les champignons;
- Les virus.

Signes cliniques de l'infection

- **Fièvre** dans la plupart des cas (> 38 °C).
- **Signes généraux** : asthénie, anorexie, amaigrissement.
- **Signes locaux** selon les organes touchés.

Anti-infectieux

- Antibiotiques.
- Antiviraux.
- Antifongiques.
- Antiparasitaires.

Moyens de défense de l'hôte

Les moyens de défense de l'hôte sont regroupés en trois catégories :
- Les moyens anatomiques comme la peau et les muqueuses;
- La réaction inflammatoire;
- Les éléments du système immunitaire.

PATHOLOGIES INFECTIEUSES CHEZ L'HOMME

DÉFINITIONS

Infection : présence micro-organisme chez un patient présentant signes ou symptômes

Infection associée aux soins : survient au cours ou au décours d'une prise en charge d'un patient

Infection nosocomiale : infection non présente ni en incubation à l'admission à l'hôpital

Infection communautaire : infection acquise en dehors de l'hôpital

INFECTIONS ÉMERGENTES ET RÉÉMERGENTES

Émergentes : nouvelles, réapparaissent, incidence augmentée au cours des 2 dernières années, qui risquent d'augmenter et celles devenues résistantes

Réémergente : émergence d'une ancienne pathologie

Déterminants : agent infectieux, hôte, environnement

MICRO-ORGANISMES RESPONSABLES

Bactéries
Parasites
Champignons
Virus

SIGNES CLINIQUES DE L'INFECTION

Fièvre dans la plupart des cas

Généraux : asthénie, anorexie, amaigrissement

Locaux selon organes touchés

ANTI-INFECTIEUX

Antibiotiques
Antiviraux
Antifongiques
Antiparasitaires

MOYENS DE DÉFENSE DE L'HÔTE

Moyens anatomiques

Réaction inflammatoire

Éléments du système immunitaire

Fiche 12

Moyens et modes de détection d'un agent infectieux

La recherche doit être précoce et doit se faire avant l'antibiothérapie.

Examens biologiques

NFS : numération formule sanguine

- Permet de voir une hyperleucocytose, une hyperneutrophilie, une hyperéosinophilie.

CRP : protéine C-réactive

- Marqueur de l'inflammation.

VS : vitesse de sédimentation

- Augmentée en cas d'inflammation.

PCT : Procalcitonine

- Marqueur de l'infection bactérienne.

Prélèvements pour diagnostic direct

Le diagnostic direct permet de mettre en évidence l'agent infectieux.
Prélèvement dans les organes cibles :

- Écouvillons cutanéo-muqueux;
- Examen cytobactériologique des urines (ECBU);
- Examen cytobactériologique des crachats (ECBC);
- Lavage broncho-alvéolaire (LBA);
- Prélèvement distal protégé (PDP);
- Aspiration nasopharyngée;
- Prélèvements des sites opératoires;
- Coproculture;
- Écouvillons ou prélèvements de pus ou d'épanchements;
- Ponction lombaire (liquide céphalo-rachidien);
- Ponctions : ascite, articulaire, pleurale;
- Hémocultures;
- *Polymerase Chain Reaction* (PCR) ou réaction de polymération en chaîne.

Prélèvements pour diagnostic indirect

Le diagnostic indirect permet de mettre en évidence les anticorps dirigés contre l'agent infectieux.

Sérodiagnostic

- Réaction de l'hôte contre des antigènes exprimés par l'agent infectieux qui lui sont étrangers.
- Entraîne la production d'anticorps spécifiques.
- Réponse détectable après 8 à 10 jours.

Signes cliniques

- Fièvre;
- Tachycardie;
- Polypnée.

Signes généraux :

- Asthénie;
- Anorexie;
- Diarrhées/vomissements;
- Amaigrissement.

Signes de l'inflammation

- Rougeur;
- Chaleur;
- Œdème;
- Douleur.

Signes spécifiques selon l'organe touché

- Douleur thoracique;
- Douleur abdominale;
- Toux;
- Etc.

Examens radiologiques

Certaines infections peuvent être détectées par imagerie :
- Radiographie;
- Scanner;
- Imagerie par résonance magnétique (IRM).

MOYENS ET MODES DE DÉTECTION D'UN AGENT INFECTIEUX

SIGNES CLINIQUES

Fièvre
Tachycardie
Polypnée

Signes généraux : asthénie, anorexie, diarrhées/vomissements, amaigrissement

Signes inflammation : rougeur, chaleur, œdème, douleur

Signes spécifiques selon organe touché

EXAMENS RADIOLOGIQUES

Radiographie

Scanner

IRM

EXAMENS BIOLOGIQUES

NFS : hyperleucocytose, hyperneutrophilie, hyperéosinophilie

CRP : marqueur de l'inflammation

VS : augmentée en cas d'inflammation

Procalcitonine : marqueur de l'infection bactérienne

PRÉLÈVEMENTS DIAGNOSTIC DIRECT

Écouvillons cutanéo-muqueux
ECBU
ECBC
LBA
PDP
Aspiration nasopharyngée
Prélèvements sites opératoires
Coproculture
Écouvillons ou prélèvements pus ou épanchements
Ponction lombaire
Ponctions : ascite, articulaire, pleurale
Hémocultures
PCR

PRÉLÈVEMENTS DIAGNOSTIC INDIRECT

Mise en évidence des anticorps dirigés contre l'agent infectieux

Prévention des infections

Notion d'immunité

Le système immunitaire protège l'organisme contre les agressions par les bactéries, virus ou autres agents pathogènes.
On distingue :
- Immunité non spécifique : naturelle ou innée;
- Immunité spécifique : acquise ou adaptative.

Immunité non spécifique

- Barrière cutanéo-muqueuse.
- Réaction inflammatoire.
- Phagocytose.

Immunité spécifique

- Immunité à médiation humorale.
- Immunité à médiation cellulaire.

Sérums

Les sérums sont d'origine animale le plus souvent ou humaine. Ils proviennent de sujets immunisés avec des anticorps spécifiques.

Principes

- Anticorps spécifiques purifiés + sérum riche en anticorps.
- Immunisation passive.
- Immunisation immédiate.
- Immunisation de courte durée.

Cela permet la neutralisation d'un micro-organisme, d'une toxine ou d'un venin par exemple.
Les sérums sont de plus en plus remplacés par des immunoglobulines lorsqu'elles existent (cela limite les effets indésirables).
Cas des immunoglobulines spécifiques d'origine humaine :
- Médicaments dérivés du sang;
- Traçabilité à respecter.

Vaccins

La vaccination consiste à administrer une forme atténuée ou inactivée d'un agent infectieux dans l'objectif de déclencher une réaction immunitaire permettant d'éviter une contamination ultérieure. Elle permet de développer des cellules immunitaires mémoires (Inserm).

Double bénéfice

- Individuel : protection de la personne vaccinée.
- Collectif : réduction du nombre de personnes susceptibles de contribuer à la dissémination d'une maladie.

Principes

- Immunisation active.
- Immunisation tardive.
- Immunisation durable.

Propriétés d'un vaccin : antigénicité, immunogénicité, efficacité et innocuité.
Chaque année, le Haut Conseil de la santé publique met à jour le calendrier vaccinal.
La vaccination est un acte infirmier (elle a été élargie à d'autres professionnels lors de la campagne de vaccination contre la COVID-19).

Comportements adéquats

Précautions standards : appliquées pour tous les soins, en tout lieu, pour tout patient et par tous les professionnels de santé.
- Hygiène des mains;
- Hygiène du personnel soignant;
- Port de gants;
- Tenue de protection;
- Hygiène des locaux;
- Hygiène du linge;
- Tri des déchets;
- Accident d'exposition au sang (AES).

Précautions complémentaires : mises en place par prescription médicale lorsqu'il y a suspicion d'infection contagieuse, susceptible d'être contagieuse ou multirésistante.
- Contact;
- Gouttelettes;
- Air.

PRÉVENTION DES INFECTIONS

NOTION D'IMMUNITÉ

Le système immunitaire protège l'organisme contre les agressions par les bactéries, les virus ou autres agents pathogènes

Immunité non spécifique (naturelle ou innée)
Barrière cutanéo-muqueuse
Réaction inflammatoire
Phagocytose

Immunité spécifique (acquise ou adaptative)
Médiation humorale
Médiation cellulaire

COMPORTEMENTS ADÉQUATS

Précautions standards
Hygiène des mains
Hygiène personnel soignant
Port de gants
Tenue de protection
Hygiène des locaux
Hygiène du linge
Tri des déchets
AES

Précautions complémentaires
Contact, gouttelettes, air

SÉRUMS

Origine animale le + souvent ou humaine

Proviennent de sujets immunisés avec des anticorps spécifiques

Immunisation : passive, immédiate, courte durée

Immunoglobulines spécifiques origine humaine
Médicaments dérivés du sang
Traçabilité

VACCINS

Administration d'une forme atténuée ou inactivée d'un agent infectieux pour déclencher une réaction immunitaire permettant d'éviter une contamination ultérieure

Double bénéfice : individuel et collectif

Immunisation : active, tardive, durable

Propriétés : antigénicité, immunogénicité, efficacité, innocuité

Calendrier vaccinal chaque année

Fiche 14

Facteurs d'évolution des maladies infectieuses dans le monde

Déplacements de population

Les déplacements des hommes, des animaux, des produits et la densification des populations sont au cœur de l'évolution des maladies infectieuses.

Facteurs favorisant cette évolution

- Mondialisation des échanges.
- Augmentation des densités de population.
- Développement des transports.
- Augmentation du nombre de voyages.

La mondialisation croissante des échanges implique une augmentation des flux internationaux de voyageurs et de marchandises qui peut favoriser la propagation des maladies infectieuses.

Accessibilité des vaccinations

La vaccination à travers le monde permet de contrôler voire d'éradiquer certaines maladies infectieuses. Elle permet de réduire considérablement la mortalité et la morbidité de ces maladies.
Cependant, il existe une forte inégalité d'accès aux vaccins selon les pays notamment dans les pays pauvres.
2011, lancement par l'OMS du plan d'action mondial pour les vaccins (2011–2020) dont voici le constat en 2018 :

- La couverture vaccinale globale des enfants a progressé mais reste fragile;
- Les difficultés d'approvisionnement en vaccins concernent un grand nombre de pays;
- De grandes inégalités persistent en termes d'accès aux programmes de vaccination suivant les systèmes de santé;
- Les programmes de vaccination doivent prendre en compte les urgences humanitaires;
- Les progrès en recherche et développement doivent être activement soutenus.

Maladies infectieuses et sociologies des populations

La sociologie est l'étude scientifique des faits sociaux humains.

Notion de représentation des pathologies et des traitements associés.
Objectif : mieux écouter les populations concernées.

Mesures internationales de prévention et de protection

Règlement sanitaire international (RSI) : réseau d'alertes et de réponses au niveau mondial qui couvre les maladies infectieuses.

Objectifs du RSI

- Détecter, réduire ou éliminer les sources de propagation de l'infection.
- Améliorer la surveillance sanitaire et la réponse aux urgences sanitaires dans les ports et aéroports et autour de ceux-ci.
- Prévenir la dissémination des vecteurs.
- Entraver le moins possible les voyages et les échanges internationaux.

Épidémie, endémie et pandémie

Épidémie

- Développement et propagation rapide d'une maladie infectieuse et contagieuse dans une région et sur une période donnée.

Endémie

- Maladie infectieuse présente dans une population déterminée.
- Exemple : paludisme dans certains pays africains.

Pandémie

- Épidémie qui s'étend au monde entier.
- Exemple : COVID-19.

FACTEURS D'ÉVOLUTION DES MALADIES INFECTIEUSES DANS LE MONDE

DÉPLACEMENTS DE POPULATION

Facteurs favorisant l'évolution des maladies infectieuses

Mondialisation des échanges
Augmentation des densités de population
Développement des transports
Augmentation du nombre de voyages

ACCESSIBILITÉ DES VACCINATIONS

Forte inégalité d'accès aux vaccins selon les pays notamment les pays pauvres

OMS lance un plan d'action mondial pour les vaccins (2011-2020)

Constat

Couverture vaccinale fragile
Difficultés d'approvisionnement
Grandes inégalités
Prendre en compte les urgences sanitaires

SOCIOLOGIE DES POPULATIONS

Sociologie : étude scientifique des faits sociaux humains

Notion de représentation des pathologies et des traitements associés

Objectif : mieux écouter les populations

MESURES INTERNATIONALES DE PRÉVENTION ET DE PROTECTION

Règlement Sanitaire International (RSI)

Réseau d'alertes et de réponses au niveau mondial qui couvre les maladies infectieuses

Objectifs

Détecter, réduire ou éliminer les sources de propagation
Améliorer la surveillance sanitaire
Prévenir la dissémination des vecteurs
Entraver le moins possible les voyages et les échanges

ÉPIDÉMIE, ENDÉMIE ET PANDÉMIE

Épidémie

Développement et propagation rapide d'une maladie infectieuse et contagieuse dans une région et sur une période donnée

Endémie

Maladie infectieuse présente dans une population déterminée

Pandémie

Épidémie qui s'étend au monde entier

Traitement des infections

Isolement

On distingue 2 types d'isolement : isolement septique et isolement protecteur.
Isolement septique : éviter la transmission d'un agent infectieux à partir d'un patient infecté.
Isolement protecteur : éviter la transmission de tout agent potentiellement infecté à des patients immunodéprimés.

Antibiotiques

Substances naturelles ou de synthèse capables de s'opposer à la multiplication ou de détruire les bactéries. Ils sont indiqués dans le cas d'une infection bactérienne.
Inhibition de la synthèse de :
- La paroi bactérienne;
- La membrane cytoplasmique;
- L'ADN bactérien;
- Les protéines bactériennes.

Principales familles

- Aminosides.
- Bêtalactamines.
- Glycopeptides.
- Imidazoles.
- Macrolides.
- Quinolones.
- Tétracyclines.
- Sulfamides.

Anti-inflammatoires

Il est recommandé d'éviter les AINS en cas d'infection courante (ex. : angine, otite, infection pulmonaire, etc.). Ils pourraient majorer l'infection.

Anti-inflammatoires non stéroïdiens (AINS)

- Luttent contre le processus inflammatoire de nombreuses affections.
- Propriétés : anti-inflammatoire, analgésique, antipyrétique, anti-agrégant plaquettaire.

Anti-inflammatoires stéroïdiens (AIS) ou corticoïdes

- Luttent contre le processus inflammatoire de la maladie.
- Propriétés : anti-inflammatoire, immunosuppressive, antiallergique.

Autres traitements anti-infectieux

Antiviraux : ils agissent en bloquant la réplication des virus.
Antiparasitaires : ils neutralisent les parasites et les vers.
Antifongiques : ils traitent les infections dues aux champignons et aux levures.

TRAITEMENT DES INFECTIONS

ISOLEMENT

Isolement septique
Éviter la transmission d'un agent infectieux à partir d'un patient infecté

Isolement protecteur
Éviter la transmission de tout agent potentiellement infecté à des patients immunodéprimés

ANTIBIOTIQUES

Capables de s'opposer à la multiplication des bactéries ou de les détruire

Inhibition de la synthèse : de la paroi bactérienne, la membrane cytoplasmique, l'ADN bactérien, les protéines bactériennes

Principales familles
- Aminosides
- Bêtalactamines
- Glycopeptides
- Imidazoles
- Macrolides
- Quinolones
- Tétracyclines
- Sulfamides

ANTI-INFLAMMATOIRES

Il est recommandé d'éviter les AINS en cas d'infection courante ; ils peuvent la majorer

AINS
Luttent contre le processus inflammatoire
Anti-inflammatoire, analgésique, antipyrétique, antiagrégant plaquettaire

AIS ou corticoïdes
Luttent contre le processus inflammatoire
Anti-inflammatoire, immunosuppressive, antiallergique

AUTRES TRAITEMENTS ANTI-INFECTIEUX

Antiviraux
Bloquent la réplication des virus

Antiparasitaires
Neutralisent les parasites et les vers

Antifongiques
Traitent les infections dues aux champignons et aux levures

Fiche
16

Relation entre agents infectieux et processus pathologiques

Agents infectieux

Les agents infectieux peuvent être : des bactéries, des parasites, des champignons, des virus ou des agents transmissibles non conventionnels (ATNC).
Ils peuvent être de différents types :
- **Saprophyte** = vit naturellement dans l'organisme.
- **Commensal** = se développe dans l'organisme sans lui nuire.
- **Pathogène** = provoque une maladie infectieuse chez un individu avec des mécanismes de défense normaux.
- **Opportuniste** = devient pathogène lorsque les défenses sont diminuées (ex. : immunodépression).

Étapes de l'agent infectieux

L'agent infectieux parcourt différentes étapes aboutissant soit à son **éradication** soit à sa **persistance** :
- **Transmission** de l'agent infectieux;
- **Adhésion** sur un récepteur;
- **Multiplication** de l'agent infectieux;
- **Diffusion** de l'agent infectieux.

Relations

L'agent infectieux peut avoir différentes relations avec l'hôte : il peut le contaminer, le coloniser ou l'infecter.
Contamination : l'agent infectieux contamine l'hôte sans se multiplier.
Colonisation : l'agent infectieux colonise l'hôte, se multiplie sans causer de maladie mais est transmissible.
Infection : l'agent infectieux infecte l'hôte et cause une maladie appelée infection; l'hôte présente alors des symptômes et une réponse inflammatoire.

Moyens de défense de l'hôte

Les moyens de défense de l'hôte sont regroupés en trois catégories :
- Les moyens anatomiques comme la peau et les muqueuses;
- La réaction inflammatoire;
- Les éléments du système immunitaire.

Révision optimale 3-en-1

RELATION ENTRE AGENTS INFECTIEUX ET PROCESSUS PATHOLOGIQUES

AGENTS INFECTIEUX

Peuvent être : bactéries, parasites, champignons, virus ou ATNC

Différents types

Saprophyte
Commensal
Pathogène
Opportuniste

RELATIONS

L'agent infectieux peut avoir différentes relations avec l'hôte : il peut le contaminer, le coloniser ou l'infecter.

Contamination

Agent infectieux contamine l'hôte sans se multiplier

Colonisation

Agent infectieux colonise l'hôte, se multiplie sans causer de maladie

Infection

Agent infectieux infecte l'hôte et cause une maladie appelée infection

ÉTAPES DE L'AGENT INFECTIEUX

L'agent infectieux parcourt différentes étapes aboutissant soit à son éradication soit à sa persistance

Transmission de l'agent infectieux
Adhésion sur un récepteur
Multiplication de l'agent infectieux
Diffusion de l'agent infectieux

MOYENS DE DÉFENSE DE L'HÔTE

Les moyens anatomiques (peau, muqueuses)
Réaction inflammatoire
Éléments du système immunitaire

Fiche 17

Traçabilité obligatoire des maladies infectieuses

Notion de maladies à déclaration obligatoire

Le dispositif des maladies à déclaration obligatoire ou MDO a été instauré à la fin du XIXe siècle.
Article L. 3113-1 du Code de la santé publique : « Font l'objet d'une transmission obligatoire de données individuelles à l'autorité sanitaire par les médecins et les responsables des services et laboratoires de biologie médicale publics et privés :
1° Les maladies qui nécessitent une intervention urgente locale, nationale ou internationale;
2° Les maladies dont la surveillance est nécessaire à la conduite et à l'évaluation de la politique de santé publique. »

Déclaration

But : permettre aux autorités sanitaires de surveiller et d'organiser la réponse à certains problèmes de santé publique = adaptation des politiques de santé publique.
Objectif : mettre en place le plus rapidement possible des mesures de contrôle ou des actions de prévention.
La déclaration doit être faite au médecin de l'Agence régionale de santé (ARS).

Contenu de la déclaration

- Fiche de notification spécifique.
- Données individuelles nécessaires à la surveillance épidémiologique.
- Nom, prénom, adresse du déclarant.
- Numéro d'anonymat du patient.

Critères pour inscrire une maladie sur la liste

2 critères ont été définis en 1999 :
- Maladies qui justifient des mesures exceptionnelles à l'échelon international;

- Maladies qui nécessitent une intervention urgente à l'échelon local, régional ou national.

Acteurs

Implication de 3 acteurs :
- Les déclarants : biologistes et médecins;
- Médecins désignés par le directeur général de l'ARS;
- Épidémiologistes de Santé publique France.

Obligation légale pour tout professionnel de santé (médecin ou biologiste), quel que soit son mode d'exercice, de déclarer aux autorités sanitaires les cas de maladie qu'il diagnostique si cette dernière est inscrite sur la liste des maladies à déclaration obligatoire.

Liste des maladies à déclaration obligatoire

Définies dans le Code de la santé publique.
Elles sont 36 en 2021 : 34 maladies infectieuses et 2 maladies non infectieuses (mésothéliomes et saturnisme).
La COVID-19 : maladie à déclaration obligatoire de façon temporaire.

Botulisme Brucellose Charbon Chikungunya Choléra Dengue Diphtérie Encéphalite à tiques Fièvres hémorragiques africaines Fièvre jaune Fièvre typhoïde et fièvres paratyphoïdes Hépatite aiguë A Infection aiguë symptomatique par le virus de l'hépatite B Infection par le VIH Infection invasive à méningocoque Légionellose Listériose Mésothéliomes	Orthopoxviroses dont la variole Paludisme autochtone Paludisme d'importation dans les départements d'outre-mer Peste Poliomyélite Rage Rougeole Rubéole Saturnisme chez les enfants mineurs Schistosomiase urogénitale autochtone Suspicion de maladie de Creutzfeldt Jakob et autres encéphalopathies subaiguës spongiformes transmissibles humaines Tétanos Toxi-infection alimentaire collective Tuberculose Tularémie Typhus exanthématique West nile virus Zika

TRAÇABILITÉ OBLIGATOIRE DES MALADIES INFECTIEUSES

NOTIONS DE MDO

Instauré fin du XIXe siècle

Article L.3113-1 du CSP

« Font l'objet d'une transmission obligatoire de données individuelles à l'autorité sanitaire par les médecins et les responsables des services et laboratoires de biologie médicale publics et privés :
1° Les maladies qui nécessitent une intervention urgente locale, nationale ou internationale ;
2° Les maladies dont la surveillance est nécessaire à la conduite et à l'évaluation de la politique de santé publique. »

CRITÈRES

Maladies qui justifient des mesures exceptionnelles à l'échelon international

&

Maladies qui nécessitent une intervention urgente à l'échelon local, régional ou national

LISTE DES MDO

36 en 2021 dont 2 non infectieuses

Exemples de MDO

Charbon
Chikungunya
Choléra
Diphtérie
Hépatite aiguë A
VIH
Paludisme
Rage
Rougeole
Rubéole
Tuberculose

COVID-19 : maladie à déclaration obligatoire de façon temporaire

DÉCLARATION

Permettre d'adapter les politiques de santé

Mettre en place le plus rapidement possible des mesures de contrôle ou des actions de prévention

Faite au médecin de l'ARS

Contenu

Fiche notification spécifique
Données individuelles
Nom, prénom, adresse déclarant
Numéro anonymat patient

ACTEURS

Déclarants : biologistes et médecins

Médecins désignés par le directeur général de l'ARS

Épidémiologistes de Santé publique France

Infections respiratoires

Bronchite

La bronchite est une maladie inflammatoire des bronches due à une infection.

Agents responsables

- Virus +++ (ex. : grippe, coronavirus, cytomégalovirus…)
- Bactéries (ex. : *Chlamydia pneumoniae*)

Signes

- Toux, rhinorrhée.
- Douleurs thoraciques lors de la toux.
- Fièvre peu élevée.
- Râles bronchiques bilatéraux.

Traitement : pas d'antibiotiques, traitement symptomatique.

Pneumopathie

La pneumopathie est une inflammation pulmonaire d'origine infectieuse.
1re cause de mortalité d'origine infectieuse chez les personnes âgées.
On distingue 2 types de pneumopathies :

- Pneumonie franche lobaire aiguë;
- Pneumonie interstitielle.

Origines bactériennes fréquentes

- Pneumocoque.
- *Mycoplasma pneumoniae*.
- *Legionella pneumophila*.

Signes

- Toux.
- Dyspnée.
- Fièvre, frissons.
- Râles crépitants.
- +/– douleur thoracique

Radiographie pulmonaire : foyer parenchymateux lobaire ou diffus.
Traitement : antibiothérapie +/– oxygénothérapie.

Bronchiolite

La bronchiolite est une inflammation au niveau des bronchioles. Elle touche principalement le nourrisson de moins de deux ans.
Agents infectieux : virus respiratoire syncytial dans la majorité des infections, virus parainfluenzae.

Signes

- Rhinorrhée, obstruction nasale.
- Toux.
- Peu ou pas de fièvre.
- Dyspnée.
- Signes de lutte.

Autres infections respiratoires

Il existe d'autres infections respiratoires, parmi lesquelles on peut retrouver :
- Rhinite, rhinopharyngite : inflammation du pharynx;
- Trachéite : inflammation de la trachée;
- Angine : inflammation des amygdales;
- Sinusite : inflammation des sinus;
- Laryngite : inflammation du larynx;
- Coqueluche : infection respiratoire bactérienne;
- COVID-19.

INFECTIONS RESPIRATOIRES

BRONCHITE

Maladie inflammatoire des bronches due à une infection

Virus +++ ou bactéries

Toux, rhinorrhée, douleurs thoraciques lors de la toux, fièvre peu élevée, râles bronchiques bilatéraux

Pas d'antibiotiques, traitement symptomatique

BRONCHIOLITE

Inflammation au niveau des bronchioles

Touche principalement le nourrisson

Virus respiratoire syncytial dans la majorité des infections, virus parainfluenzae

Rhinorrhée, obstruction nasale, toux, peu ou pas de fièvre, dyspnée, signes de lutte

PNEUMOPATHIE

Inflammation pulmonaire d'origine infectieuse

1re cause de mortalité d'origine infectieuse chez les personnes âgées

Pneumonie franche lobaire aiguë
Pneumonie interstitielle

Origines bactériennes fréquentes
Pneumocoque
Mycoplasma pneumoniae
Legionella pneumophila

Toux, dyspnée, fièvre, frissons, râles crépitants

Foyer parenchymateux à la radio pulmonaire

Antibiothérapie +/– oxygénothérapie

AUTRES INFECTIONS RESPIRATOIRES

Rhinite, rhinopharyngite

Trachéite

Angine

Sinusite

Laryngite

Coqueluche

COVID-19

Fiche 19

Infections urinaires

Épidémiologie

Les infections urinaires sont le 2e site d'infections communautaires. Elles sont plus fréquentes chez la femme.
- Chez l'homme surtout après 50 ans.
- Chez l'enfant souvent témoin d'une malformation.

Facteurs favorisants

Les facteurs favorisant les infections urinaires sont les suivants :
- Diurèse insuffisante;
- Rapports sexuels;
- Hypertrophie bénigne de la prostate;
- Reflux vésico-urétéral, sténose de l'urètre;
- Ménopause, grossesse;
- Constipation, infection génitale, lithiase urinaire;
- Défaut d'hygiène périnéale;
- Pathologie sous-jacente : diabète, prolapsus vésical, incontinence.

Plusieurs types

On distingue :
- Les infections urinaires simples (patients sans facteur de risque de complication);
- Les infections urinaires à risque de complication;
- Les infections urinaires graves (pyélonéphrites aiguës et infections urinaires masculines associées à un sepsis grave, un choc septique ou une indication de drainage).

Infections urinaires à risque de complication :
- Anomalies de l'arbre urinaire;
- Sexe masculin;
- Grossesse;
- Sujet âgé;
- Immunodépression grave;
- Insuffisance rénale chronique sévère.

Diagnostic clinique

Le diagnostic d'une infection urinaire est essentiellement clinique.

Signes fonctionnels urinaires

- Brûlures mictionnelles.
- Pollakiurie.
- Dysurie.
- Urines troubles ou hématuriques.

Syndrome infectieux : fièvre, frissons.

Parfois : syndrome infectieux isolé, céphalées, douleurs articulaires, etc.

Cystite

La cystite est une infection urinaire localisée dans la vessie.

Symptômes : dysurie, pollakiurie, brûlures et douleurs mictionnelles, urines troubles.

2 types : cystite aiguë simple et cystite aiguë compliquée.

Simple : signes fonctionnels urinaires bas, souvent asymptomatiques

- La bandelette urinaire oriente le diagnostic, ECBU si évolution défavorable.

Compliquée : cystite avec facteur de risque de complication

- ECBU systématique.

Pyélonéphrite

La pyélonéphrite correspond à une infection urinaire atteignant le rein.

Symptômes : fièvre, frissons, douleurs lombaires et/ou abdominales unilatérales, troubles digestifs fréquents (nausées, vomissements).

Prostatite

La prostatite est un gonflement +/– une inflammation de la prostate souvent due à une infection bactérienne.

Syndrome infectieux : fièvre élevée, frissons.

Signe d'atteinte prostatique : toucher rectal douloureux, rétention aiguë d'urine.

Signes mictionnels : dysurie, urines claires.

Bactériurie asymptomatique

- ECBU positif mais pas de symptômes.
- Pas de traitement nécessaire.
- Fréquent en cas de sonde à demeure.

Examens complémentaires

Bandelette urinaire : examen de 1re intention.
• Détecte les leucocytes et les nitrites.
ECBU : confirmation diagnostique, mais pas systématique.
Hémocultures si fièvre et frissons.
Bilan biologique et échographie rénale si pyélonéphrite aiguë.

Traitements

- Antibiotiques.
- Antalgiques.
- Hydratation.
- Rappel des règles d'hygiène.

Complications

L'infection urinaire peut se propager au niveau des reins (pyélonéphrite) ou atteindre la prostate (prostatite).

Complications

- Septicémie.
- Choc septique.
- Abcès rénal.
- Passage à la chronicité.
- Rétention aiguë d'urine.
- Orchiépididymite.

INFECTIONS URINAIRES

FACTEURS FAVORISANTS

Diurèse insuffisante, rapports sexuels, hypertrophie bénigne prostate, reflux vésico-urétéral, sténose urètre, ménopause, grossesse, constipation, infection génitale, lithiase urinaire, défaut d'hygiène périnéale, pathologie sous-jacente

PLUSIEURS TYPES

Simple

À risque de complication : anomalies arbre urinaire, sexe masculin, grossesse, sujet âgé, immunodépression grave, insuffisance rénale chronique sévère

Grave : sepsis grave, choc septique ou indication de drainage

DIAGNOSTIC CLINIQUE

Signes fonctionnels urinaires : brûlures mictionnelles, pollakiurie, dysurie, urines troubles ou hématuriques

Syndrome infectieux : fièvre, frissons

Parfois : syndrome infectieux isolé, céphalées, douleurs articulaires…

CYSTITE

Dysurie, pollakiurie, brûlures/douleurs mictionnelles, urines troubles

Simple ou compliquée

PYÉLONÉPHRITE

Atteint le rein

Fièvre, frissons, douleurs lombaires et/ou abdominales unilatérales, troubles digestifs

PROSTATITE

Gonflement +/- une inflammation de la prostate souvent due à une infection bactérienne

Syndrome infectieux

Signes prostatiques : toucher rectal douloureux, rétention aiguë d'urine

Signes mictionnels

BACTÉRIURIE ASYMPTOMATIQUE

ECBU positif mais pas de symptômes

Pas de traitement nécessaire

Fréquent si sonde à demeure

EXAMENS COMPLÉMENTAIRES

Bandelette urinaire
ECBU
Hémocultures
Bilan biologique
Échographie rénale

TRAITEMENTS

Antibiotiques
Antalgiques
Hydratation
Rappel des règles d'hygiène

COMPLICATIONS

Septicémie, choc septique, abcès rénal, passage à la chronicité, rétention aiguë d'urine, orchiépididymite

Fiche 20

Méningites

Définition

La méningite correspond à une inflammation des méninges d'origine infectieuse.

2 causes

- Passage de micro-organismes du sang vers le liquide céphalo-rachidien (LCR).
- Passage direct de micro-organismes.

Plusieurs types

- Méningite virale : souvent bénigne (environ 80 % des cas).
- Méningite bactérienne : plus grave, séquelles neurologiques possibles, souvent mortelle (méningite à méningocoque ou à pneumocoque) (environ 20 % des cas).
- Méningite mycosique, parasitaire (plus rare).

Signes cliniques

Fièvre

Syndrome méningé :

- Raideur de la nuque;
- Céphalées violentes, diffuses en casque;
- Vomissements;
- Photophobie.

Signes de gravité : trouble de la conscience, coma, convulsions, purpura, choc septique.

Examens complémentaires

- Examen de référence = ponction lombaire.
- Bilan sanguin.
- Hémocultures.

Complications

- Surdité.
- Convulsions.
- Troubles de la mémoire.
- Amputation après un choc septique.

- Choc septique.
- Décès.

Traitements

- Méningite virale : guérison spontanée.
- Méningite bactérienne : antibiotiques.
- Antipyrétiques.
- Remplissage.
- Parfois corticoïdes.

Prévention

- Isolement respiratoire, traitement des sujets en contact et déclaration obligatoire si méningocoque.
- Vaccination.

MÉNINGITES

DÉFINITION

Inflammation des méninges d'origine infectieuse

2 causes

Passage de micro-organismes du sang vers le LCR

Passage direct de micro-organismes

Plusieurs types

Méningite virale : 80 % des cas (souvent bénigne)

Méningite bactérienne : 20 % des cas, + grave

Méningite mycosique, parasitaire (plus rare)

SIGNES CLINIQUES

Fièvre

Syndrome méningé : raideur de la nuque, céphalées violentes, diffuses en casque, vomissements, photophobie

Signes de gravité : troubles de la conscience, coma, convulsions, purpura, choc septique

EXAMENS COMPLÉMENTAIRES

Ponction lombaire

Bilan sanguin

Hémocultures

COMPLICATIONS

Surdité

Convulsions

Troubles de la mémoire

Amputation après un choc septique

Choc septique

Décès

TRAITEMENTS

Méningite virale : guérison spontanée

Méningite bactérienne : antibiotiques

Antipyrétiques

Remplissage

Parfois corticoïdes

Isolement respiratoire, traitement des sujets en contact et déclaration obligatoire si méningocoque

Vaccination

Paludisme

Définition

Le paludisme (ou malaria) est une maladie causée par un parasite du genre Plasmodium.
En France métropolitaine, les cas de paludisme sont observés de façon quasi exclusive chez des personnes de retour de pays où la transmission du paludisme est active.
94 % des cas de paludisme dans les zones tropicales d'Afrique.
1er diagnostic à évoquer devant : fièvre + retour d'une zone d'endémie.

Différentes espèces

Quatre espèces différentes de Plasmodium :
- Plasmodium falciparum (la plus répandue, responsable de 80 % des cas);
- Plasmodium vivax;
- Plasmodium ovale;
- Plasmodium malariae.

Transmission

Le paludisme est transmis à l'homme par la piqûre d'un moustique femelle, lui-même infecté après avoir piqué une personne infectée.
Contamination interhumaine possible :
- Femme enceinte infectée à son enfant;
- Transfusion sanguine.

Symptômes

8 à 30 jours après la piqûre infectante.
Signes cliniques :
- Fièvre et frissons;
- Céphalées, myalgies;
- Troubles digestifs;
- Sueurs, tremblements;
- Asthénie.

Signes biologiques : thrombopénie, anémie, hémolyse, cytolyse hépatique.
Dans les régions endémiques, une partie de la population est porteuse asymptomatique.

Mesures de prévention

Prévention des piqûres de moustique : répulsif, moustiquaire, vêtements longs, insecticides.
Prophylaxie médicamenteuse adaptée à la zone visitée.
Il existe un vaccin contre le paludisme qui a été déployé en 2018 dans divers pays d'Afrique. Il est recommandé en complément des autres mesures de prévention.

Diagnostic

- Frottis sanguin.
- Goutte épaisse.

Critères de gravité

- Troubles de la conscience.
- Convulsion.
- Obnubilation, prostration.
- Détresse respiratoire.
- Hyperparasitémie.
- Anémie.
- Hypoglycémie.
- Ictère.
- Insuffisance rénale.
- Hémoglobinurie.
- Choc.
- Hyperthermie.
- Vomissements répétés.

Traitements

Le traitement dépend de l'espèce.
Traitement pour les espèces non falciparum : Chloroquine (Nivaquine®).
Traitement pour les espèces falciparum :
- Artéméther-Luméfantrine (Riamet®);
- Dihydroartemisinine-Pipéraquine (Eurartesim®);
- Proguanil-Atovaquone (Malarone®).

Les formes simples avec vomissements sont à traiter comme des formes graves.
Traitement accès palustre grave :
- Réanimation;
- Urgence thérapeutique;
- Quinine IV.

PALUDISME

DÉFINITION

Maladie causée par un parasite du genre Plasmodium

94 % de cas dans les zones tropicales d'Afrique

1er diagnostic à évoquer devant : fièvre + retour d'une zone d'endémie

DIFFÉRENTES ESPÈCES

Plasmodium falciparum (la + répandue)
Plasmodium vivax
Plasmodium ovale
Plasmodium malariae

TRANSMISSION

Transmis à l'homme par la piqûre d'un moustique femelle

Contamination interhumaine possible
Femme enceinte infectée à son enfant
Transfusion sanguine

DIAGNOSTIC

Frottis sanguin
Goutte épaisse

TRAITEMENTS

Dépend de l'espèce

Espèces non falciparum : Chloroquine (Nivaquine)

Espèces falciparum
Riamet
Eurartesim
Malarone

Formes simples avec vomissements à traiter comme les formes graves

Accès palustre grave : réanimation, urgence thérapeutique, Quinine IV

SYMPTÔMES

8 à 30 j après infection

Signes cliniques : fièvre, frissons, céphalées, myalgies, troubles digestifs, sueurs, tremblements, asthénie

Signes biologiques : thrombopénie, anémie, hémolyse, cytolyse hépatique

Dans les régions endémiques : parfois asymptomatique

MESURES DE PRÉVENTION

Prévention des piqûres de moustiques

Prophylaxie médicamenteuse

Vaccin depuis 2018

CRITÈRES DE GRAVITÉ

Troubles de la conscience, convulsion, obnubilation, prostration, détresse respiratoire, hyperparasitémie, anémie, hypoglycémie, ictère, insuffisance rénale, hémoglobinurie, choc, hyperthermie, vomissements répétés

Fiche 22

Infections ostéoarticulaires

L'infection ostéoarticulaire correspond à une invasion et une destruction du tissu osseux et cartilagineux causée par un micro-organisme.

Facteurs de risque

Bactériémie prolongée ou répétée.
Polyarthrite rhumatoïde.
Certaines pathologies comme le diabète ou l'insuffisance rénale chronique.
Immunodépression.
Autres facteurs : traumatisme, fracture ouverte, prothèse articulaire.

Signes

- Fièvre, frissons.
- Douleur, chaleur, rougeur.
- Impotence fonctionnelle.
- Raideur du rachis pour la spondylodiscite.
- **Signes biologiques** : CRP élevée, hyperleucocytose.

Arthrite

L'arthrite correspond à une infection de l'articulation.
Modes de contamination : voie hématogène ou inoculation directe.
Localisations fréquentes : genou, hanche, coude.
Complications : destruction articulaire, arthrose précoce, impotence fonctionnelle, sepsis non contrôlé, complications du décubitus.

Ostéite et ostéomyélite

L'ostéite est une infection de l'os quelles que soient la nature et l'origine de l'infection.
L'ostéomyélite est une infection de l'os par voie hématogène.

Localisations

- Enfant : épaule, hanche, genou.
- Adulte : rachis, fémur, pied.

Complications si retard de diagnostic : troubles de la croissance, raccourcissement des membres.

Spondylodiscite

La spondylodiscite correspond à l'infection du disque intervertébral et des corps vertébraux adjacents.
Modes de contamination : voie hématogène, plus rarement inoculation (geste chirurgical).
Localisations : lombaire, sacrée, dorsale, cervicale.
Complications : neurologiques (paralysie, perte de sensibilité), complications du décubitus, destruction articulaire, impotence fonctionnelle.

Examens complémentaires

- Radiographie, scanner, échographie, IRM : radiographie souvent normale au début.
- Hémocultures.
- Ponction articulaire.
- Biopsie synoviale, biopsie osseuse.
- Bilan sanguin à la recherche d'une CRP élevée et d'une hyperleucocytose.

Traitements

Le traitement des infections articulaires est le suivant :
- Antibiothérapie;
- Antalgiques;
- Immobilisation;
- Rééducation.

Un traitement chirurgical est parfois nécessaire (ex. : lavage articulaire).

Complications

- Sepsis sévère.
- Choc septique.
- Abcès.
- Fistule.

Autres types

Il existe d'autres types d'infections ostéoarticulaires :
- Panaris;
- Phlegmon;
- Épanchement articulaire;
- Synovite;
- Infection sur prothèse.

INFECTIONS OSTÉO-ARTICULAIRES

FACTEURS DE RISQUE

Bactériémie prolongée ou répétée
Polyarthrite rhumatoïde
Certaines pathologies
Immunodépression

Autres : traumatisme, fracture ouverte, prothèse

SPONDYLODISCITE

Infection du disque intervertébral et corps vertébraux adjacents

Voie hématogène, plus rarement inoculation

Lombaire, sacrée, dorsale, cervicale

Complications : neurologiques, complications du décubitus, destruction articulaire, impotence fonctionnelle

EXAMENS COMPLÉMENTAIRES

Radio, scanner, échographie, IRM
Hémocultures
Ponction articulaire
Biopsie synoviale, osseuse

Bilan sanguin à la recherche d'une CRP élevée et d'une hyperleucocytose

SIGNES

Fièvre, frissons
Douleur, chaleur, rougeur
Impotence fonctionnelle
Raideur du rachis (spondylodiscite)
Signes biologiques : CRP élevée, hyperleucocytose

TRAITEMENTS

Antibiothérapie
Antalgiques
Immobilisation
Rééducation
Parfois chirurgie

COMPLICATIONS

Sepsis sévère, choc septique, abcès, fistule

ARTHRITE

Infection de l'articulation
Voie hématogène ou inoculation directe

Fréquent : genou, hanche, coude

Complications : destruction articulaire, arthrose précoce, impotence fonctionnelle, sepsis, complications du décubitus

OSTÉITE, OSTÉOMYÉLITE

Ostéite : Infection de l'os quelles que soient la nature et l'origine de l'infection

Ostéomyélite : Infection de l'os par voie hématogène

Enfant : épaule, hanche, genou
Adulte : rachis, fémur, pied

Complications si retard de diagnostic

AUTRES TYPES

Panaris
Phlegmon
Épanchement articulaire
Synovite
Infection sur prothèse

Infections cutanées

Définitions

Une infection cutanée est une infection de la peau et/ou des tissus sous-cutanés par une bactérie pathogène.
Érythème : lésion rouge disparaissant à la vitropression.
Purpura : lésion rouge ne disparaissant pas à la vitropression +/– infiltrée.

Signes cliniques généraux

- Pus.
- Nécrose.
- Inflammation : rougeur, chaleur, œdème.
- Fièvre.
- Douleur.

Différents types

On distingue plusieurs types d'infections cutanées :
- **Infections fongiques** : mycoses, teignes, intertrigo;
- **Infections virales** : herpès, zona;
- **Infections bactériennes** : impétigo, érysipèle, dermohypodermite nécrosante, furoncle, folliculite;
- **Infections parasitaires** : gale, poux.

Infections fongiques

Intertrigo : dermatose inflammatoire des plis

- **Facteurs de risque** : obésité, diabète, mauvaise hygiène, macération.
- Plaque érythémateuse.
- Antifongique local.

Teigne

- Atteinte du cuir chevelu.
- Chez l'enfant.
- Traitement systémique.

Infections virales

Herpès

- Localisation : bouche, région génitale.
- Récidives fréquentes.
- Plaque érythémateuse, vésicules sur l'érythème.
- Traitement curatif : Valaciclovir® ou Aciclovir®.

Zona

- Dû à une réactivation du virus varicelle-zona.
- Fréquent chez sujet âgé et patient immunodéprimé.
- Douleur localisée, vésicules, pustules.
- Contagieux pour ceux qui n'ont jamais eu la varicelle.

Infections bactériennes

Mycoses

- Localisations : plis inguinaux, sous-mammaires.

Impétigo : atteinte de l'épiderme

- Fréquent chez l'enfant.
- Contagieux.
- Antiseptique local, antibiotiques.

Érysipèle

- Localisation fréquente : jambe.
- Fièvre, frissons.
- Placard inflammatoire douloureux délimité.
- Syndrome inflammatoire biologique.
- Antalgiques, antibiotiques.

Fasciite nécrosante

- Infection rare mais grave.
- Terrain : +50 ans, diabète, immunodépression, toxicomanie, alcool, prise AINS.
- Sepsis sévère, nécrose.
- Syndrome inflammatoire biologique.
- On parle de dermohypodermite si la nécrose est limitée à l'hypoderme et de fasciite lorsqu'elle atteint le fascia.
- Urgence chirurgicale : chirurgie délabrante.
- Urgence médicale : antibiotiques + traitement des défaillances multiviscérales.

Infections parasitaires

Gale

- Transmission interhumaine par contact cutané direct.
- Prurit intense, lésions de grattage.
- Traitement selon protocole.

Poux

- Prurit intense.
- Reproduction très rapide.

Généralités sur les traitements

Infections fongiques : antifongiques.
Non compliquées : antisepsie locale, antibiothérapie locale.
Compliquées : antibiothérapie générale par voie intraveineuse.

INFECTIONS CUTANÉES

DÉFINITIONS

Infection de la peau et/ou des tissus sous-cutanés par une bactérie pathogène

Érythème : lésion rouge disparaissant à la vitropression

Purpura : lésion rouge ne disparaissant pas à la vitropression +/- infiltrée

SIGNES CLINIQUES GÉNÉRAUX

Pus, nécrose, inflammation (rougeur, chaleur, œdème), fièvre, douleur

DIFFÉRENTS TYPES

Infections fongiques : mycoses, teignes, intertrigo

Infections virales : herpès, zona

Infections bactériennes : impétigo, érysipèle, dermohypodermite nécrosante, furoncle, folliculite

Infections parasitaires : gale, poux

GÉNÉRALITÉS TRAITEMENTS

Infections fongiques : antifongiques

Non compliquées : antisepsie locale, antibiothérapie locale

Compliquées : antibiothérapie IV

INFECTIONS FONGIQUES

Intertrigo : dermatose inflammatoire des plis
Facteurs de risque : obésité, diabète, mauvaise hygiène, macération

Plaque érythémateuse

Antifongique local

Teigne
Atteinte du cuir chevelu
Chez l'enfant
Traitement systémique

INFECTIONS BACTÉRIENNES

Mycoses : plis inguinaux, sous-mammaires

Impétigo : atteinte de l'épiderme
Fréquent chez l'enfant, contagieux
Antiseptique local, antibiotiques

Érysipèle : souvent à la jambe
Fièvre, frissons, placard inflammatoire douloureux
Syndrome inflammatoire biologique
Antalgiques, antibiotiques

Fasciite nécrosante : rare mais grave
Sepsis sévère, nécrose
Syndrome inflammatoire biologique
Urgence chirurgicale et médicale

INFECTIONS PARASITAIRES

Gale : transmission interhumaine, prurit intense, lésion de grattage, traitement selon protocole

Poux : prurit intense, reproduction rapide

INFECTIONS VIRALES

Herpès
Localisation : bouche, région génitale
Récidives fréquentes
Plaque érythémateuse, vésicules sur l'érythème
Traitement curatif : Valaciclovir ou Aciclovir

Zona
Réactivation du virus varicelle-zona
Fréquent chez sujet âgé et patient immunodéprimé
Douleur localisée, vésicules, pustules
Contagieux pour ceux qui n'ont jamais eu la varicelle

VIH, SIDA

Définitions

VIH : virus de l'immunodéficience humaine, il en existe deux (VIH-1 et VIH-2).
SIDA : syndrome d'immunodéficience acquis : dernier stade de l'infection par VIH où apparaissent les infections et les maladies opportunistes.

Physiopathologie

Le VIH est un virus qui appartient à la famille des rétrovirus.
Le virus colonise les cellules immunitaires présentant le marqueur CD4 à la surface (principalement les lymphocytes CD4). Plus il attaque les cellules, plus la quantité de virus se multiplie.
Il entraîne la disparition des lymphocytes CD4 nécessaires au fonctionnement du système immunitaire.

Modes de contamination

On distingue plusieurs modes de contamination :
- Voie sexuelle;
- Voie sanguine;
- Voie materno-fœtale (de la mère à l'enfant).

Différentes phases

Primo-infection : le VIH envahit l'organisme depuis sa porte d'entrée

- Le virus fabrique des copies et les libère dans le sang.
- Peut passer inaperçue.
- Symptômes grippaux.

Phase asymptomatique : elle dure de 3 à 10 ans

- Pas de symptôme ou simples adénopathies.

SIDA : le système immunitaire est effondré

- En l'absence de traitement, il apparaît environ 10 ans après l'infection.
- Développement des maladies et des infections opportunistes.
- Exemples : tuberculose, lymphome non hodgkinien, pneumocystose…

Examens complémentaires

- Recherche d'antigènes.
- Recherche d'anticorps contre le virus.
- Quantification de la charge virale.
- Test rapide d'orientation diagnostique (TROD).

Traitements

Antirétroviraux en bi ou trithérapie pour empêcher la réplication du virus

- Inhibiteurs de la transcriptase inverse nucléosidiques ou non nucléosidiques.
- Inhibiteurs de l'intégrase.
- Inhibiteurs de la transcription du gène viral.
- Inhibiteurs de la protéase.
- Immunostimulateurs.

Traitement préventif

- Prophylaxie proposée par le médecin des urgences si exposition inférieure à 48 h.
- Situations : AES avec patient contaminé ou viol, exposition sexuelle, matériel d'usages des drogues.

Traitement des infections opportunistes : traitement selon l'infection.

Évolution et complications

Évaluation de la progression de l'infection :

- Taux de lymphocytes T CD4;
- Nombre de copies du virus dans le sang.

En l'absence de traitement : décès dû aux maladies opportunistes.
Avec traitement : survie longue mais suivi et effets secondaires importants.

VIH, SIDA

DÉFINITIONS

VIH
Virus de l'immunodéficience humaine

SIDA
Syndrome d'immunodéficience acquis

PHYSIOPATHOLOGIE

VIH : rétrovirus

Colonisation des cellules immunitaires présentant le marqueur CD4 à la surface (principalement les lymphocytes CD4).

Il entraîne la disparition des lymphocytes CD4 nécessaires au fonctionnement du système immunitaire.

MODES DE CONTAMINATION

Voie sexuelle
Voie sanguine
Voie materno-fœtale

ÉVOLUTION ET COMPLICATIONS

Évaluation de la progression de l'infection selon le taux de lymphocytes T CD4 et le nombre de copies du virus dans le sang

Décès dû aux maladies opportunistes si pas de traitement

Survie longue avec traitement mais suivi et effets secondaires importants

DIFFÉRENTES PHASES

Primo-infection : peut passer inaperçue, symptômes grippaux

Phase asymptomatique : dure de 3 à 10 ans, pas de symptômes ou simples adénopathies

SIDA : système immunitaire effondré, développement de maladies et d'infections opportunistes

EXAMENS COMPLÉMENTAIRES

Recherche d'antigènes
Recherche d'anticorps contre le virus
Quantification de la charge virale
TROD

TRAITEMENTS

Antirétroviraux pour empêcher la réplication du virus

Traitement préventif si exposition inférieure à 48 h

Traitement des infections opportunistes

Fiche 25

Hépatites virales

Définitions

L'hépatite correspond à une inflammation du foie.
On distingue les hépatites dues à la consommation d'alcool et les hépatites causées par le virus hépatique.
Il existe 5 types de virus, causant 5 types d'hépatites : A, B, C, D et E. Ils diffèrent par leur mode de transmission et leur agressivité.

Physiopathologie

Le virus atteint le foie et pénètre dans les hépatocytes où il se multiplie.
Le système immunitaire détruit les cellules infectées, ce qui provoque l'inflammation du foie.
Cette inflammation du foie peut alors provoquer des symptômes pendant plusieurs semaines.

Facteurs de risque

Hépatite A

- Eau ou aliments contaminés par des matières fécales.
- Contact direct avec personne infectée.

Hépatite B

- Rapports sexuels.
- Sang contaminé.
- Transmission materno-fœtale.

Hépatite C

- Sang contaminé.

Hépatite D

- Comme pour l'hépatite B.
- Uniquement en présence d'une hépatite B.

Hépatite E

- Eau ou aliments contaminés.

Examens complémentaires

Bilan sanguin

- Recherche des anticorps.
- Virémie.
- Bilan hépatique.
- Facteurs de coagulation.

Échographie ou scanner pour diagnostiquer la cirrhose.
Biopsie si nécessaire (dépistage de cancer).

Signes cliniques

Souvent asymptomatique.
Si symptomatique : nausées/vomissements, diarrhées, fièvre, asthénie, selles blanchâtres, douleur abdominale, ictère, perte de poids et d'appétit, urines foncées.

Traitements

Conseil hygiéno-diététique : éviter voire arrêter la consommation d'alcool.

Hépatite A

- Traitement symptomatique.
- Pas de traitement spécifique, guérison spontanée.

Hépatites B, C et D

- Antiviraux.
- Immunomodulateur, Interféron.

Pas de traitement pour l'hépatite E.

Traitement préventif

- Vaccination disponible (sauf hépatite C).

Complications

Hépatite A

- Hépatite fulminante exceptionnelle.

Hépatites B et C

- Hépatites chroniques, hépatites fulminantes.
- Fibrose du foie.
- Cirrhose.
- Cancer du foie.

HÉPATITES VIRALES

DÉFINITIONS

Inflammation du foie

Consommation d'alcool
Virus hépatique

5 types de virus : A, B, C, D et E

PHYSIOPATHOLOGIE

Le virus atteint le foie et pénètre dans les hépatocytes où il se multiplie.

Destruction des cellules infectées par le système immunitaire = inflammation du foie

FACTEURS DE RISQUE

Hépatite A : eau ou aliments contaminés par matières fécales, contact direct

Hépatite B : rapports sexuels, sang contaminé, transmission materno-fœtale

Hépatite C : sang contaminé

Hépatite D : comme pour hépatite B, co-infection

Hépatite E : eau ou aliments contaminés

COMPLICATIONS

Hépatite A : hépatite fulminante exceptionnelle

Hépatites B et C : hépatites chroniques, hépatites fulminantes, fibrose du foie, cirrhose, cancer du foie

EXAMENS COMPLÉMENTAIRES

Bilan sanguin : recherche anticorps, virémie, bilan hépatique, facteurs de coagulation

Échographie ou scanner
Biopsie

SIGNES CLINIQUES

Souvent asymptomatique

Nausées/vomissements, diarrhées, fièvre, asthénie, selles blanchâtres, douleur abdominale, ictère, perte de poids et d'appétit, urines foncées

TRAITEMENTS

Éviter/arrêter consommation alcool

Hépatite A : traitement symptomatique, pas de traitement spécifique, guérison spontanée

Hépatites B, C et D : antiviraux, immunomodulateur, interféron

Pas de traitement pour hépatite E

Vaccination disponible sauf pour hépatite C

Tuberculose

Définition

La tuberculose est une maladie infectieuse à transmission interhumaine due à une mycobactérie : *Mycobacterium tuberculosis* (bacille de Koch); elle se transmet par voie aérienne.
Le plus souvent, la tuberculose touche les poumons : tuberculose pulmonaire.
Elle peut aussi atteindre d'autres organes : tuberculose extrapulmonaire.

Physiopathologie

Le bacille de Koch se transmet d'homme à homme par les gouttelettes expectorées par le patient infecté. Ces gouttelettes pénètrent dans l'organisme par voie respiratoire et se propagent dans les poumons.
Tuberculose pulmonaire en 3 étapes :
- Primo-infection;
- Infection tuberculeuse latente (ITL);
- Tuberculose maladie.

Facteurs de risque

- Précarité socio-économique.
- Migrants.
- Personnes âgées.
- Patients infectés par le VIH.
- Immunodépression.
- Toxicomanie intraveineuse.
- Éthylo-tabagisme.

Signes cliniques

Infection tuberculeuse latente (ITL)

- Asymptomatique.

Tuberculose maladie : contagieuse

- Toux prolongée.
- Hémoptysie.
- Syndrome grippal.
- Fièvre.

- Sueurs nocturnes.
- Amaigrissement.
- Asthénie.
- Anorexie.

Examens complémentaires

Prélèvements respiratoires

- Expectorations : examen cytobactériologique des crachats (ou ECBC).
- Tubages gastriques.
- Aspirations bronchiques pendant une fibroscopie.
- Liquide pleural.

D'autres prélèvements selon la localisation de la tuberculose.

Radio ou scanner du thorax.

Intradermoréaction à la tuberculine (IDR).

Test quantiféron : dosage d'interféron dans le sang.

Complications

- Récidive de tuberculose.
- Mortelle dans 50 % des cas en l'absence de traitement.
- Pronostic favorable si le traitement est suivi.

Traitements

Traitement préventif : vaccination par BCG.

Traitement tuberculose latente

- Association de 2 antibiotiques tuberculeux pendant 2 mois : Isoniazide® et Rifampicine®.

Traitement tuberculose maladie

- Phase initiale : 4 antibiotiques antituberculeux pendant 2 mois (Isoniazide®, Rifampicine®, Pyrazinamide®, Éthambutol®).
- Phase de continuation : 2 antibiotiques antituberculeux pendant 9 mois si résistance, pendant 4 mois dans le cas contraire (Isoniazide® et Rifampicine®).

Le traitement est prolongé si la maladie est extrapulmonaire.

TUBERCULOSE

DÉFINITION

Maladie infectieuse à transmission interhumaine due à une mycobactérie : *Mycobacterium tuberculosis* (bacille de Koch)
Transmission par voie aérienne

Tuberculose pulmonaire ou extrapulmonaire

PHYSIOPATHOLOGIE

Transmission d'homme à homme par les gouttelettes qui pénètrent dans l'organisme par voie et se propagent dans les poumons

Primo-infection
Infection tuberculeuse latente
Tuberculose maladie

FACTEURS DE RISQUE

Précarité socio-économique
Migrants
Personnes âgées
Patients infectés VIH
Immunodépression
Toxicomanie intraveineuse
Alcool, tabac

SIGNES CLINIQUES

Asymptomatique pour l'infection tuberculeuse latente

Tuberculose maladie contagieuse : toux prolongée, hémoptysie, syndrome grippal, fièvre, sueurs nocturnes, amaigrissement, asthénie, anorexie

EXAMENS COMPLÉMENTAIRES

Prélèvements respiratoires
Radio ou scanner du thorax
Intradermoréaction à la tuberculine
Test quantiféron

COMPLICATIONS

Récidive de tuberculose
Mortelle dans 50 % des cas si pas de traitement
Pronostic favorable si traitement suivi

TRAITEMENTS

Préventif : vaccination BCG

Tuberculose latente : 2 antibiotiques tuberculeux pendant 2 mois

Tuberculose maladie
Phase initiale : 4 antibiotiques antituberculeux pendant 2 mois
Phase de continuation : 2 antibiotiques pendant 9 mois si résistance, pendant 4 mois sinon

Fiche
27

Grippe

Généralités

La grippe est une maladie respiratoire virale due à des myxovirus influenzae et qui possède une grande variabilité antigénique.
Elle est très contagieuse, c'est un problème majeur de santé publique.
Il existe 3 types de virus infectant l'homme : A, B et C.
Les virus A et B sont responsables des épidémies saisonnières.

Physiopathologie

La grippe touche l'appareil respiratoire : le virus se développe au niveau des cellules respiratoires.
Elle provoque alors une inflammation, une lésion et une destruction des cellules respiratoires.
Les mutations du virus sont constantes.

Symptômes

Les symptômes apparaissent 1 à 4 jours après la contamination :
- Asthénie;
- Fièvre, frissons;
- Toux, rhinite;
- Céphalées;
- Courbatures, douleurs musculaires;
- Gorge irritée.

Examens complémentaires

- Bilan sanguin : hyperleucocytose, augmentation CRP.
- Écouvillon nasal.
- Radio du thorax (asymptomatique).
- Hémocultures.

Traitements

Préventif : vaccin antigrippal, mesures d'hygiène pour éviter la transmission.

Traitement symptomatique

- Repos.
- Antitussif.
- Antipyrétique, antalgique.
- Hydratation.

Des antiviraux peuvent être prescrits.
Pas d'indication à l'antibiothérapie en l'absence de surinfection bactérienne.

Complications

Guérison spontanée en 4 à 7 jours.
Personnes à risque : plus de 65 ans, nourrissons, jeunes enfants, femmes enceintes (3e trimestre), immunodéprimés, obèses, porteurs de maladies chroniques.

Complications

- Pneumopathie bactérienne.
- Hospitalisation.
- Risque d'atteinte extrarespiratoire.
- Décès.

GÉNÉRALITÉS

Maladie respiratoire virale due à des myxovirus influenzae et qui possède une grande variabilité génétique.

Très contagieuse

Virus A, B et C : A et B responsables des épidémies saisonnières

PHYSIOPATHOLOGIE

Touche l'appareil respiratoire : le virus se développe au niveau des cellules respiratoires

Provoque une inflammation, une lésion et une destruction des cellules respiratoires

Mutations du virus constantes

SYMPTÔMES

1 à 4 jours après la contamination

Asthénie
Fièvre, frissons
Toux, rhinite
Céphalées
Courbatures, douleurs musculaires
Gorge irritée

EXAMENS COMPLÉMENTAIRES

Bilan sanguin : hyperleucocytose, augmentation CRP
Écouvillon nasal
Radio du thorax asymptomatique
Hémocultures

TRAITEMENTS

Préventif : vaccin antigrippal, mesures d'hygiène

Symptomatique : repos, antitussif, antipyrétique, antalgique, hydratation

Antiviraux peuvent être prescrits

Pas d'antibiothérapie si pas de surinfection bactérienne

COMPLICATIONS

Guérison spontanée en 4 à 7 jours

Personnes à risque : + de 65 ans, nourrissons, jeunes enfants, femmes enceintes (3e trimestre), immunodéprimés, obèses, porteurs de maladies chroniques

Complications : pneumopathie bactérienne, hospitalisation, risque d'atteinte extrarespiratoire, décès

Septicémie, sepsis

Définitions

La septicémie correspond à la présence de bactéries dans le sang qui diffusent dans tout l'organisme.
Bactériémie : présence de bactéries dans le sang.
Sepsis : infection + réponse inflammatoire systémique.
Sepsis sévère : sepsis + une dysfonction d'organe.
Choc septique : sepsis + hypotension persistante malgré remplissage et/ou nécessité d'utiliser des agents vasoactifs.

Étiologies et facteurs de risque

Le sepsis est la conséquence d'une infection grave qui débute localement puis s'étend à tout l'organisme.

Personnes à risque

- Immunodéprimés.
- Personnes âgées.
- Nouveau-nés.
- Femmes enceintes.
- Patients porteurs d'une maladie chronique.

Signes cliniques

- Fièvre ou hypothermie.
- Frissons, sueurs.
- Polypnée.
- Tachycardie.

Si état de choc septique : hypotension artérielle, marbrures, troubles de la conscience, agitation/confusion, oligo-anurie, symptomatologie liée à la dysfonction de l'organe.

Examens complémentaires

- Bilan sanguin avec NFS, ionogramme sanguin.
- Hémocultures.
- Examens à la recherche de la porte d'entrée.

Traitements

- Antibiotiques.
- Antipyrétiques.
- Traitement de la porte d'entrée.
- Traitement des défaillances d'organe si état de choc septique, traitements possibles :
  - admission en réanimation;
  - remplissage, vasopresseurs;
  - oxygénothérapie, ventilation mécanique;
  - sondage vésical, hémodialyse;
  - contrôle glycémique;
  - corticothérapie dans certains cas.

Complications

- État de choc septique.
- Défaillance multiviscérale.
- Décès.

SEPTICÉMIE, SEPSIS

DÉFINITIONS

Présence de bactéries dans le sang qui diffusent dans tout l'organisme

Bactériémie : bactéries dans le sang

Sepsis : infection + réponse inflammatoire systémique

Sepsis sévère : sepsis + une dysfonction d'organe

Choc septique : sepsis + hypotension persistante malgré remplissage et/ou agents vasoactifs

ÉTIOLOGIES, FACTEURS DE RISQUE

Conséquence d'une infection grave qui débute localement puis s'étend à tout l'organisme

Personnes à risque : immunodéprimés, personnes âgées, nouveau-nés, femmes enceintes, patients porteurs d'une maladie chronique

SIGNES CLINIQUES

Fièvre ou hypothermie
Frissons, sueurs
Polypnée, tachycardie

État de choc septique : hypoTA, marbrures, troubles conscience, agitation/confusion, oligo-anurie, symptomatologie liée à la dysfonction de l'organe

EXAMENS COMPLÉMENTAIRES

Bilan sanguin avec NFS, ionogramme sanguin
Hémocultures
Examens à la recherche de la porte d'entrée

TRAITEMENTS

Antibiotiques
Antipyrétiques
Traitement de la porte d'entrée

Si état de choc septique : réanimation, remplissage, vasopresseurs, O_2, ventilation mécanique, sondage vésical, hémodialyse, contrôle glycémique, corticothérapie dans certains cas

COMPLICATIONS

État de choc septique

Défaillance multiviscérale

Décès

Fiche 29

COVID-19

Définitions

Maladie infectieuse respiratoire très contagieuse causée par un virus appartenant à la famille des coronavirus.
La transmission est interhumaine et se fait par voie aérienne.
Pandémie mondiale depuis début 2020.

Diagnostic

Test virologique RT-PCR : prélèvement naso-pharyngé.
Test antigénique rapide.
Test sérologique : permet de savoir si un patient a été en contact avec le virus.

Symptômes

Durée d'incubation : 5 jours en moyenne.
Fréquents : fièvre, toux, asthénie, courbatures, dyspnée, perte du goût et de l'odorat, expectoration.
Moins fréquents : maux de gorge, céphalées, courbatures, signes digestifs.
Signes de gravité : température > 40, polypnée, désaturation, hypoxémie, hypotension artérielle, troubles de la conscience, lactates artériels élevés, augmentation rapide des besoins en oxygène.
Il existe également des formes asymptomatiques.

Examens complémentaires

- Bilan sanguin.
- Radio du thorax.
- Scanner thoracique : images en verre dépoli.

Traitements

Préventif

- Vaccination.
- Gestes barrières, port du masque.
- Aération fréquente des lieux clos.

Traitement symptomatique

Pas de traitement curatif à ce jour.

Complications

- Syndrome de détresse respiratoire aiguë (SDRA).
- Pneumopathie hypoxémiante.
- Surinfection bactérienne.
- Décompensation d'une pathologie sous-jacente.
- Décès.

COVID-19

DÉFINITIONS

Maladie infectieuse respiratoire très contagieuse causée par un virus appartenant à la famille des coronavirus

Transmission interhumaine par voie aérienne

Pandémie mondiale depuis 2020

DIAGNOSTIC

Test virologique RT-PCR
Test antigénique rapide
Test sérologique

SYMPTÔMES

Incubation : 5 j en moyenne

Fièvre, toux, asthénie, courbatures, dyspnée, perte goût et odorat, expectoration

Moins fréquents : maux de gorge, céphalées, courbatures, signes digestifs

Signes de gravité : température > 40, polypnée, désaturation, hypoxémie, hypotension artérielle, troubles de la conscience, lactates artériels élevés, augmentation rapide des besoins en O_2

Formes asymptomatiques

EXAMENS COMPLÉMENTAIRES

Bilan sanguin
Radio thorax
Scanner thoracique

TRAITEMENTS

Préventif : vaccin, gestes barrières, port du masque, aération des lieux clos

Traitement symptomatique

Pas de traitement curatif

COMPLICATIONS

SDRA
Pneumopathie hypoxémiante
Surinfection bactérienne
Décompensation pathologie sous-jacente

Décès

SEMESTRE 3
UE 2.8
Processus obstructifs

Accident vasculaire cérébral (AVC)

Définitions

L'AVC correspond soit à l'obstruction, soit à la rupture d'un vaisseau sanguin dans le cerveau.
On distingue 2 types d'accidents vasculaires cérébraux :

- L'**AVC ischémique** (80 % des cas), qui correspond à un infarctus cérébral;
- L'**AVC hémorragique** (20 % des cas), qui correspond à la rupture d'une artère cérébrale.

Plus rarement, il existe des **thromboses veineuses cérébrales** (environ 1 % des AVC).
Il y a également l'**accident ischémique transitoire** (AIT) qui résulte d'une obstruction artérielle transitoire, sans lésion du cerveau :

- Symptômes de l'AVC qui durent quelques secondes/quelques minutes;
- Signal d'alarme;
- Risque de survenue d'AVC les jours suivants.

Facteurs de risque

AVC ischémique

- Hypercholestérolémie.
- Hypertension artérielle.
- Troubles du rythme.
- Tabac.
- Diabète.
- Obésité, surpoids.
- Sédentarité.

AVC hémorragique

- Hypertension artérielle.
- Traumatisme.
- Troubles de la coagulation.
- Malformation vasculaire.

Signes cliniques

Installation brutale

- Faiblesse musculaire, paralysie.
- Perte de sensibilité, engourdissement.
- Perte de la vision d'un œil, moitié du champ visuel, vision double.

- Troubles de l'élocution, dysarthrie, difficulté à trouver ses mots.
- Troubles de l'équilibre ou de la coordination des membres.
- Troubles de la vigilance.
- Céphalées brutales, intenses et inhabituelles.

Examens complémentaires

- Scanner cérébral.
- IRM cérébrale.
- Bilan sanguin.
- Électrocardiogramme (ECG).
- Bilan étiologique.

Complications

- Handicaps moteurs.
- Troubles de la déglutition.
- Dysarthrie.
- Aphasie, hémiplégie.
- Asthénie, troubles de la concentration.
- Anxiété, irritabilité.
- Épilepsie.
- Déclin cognitif.

Traitements

AVC ischémique

- Thrombolytiques.
- Thrombectomie mécanique, thrombolyse.
- Antiagrégants plaquettaires.
- Endartériectomie.

AVC hémorragique

- Traitement neurochirurgical si nécessaire.
- Antihypertenseur.

À distance

- Suppression des facteurs de risque.
- Antiagrégants plaquettaires, anticoagulants.
- Antihypertenseur.

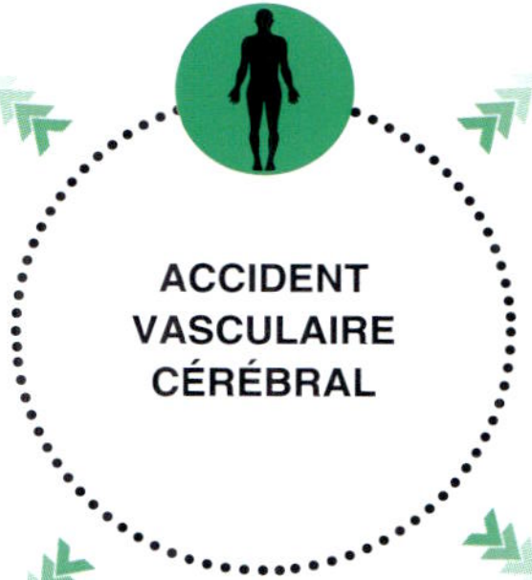

DÉFINITIONS

Correspond soit à l'obstruction, soit à la rupture d'un vaisseau sanguin dans le cerveau

2 types : AVC ischémique et AVC hémorragique

+ rarement : thromboses veineuses cérébrales

AIT : accident ischémique transitoire
Symptômes quelques secondes/minutes
Signal d'alarme
Risque de survenue d'un AVC

FACTEURS DE RISQUE

AVC ischémique : hypercholestérolémie, HTA, troubles du rythme, tabac, diabète, obésité, surpoids, sédentarité

AVC hémorragique : HTA, traumatisme, troubles coagulation, malformation vasculaire

SIGNES CLINIQUES

Faiblesse musculaire, paralysie, perte sensibilité, engourdissement, troubles vision, troubles élocution, troubles équilibre, troubles vigilance, céphalées brutales

EXAMENS COMPLÉMENTAIRES

Scanner cérébral
IRM cérébrale
Bilan sanguin
ECG
Bilan étiologique

COMPLICATIONS

Handicaps moteurs, troubles de la déglutition, dysarthrie, aphasie, hémiplégie, asthénie, troubles concentration, anxiété, irritabilité, épilepsie, déclin cognitif

TRAITEMENTS

AVC ischémique : thrombolytiques, thrombectomie mécanique, thrombolyse, antiagrégants plaquettaires, endartériectomie

AVC hémorragique : traitement neurochir. si nécessaire, antiHTA

À distance : suppression facteurs de risque, antiagrégants plaquettaires, anticoagulants, antiHTA

Fiche 31

Angor stable ou angine de poitrine

Définition

L'angor est aussi appelé angine de poitrine. C'est un syndrome douloureux thoracique lié à une hypoxie du myocarde.
L'angor se produit lorsqu'il y a un déséquilibre entre les apports et les besoins en oxygène du myocarde. C'est le cas lorsque les artères coronaires sont sténosées et sclérosées.

Étiologies et facteurs de risque

2 mécanismes au niveau des artères coronaires : sténose et sclérose.

Facteurs de risque

- Hypertension artérielle.
- Obésité, surpoids.
- Tabac.
- Diabète.
- Dyslipidémie.

Signes cliniques

Caractéristiques de la douleur thoracique

- Survient à l'effort et cesse à l'arrêt de l'effort.
- Rétrosternale.
- Oppression et constriction.
- Irradiant vers la mâchoire inférieure et le bras gauche.
- Disparaît avec la Trinitrine.

Examens complémentaires

- Électrocardiogramme.
- Scintigraphie myocardique.
- Échocardiographie d'effort.
- Coronarographie.

Complications

- Angor instable.
- Infarctus du myocarde.
- Arrêt cardiorespiratoire.
- Insuffisance cardiaque.

Traitements

Traitement de la crise : arrêt de l'effort + dérivés nitrés en sublingual.
Correction des facteurs de risque.

Traitements de fond

- Bêtabloquants.
- Inhibiteurs calciques.
- Dérivés nitrés.
- Antiagrégants plaquettaires.

ANGOR STABLE OU ANGINE DE POITRINE

DÉFINITION

Syndrome douloureux thoracique lié à une hypoxie du myocarde

Se produit lorsqu'il y a un déséquilibre entre les apports et les besoins en O_2 du myocarde à cause des artères coronaires sténosées et sclérosées

FACTEURS DE RISQUE

Hypertension artérielle, obésité, surpoids, tabac, diabète, dyslipidémie

SIGNES CLINIQUES

Douleur thoracique
À l'effort, cesse au repos
Rétrosternale
Oppression et constriction
Irradiant vers mâchoire inférieure et bras gauche
Disparaît avec la trinitrine

EXAMENS COMPLÉMENTAIRES

ECG
Scintigraphie myocardique
Échocardiographie d'effort
Coronarographie

COMPLICATIONS

Angor instable
Infarctus du myocarde
Arrêt cardiorespiratoire
Insuffisance cardiaque

TRAITEMENTS

Crise
Arrêt effort
Dérivés nitrés en sublingual

Correction facteurs de risque

Fond
Bêtabloquants
Inhibiteurs calciques
Dérivés nitrés
Antiagrégants plaquettaires

Infarctus du myocarde

Définition

L'infarctus du myocarde correspond à la destruction partielle du muscle cardiaque due à l'obstruction d'une artère qui alimente le cœur en sang et en oxygène. Les cellules musculaires cardiaques sont alors privées d'oxygène.

Facteurs de risque

- Âge.
- Antécédents familiaux.
- Tabac.
- Hypercholestérolémie.
- Hypertension artérielle.
- Diabète.
- Sédentarité.
- Dyslipidémie.
- Obésité.
- Stress, dépression.

Signes cliniques

- Douleur thoracique rétrosternale pouvant irradier dans les bras, les épaules et la mâchoire, ne cédant pas à la prise de Trinitrine.
- Douleur constrictive, oppressante.
- Douleur angoissante.
- Sueur, pâleur.
- Essoufflement.
- Malaise, sensation de mort imminente.

Examens complémentaires

- Électrocardiogramme (ECG).
- Bilan sanguin avec dosage des enzymes cardiaques.
- Échographie cardiaque.
- Coronarographie.
- Scintigraphie cardiaque.

Complications

- Troubles du rythme ou de la conduction.
- Insuffisance cardiaque.
- Récidives d'infarctus.
- Insuffisance mitrale ischémique chronique.
- Arrêt cardiorespiratoire.
- Décès.

Traitements

- Antalgiques.
- Antiagrégants plaquettaires.
- Anticoagulants.
- Bêtabloquants.
- Inhibiteurs de l'enzyme de conversion.

Levée du thrombus pour revascularisation, 2 possibilités :

- Thrombolyse ;
- Angioplastie en urgence au cours d'une coronarographie avec mise en place de stent.

Correction des facteurs de risque.

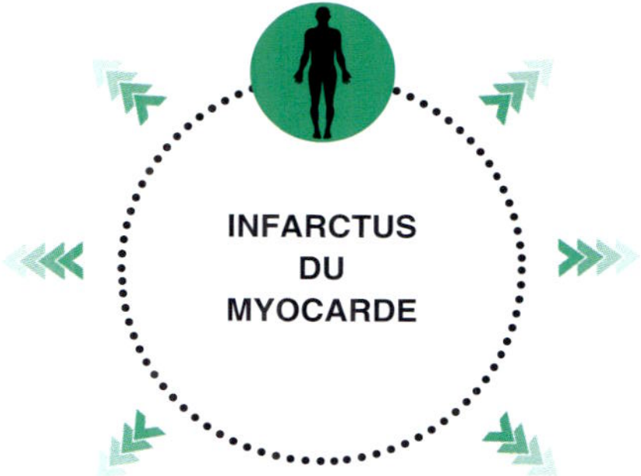

DÉFINITION

Destruction partielle du muscle cardiaque due à l'obstruction d'une artère qui alimente le cœur en sang et en oxygène

Cellules musculaires cardiaques privées d'oxygène

FACTEURS DE RISQUE

Âge, ATCD familiaux, tabac, hypercholestérolémie, HTA, diabète, sédentarité, dyslipidémie, obésité, stress, dépression

SIGNES CLINIQUES

Douleur thoracique rétrosternale irradiant dans le bras, les épaules et la mâchoire, ne cédant pas à la prise de Trinitrine

Douleur constrictive, oppressante
Douleur angoissante
Sueur, pâleur
Essoufflement
Malaise, sensation mort imminente

EXAMENS COMPLÉMENTAIRES

ECG
Bilan sanguin avec enzymes cardiaques
Échographie cardiaque
Coronarographie
Scintigraphie cardiaque

COMPLICATIONS

Troubles du rythme ou de la conduction
Insuffisance cardiaque
Récidives d'infarctus
Insuffisance mitrale ischémique chronique
Arrêt cardiorespiratoire
Décès

TRAITEMENTS

Antalgiques
Antiagrégants plaquettaires
Anticoagulants
Bêtabloquants
Inhibiteurs enzyme de conversion

Levée du thrombus
Thrombolyse
Angioplastie avec stent

Correction facteurs de risque

Fiche
33

Lithiases urinaires

Manifestation fréquente de lithiase urinaire : colique néphrétique.

Définition

La colique néphrétique est une douleur au niveau lombaire due à la présence d'un obstacle dans les voies urinaires (calcul urinaire). La présence du calcul entraîne une augmentation des pressions dans les voies urinaires.
Calculs urinaires composés de :
- Cristallins minéraux (ex. : oxalate de calcium) ;
- Ou organiques (ex. : acide urique).

Facteurs de risque

- Voyage récent et prolongé.
- Hydratation insuffisante.
- Immobilisation prolongée.
- Facteurs alimentaires.
- Rein unique.

Signes cliniques

Douleur lombaire brutale et intense unilatérale.
Pollakiurie, hématurie.
Nausées/vomissements.
Signes de gravité : anurie, hyperthermie, douleur résistante au traitement, patient avec maladie rénale chronique ou rein unique, femme enceinte.

Examens complémentaires

BU, ECBU.
Bilan sanguin avec NFS, ionogramme et créatinine.
Abdomen sans préparation (ASP) + échographie rénale.
Scanner abdomino-pelvien si besoin.

Complications

- Douleur résistante au traitement.
- Pyélonéphrite aiguë obstructive.

- Insuffisance rénale.
- Infection urinaire.

Traitements

Traitement médicamenteux

- Antalgiques.
- Anti-inflammatoires.
- Antispasmodiques.

Restriction hydrique pendant la crise.

Traitement chirurgical

Si le calcul ne s'évacue pas spontanément :

- Sonde JJ;
- Urétéroscopie avec fragmentation du calcul.

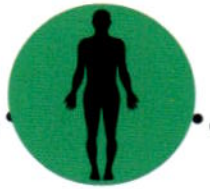

LITHIASES URINAIRES

Exemple de la colique néphrétique

DÉFINITION

Douleur au niveau lombaire due à la présence d'un obstacle dans les voies urinaires

Augmentation des pressions dans les voies urinaires

Calculs composés de cristallins minéraux ou organiques

FACTEURS DE RISQUE

Voyage récent et prolongé, hydratation insuffisante, immobilisation prolongée, facteurs alimentaires, rein unique

SIGNES CLINIQUES

Douleur lombaire brutale et intense unilatérale
Pollakiurie, hématurie
Nausées/vomissements

Signes de gravité : anurie, hyperthermie, douleur résistante au traitement, patient avec maladie rénale chronique ou rein unique, femme enceinte

EXAMENS COMPLÉMENTAIRES

BU, ECBU
Bilan sanguin
ASP + échographie rénale
Scanner abdomino-pelvien

COMPLICATIONS

Douleur résistante au traitement
Pyélonéphrite aiguë obstructive
Insuffisance rénale
Infection urinaire

TRAITEMENTS

Médicamenteux : antalgiques, anti-inflammatoires, antispasmodiques

Restriction hydrique pendant la crise

Traitement chirurgical si le calcul ne s'évacue pas

Lithiases biliaires

Définition

La lithiase biliaire correspond à la présence de calculs dans les voies biliaires. Ces calculs se forment dans la vésicule biliaire et sont constitués de cholestérol.
3 causes de formation des calculs biliaires :
- Excès de cholestérol dans la bile;
- Défaut de sels biliaires;
- Contraction de la vésicule biliaire irrégulière.

Le symptôme le plus fréquent est la colique hépatique.

Facteurs de risque

- Âge.
- Sexe féminin.
- Prédisposition génétique.
- Alimentation riche en graisse.
- Obésité, surpoids.

Signes cliniques

- Asymptomatique dans la majorité des cas.
- Douleur hypochondre droit.
- Douleur épigastrique.
- Nausées/vomissements.
- Coloration foncée des urines.

Examens complémentaires

- Échographie abdominale.
- Bilan sanguin avec bilan hépatique.
- Scanner abdomino-pelvien.

Complications

- Cholécystite.
- Pancréatite.
- Angiocholite.

Traitements

Asymptomatique : pas de traitement.
Traitement médicamenteux :
- Antalgiques;
- Antispasmodiques;
- Antibiothérapie si nécessaire.

Traitement chirurgical : cholécystectomie.

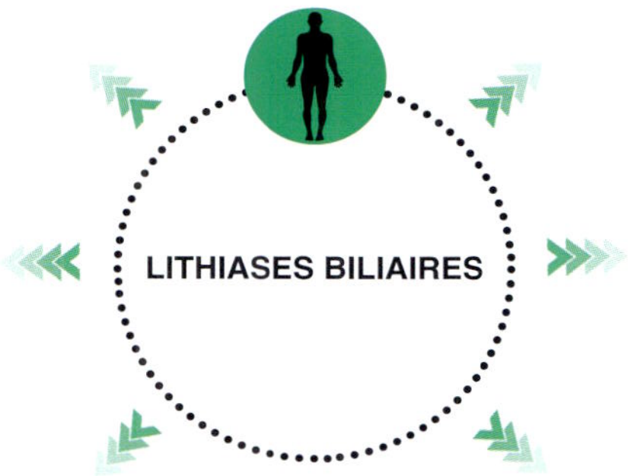

DÉFINITION

Présence de calculs dans les voies biliaires
Ils se forment dans la vésicule biliaire et sont constitués de cholestérol

3 causes : excès de cholestérol dans la bile, défaut de sels biliaires, contraction vésicule irrégulière

Symptôme fréquent : colique hépatique

FACTEURS DE RISQUE

Âge, sexe féminin, prédisposition génétique, alimentation riche en graisse, obésité, surpoids

SIGNES CLINIQUES

Asymptomatique dans la majorité des cas

Douleur hypochondre droit
Douleur épigastrique
Nausées/vomissements
Coloration foncée des urines

EXAMENS COMPLÉMENTAIRES

Échographie abdominale
Bilan sanguin avec bilan hépatique
Scanner abdomino-pelvien

COMPLICATIONS

Cholécystite
Pancréatite
Angiocholite

TRAITEMENTS

Pas de traitement si asymptomatique

Médicamenteux : antalgiques, antispasmodiques, antibiothérapie si besoin

Chirurgical : cholécystectomie

Fiche 35

Occlusion intestinale

Définition

L'occlusion intestinale correspond à l'obstruction partielle voire totale de l'intestin entraînant un arrêt du transit.
On distingue l'occlusion intestinale mécanique de l'occlusion intestinale fonctionnelle. L'occlusion mécanique est due à un obstacle.
Occlusion haute : duodénum et grêle.
Occlusion basse : côlon et rectum.

Étiologies et facteurs de risque

Occlusion mécanique

- Bride.
- Hernie.
- Tumeurs.

Fécalome.
Constipation chronique.
Invagination intestinale.
Volvulus.
Diverticulite.
Certains traitements.

Signes cliniques

Triade symptomatique

- Douleur abdominale.
- Nausées/vomissements.
- Arrêt des matières et des gaz.

Altération de l'état général.
Signes de déshydratation.
Fièvre.

Examens complémentaires

Abdomen sans préparation (ASP).
Scanner abdominal.

Complications

- Hypovolémie.
- Troubles hydro-électrolytiques.
- Choc septique.
- Risque d'inhalation.
- Nécrose et perforation des anses intestinales.

Traitements

- Pose d'une sonde nasogastrique (aspiration douce).
- Réhydratation intraveineuse.
- Antalgiques, antispasmodiques.
- Antibiotiques si besoin.

Rester à jeun.

Occlusion mécanique = traitement chirurgical.

- Lever l'obstacle.
- Ablation des segments nécrosés.
- Rétablissement de continuité.

Occlusion fonctionnelle = traitement médical.

- Lavement.

OCCLUSION INTESTINALE

DÉFINITION

Obstruction partielle voire totale de l'intestin entraînant un arrêt du transit

Occlusion mécanique ou fonctionnelle

Occlusion haute : duodénum et grêle
Occlusion basse : côlon et rectum

ÉTIOLOGIES, FACTEURS DE RISQUE

Occlusion mécanique : bride, hernie, tumeurs

Fécalome, constipation chronique, invagination intestinale, volvulus, diverticulite, certains traitements

SIGNES CLINIQUES

Triade symptomatique : douleur abdominale, nausées/vomissements, arrêt des matières et des gaz

Altération de l'état général

Signes de déshydratation

Fièvre

EXAMENS COMPLÉMENTAIRES

ASP
Scanner abdominal

COMPLICATIONS

Hypovolémie
Troubles hydro-électrolytiques
Choc septique
Risque d'inhalation
Nécrose et perforation des anses intestinales

TRAITEMENTS

Sonde nasogastrique
Réhydratation IV
Antalgiques, antispasmodiques
Antibiotiques si besoin

À jeun

Traitement chirurgical si occlusion mécanique : lever l'obstacle, ablation nécrose, rétablissement continuité

Traitement médical si occlusion fonctionnelle : lavement

BPCO

Définition

D'après la HAS, la broncho-pneumopathie obstructive ou BPCO est « une maladie respiratoire chronique définie par une obstruction permanente et progressive des voies aériennes ».

Caractéristiques

- Obstruction des voies aériennes.
- Inflammation des bronches.
- Hypersécrétion de mucus.

Facteurs de risque

- Tabac (actif et passif).
- Expositions professionnelles.
- Pollution atmosphérique, pollution domestique.
- Infections respiratoires.
- Facteurs génétiques.

Signes cliniques

Dyspnée d'effort d'installation progressive.
Toux chronique, expectorations.
Distension thoracique.
Épisodes d'exacerbations : aggravation de la toux, de la dyspnée et des expectorations (hospitalisation parfois nécessaire).

Signes de gravité

- Cyanose.
- Épuisement respiratoire.
- Troubles de la conscience.
- Hypoxémie.

Examens complémentaires

Exploration fonctionnelle respiratoire (EFR)

- Trouble ventilatoire obstructif.

Radiographie du thorax.
Scanner thoracique.
Gazométrie artérielle.

Complications

- Exacerbations fréquentes.
- Signes de lutte.
- Sifflements.
- Œdème des membres inférieurs.
- Emphysème.
- Insuffisance respiratoire chronique.

Traitements

Pas de traitement curatif.
Objectif : diminution des symptômes et du nombre d'exacerbations.

Traitement médicamenteux

- Bronchodilatateurs.
- Corticoïdes.
- Oxygénothérapie.

Conseils hygiéno-diététiques

- Sevrage tabagique.
- Éducation thérapeutique.
- Kinésithérapie respiratoire.
- Exercice physique.

DÉFINITION

HAS : « *Maladie respiratoire chronique définie par une obstruction permanente et progressive des voies aériennes* »

Obstruction des voies aériennes
Inflammation des bronches
Hypersécrétion de mucus

FACTEURS DE RISQUE

Tabac
Expositions professionnelles
Pollution atmosphérique et domestique
Infections respiratoires
Facteurs génétiques

SIGNES CLINIQUES

Dyspnée d'effort d'installation progressive
Toux chronique, expectorations
Distension thoracique

Exacerbation : aggravation toux, dyspnée et expectorations

Signes de gravité : cyanose, épuisement respiratoire, troubles de la conscience, hypoxémie

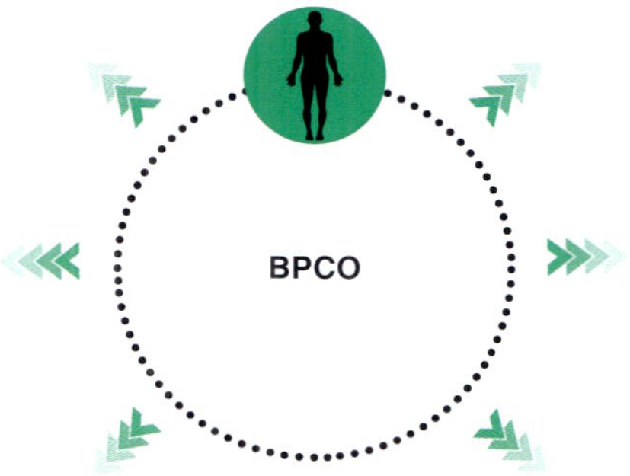

EXAMENS COMPLÉMENTAIRES

EFR
Radio thorax
Scanner thoracique
Gazométrie artérielle

COMPLICATIONS

Exacerbations fréquentes
Signes de lutte
Sifflements
Œdème des membres inférieurs
Emphysème
Insuffisance respiratoire chronique

TRAITEMENTS

Pas de traitement curatif
Diminution des symptômes et des exacerbations

Médicamenteux : bronchodilatateurs, corticoïdes, oxygénothérapie

Conseils hygiéno-diététiques : sevrage tabagique, éducation thérapeutique, kiné respiratoire, exercice physique

Fiche 37

Œdème aigu du poumon (OAP)

Définition

L'œdème aigu du poumon est une inondation des alvéoles pulmonaires secondaire à un passage de liquide plasmatique à travers la membrane alvéolo-capillaire.

Caractéristiques

- Insuffisance ventriculaire gauche.
- Hypertension veineuse pulmonaire.
- Inondation alvéolaire.

Facteurs favorisants et étiologies

Facteurs favorisants

- Surinfection pulmonaire.
- Erreurs diététiques.
- Poussée d'hypertension artérielle.
- Troubles du rythme.

Étiologies

- Insuffisance cardiaque gauche.
- Valvulopathie.
- Hypertension artérielle.
- Pneumopathie.
- Contusion pulmonaire.

Signes cliniques

- Dyspnée, polypnée, tachypnée.
- Agitation, anxiété.
- Sensation d'étouffement.
- Toux, expectoration mousseuse rosée.
- Sueur, pâleur.

Signes de gravité

- Fréquence respiratoire > 30/min ou bradypnée.
- Cyanose, marbrures.
- Troubles de la conscience.
- PAS < 110 mmHg.

Examens complémentaires

- Examen clinique avec auscultation pulmonaire.
- Bilan sanguin avec NT-pro-BNP et enzymes cardiaques.
- Gazométrie artérielle.
- ECG.
- Radio du thorax.
- Parfois échographie cardiaque.

Complications

- Hypoxie.
- Acidose.
- Choc cardiogénique.
- Arrêt cardiorespiratoire.
- Décès.

Traitements

Traitement de la cause

Installation du patient en position 1/2 assise.

Traitement médicamenteux

- Oxygénothérapie.
- Diurétiques.
- Dérivés nitrés.
- Corticoïdes.
- Antibiotiques si infection.

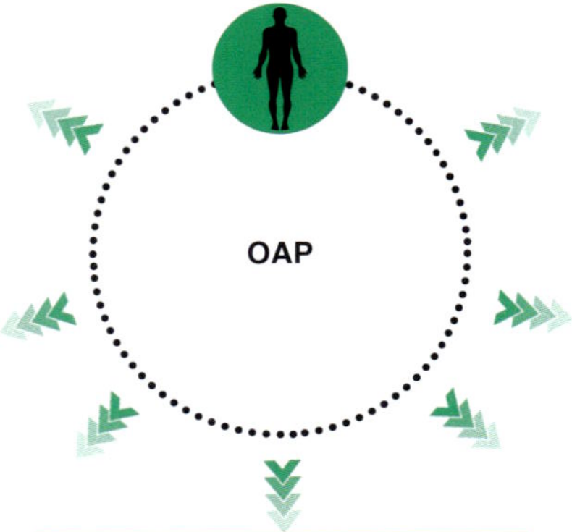

DÉFINITION

Inondation des alvéoles pulmonaires secondaire à un passage de liquide plasmatique à travers la membrane alvéolo-capillaire

Insuffisance ventriculaire gauche
Hypertension veineuse pulmonaire
Inondation alvéolaire

FACTEURS FAVORISANTS

Surinfection pulmonaire
Erreurs diététiques
Poussée HTA
Troubles du rythme

ÉTIOLOGIES

Insuffisance cardiaque gauche
Valvulopathie
Hypertension artérielle
Pneumopathie
Contusion pulmonaire

SIGNES CLINIQUES

Dyspnée, polypnée, tachypnée
Agitation, anxiété
Sensation d'étouffement
Toux, expectoration mousseuse rosée
Sueur, pâleur

Signes de gravité
FR > 30/min ou bradypnée
Cyanose, marbrures
Troubles de la conscience
PA < 110 mmHg

EXAMENS COMPLÉMENTAIRES

Auscultation pulmonaire
Bilan sanguin
Gazométrie artérielle
ECG
Radio du thorax
Parfois écho cœur

COMPLICATIONS

Hypoxie
Acidose
Choc cardiogénique
Arrêt cardiorespiratoire
Décès

TRAITEMENTS

Traitement de la cause

Installation du patient en 1/2 assis

Oxygénothérapie
Diurétiques
Dérivés nitrés
Corticoïdes
Antibiotiques si infection

Thrombose veineuse profonde

Définition

La thrombose veineuse profonde (ou phlébite) correspond à l'occlusion d'une veine profonde par un thrombus (caillot).
Elle touche le plus souvent les membres inférieurs.

Facteurs de risque

- Insuffisance veineuse.
- Hypercoagulabilité.
- Contraception hormonale.
- Grossesse.
- Prédisposition génétique.
- Obésité.
- Tabagisme.
- Immobilisation des membres inférieurs, alitement prolongé.

Signes cliniques

- Douleur, rougeur, chaleur, œdème au niveau du mollet.
- Perte de ballottement du mollet.
- Douleur à la dorsiflexion du pied.

Examens complémentaires

- Échographie doppler veineux des membres inférieurs.
- Bilan sanguin avec D-dimères.
- Phlébographie rare.

Complications

- Embolie pulmonaire.
- Maladie post-thrombotique.
- Insuffisance veineuse chronique.

Traitements

Traitement préventif

- Héparine de bas poids moléculaire (HBPM) à dose préventive.
- Bas de contention.
- Lever précoce après chirurgie.

Traitement curatif

- HBPM à dose curative.
- Relai précoce par antivitamines K.
- Bas de contention.
- Repos strict au lit.

THROMBOSE VEINEUSE PROFONDE

DÉFINITION

= Phlébite

Occlusion d'une veine profonde par un thrombus/caillot

Touche le plus souvent les membres inférieurs

FACTEURS DE RISQUE

Insuffisance veineuse
Hypercoagulabilité
Contraception hormonale
Grossesse

Obésité
Tabagisme
Immobilisation, alitement prolongé, prédisposition génétique

SIGNES CLINIQUES

Douleur, rougeur, chaleur, œdème mollet
Perte de ballotement du mollet
Douleur à la dorsiflexion du pied

EXAMENS COMPLÉMENTAIRES

Échographie doppler veineux des membres inférieurs
Bilan sanguin avec D-dimères
Phlébographie rare

COMPLICATIONS

Embolie pulmonaire
Maladie post-thrombotique
Insuffisance veineuse chronique

TRAITEMENTS

Préventif
HBPM à dose préventive
Bas de contention
Lever précoce après chirurgie

Curatif
HBPM à dose curative
Relai précoce par AVK
Bas de contention
Repos strict au lit

Fiche 39

Embolie pulmonaire

Définition

L'embolie pulmonaire est l'obstruction d'une artère pulmonaire (ou plusieurs) par migration d'un thrombus (le plus souvent un caillot sanguin).
Elle est le plus souvent la migration du caillot de la thrombose veineuse profonde au niveau du membre inférieur.

Caractéristiques

- Augmentation de la pression de l'artère pulmonaire.
- Insuffisance cardiaque droite.
- Effet shunt.
- Bronchoconstriction locale.

Facteurs de risque

- Stase sanguine.
- Hypercoagulabilité.
- Intervention chirurgicale récente.
- Alitement prolongé, mobilité réduite.
- Antécédent de phlébite et d'embolie pulmonaire.
- Traitement hormonal.

Signes cliniques

- Dyspnée, essoufflement.
- Douleur thoracique.
- Tachycardie.
- Toux, hémoptysie.
- Angoisse, sensation de malaise.

Signes de gravité

- Insuffisance cardiaque.
- Hypotension artérielle.
- Syncope.

Examens complémentaires

- Électrocardiogramme.
- Radio pulmonaire.
- Gazométrie artérielle.

- Bilan sanguin avec D-dimères.
- Angioscanner pulmonaire.
- Scintigraphie pulmonaire de ventilation/perfusion.

Complications

- Récidive d'embolie pulmonaire.
- Choc cardiogénique.
- Arrêt circulatoire.
- Cœur pulmonaire chronique.

Traitements

Repos.
Traitement préventif semblable à la prévention des thromboses veineuses profondes.

Traitement médicamenteux

- Oxygénothérapie.
- Anticoagulants.
- Thrombolyse pour dissoudre le caillot.

Traitement chirurgical

- Embolectomie chirurgicale si échec ou contre-indication à la thrombolyse.
- Pose de filtre cave.

EMBOLIE PULMONAIRE

DÉFINITION

Obstruction d'une artère pulmonaire par migration d'un thrombus

Le + souvent migration du caillot de la thrombose veineuse profonde

Augmentation pression AP
Insuffisance cardiaque droite
Effet shunt
Bronchoconstriction locale

FACTEURS DE RISQUE

Stase sanguine
Hypercoagulabilité
Intervention chirurgicale récente
Alitement prolongé, mobilité réduite
ATCD phlébite, embolie pulmonaire
Traitement hormonal

SIGNES CLINIQUES

Dyspnée, essoufflement
Douleur thoracique, tachycardie
Toux, hémoptysie
Angoisse, sensation de malaise

Signes de gravité : insuffisance cardiaque, hypoTA, syncope

EXAMENS COMPLÉMENTAIRES

Électrocardiogramme
Radio pulmonaire
Gazométrie artérielle
Bilan sanguin avec D-dimères
Angioscanner pulmonaire
Scintigraphie pulmonaire

COMPLICATIONS

Récidive d'embolie pulmonaire
Choc cardiogénique
Arrêt circulatoire
Cœur pulmonaire chronique

TRAITEMENTS

Repos

Préventif
Même que thrombose veineuse profonde

Médicamenteux
O_2
Anticoagulants
Thrombolyse

Chirurgical
Embolectomie
Filtre cave

AOMI

Définition

L'artériopathie oblitérante des membres inférieurs ou AOMI est aussi appelée artérite. Elle correspond à l'obstruction, par une plaque d'athérome, d'une ou plusieurs artères au niveau des membres inférieurs.
Elle diminue le flux sanguin et l'arrivée d'oxygène dans les membres inférieurs.
On distingue 4 stades :
1. Stade asymptomatique ;
2. Stade d'ischémie d'effort ou claudication intermittente (symptomatique) ;
3. Stade d'ischémie de repos (sévère) ;
4. Stade d'ischémie critique (nécrose, ulcère, gangrène).

Facteurs de risque et étiologies

Facteurs de risque

- Tabac.
- Dyslipidémie.
- Hypertension artérielle.
- Diabète.
- Sédentarité.
- Âge.

Étiologies

- Athérosclérose dans 95 % des cas.
- Autres causes rares : maladies inflammatoires artérielles, artérites post-radiothérapie.

Signes cliniques

Dépendent du stade évolutif :
1. Sans symptôme ;
2. Claudication intermittente, crampe, douleur après un certain temps de marche ;
3. Douleur de décubitus ;
4. Nécrose, ulcère, gangrène.

Examens complémentaires

- Mesure de l'index de pression systolique.
- Échographie doppler.
- Angiographie, angioscanner ou angio-IRM.
- Oxymétrie transcutanée de repos.

Complications

- Ischémie aiguë.
- Nécrose, gangrène, amputation.
- Retard de cicatrisation.
- Risque infectieux.

Traitements

Médicamenteux

- Antalgiques.
- Antiagrégants plaquettaires.
- Statines.
- Antihypertenseurs.
- Vasodilatateurs artériels.

Chirurgicaux

- Angioplastie.
- Pontage artériel.
- Endartériectomie.
- Amputation.

Conseils hygiéno-diététiques pour réduire les risques cardiovasculaires

Rééducation parfois nécessaire

DÉFINITION

Obstruction, par une plaque d'athérome, d'une ou plusieurs artères au niveau des membres inférieurs

Diminution du flux sanguin et de l'arrivée d'oxygène

4 stades
Asymptomatique
Ischémie d'effort ou claudication intermittente
Ischémie de repos
Ischémie critique

FACTEURS DE RISQUE ET ÉTIOLOGIES

Facteurs de risque : tabac, dyslipidémie, HTA, diabète, sédentarité, âge

Étiologies : athérosclérose 95 % des cas, maladies inflammatoires artérielles, artérites postradiothérapie

SIGNES CLINIQUES

Dépendent du stade évolutif

1 – Sans symptôme
2 – Claudication intermittente, crampe, douleur après un certain temps de marche
3 – Douleur de décubitus
4 – Nécrose, ulcère, gangrène

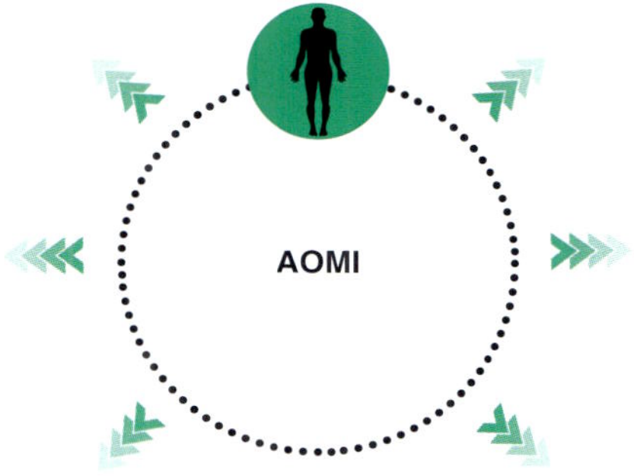

EXAMENS COMPLÉMENTAIRES

Mesure de l'index de pression systolique
Échographie doppler
Angiographie, angioscanner ou angio-IRM
Oxymétrie transcutanée de repos

COMPLICATIONS

Ischémie aiguë
Nécrose, gangrène, amputation
Retard de cicatrisation
Risque infectieux

TRAITEMENTS

Médicamenteux
Antalgiques
Antiagrégants plaquettaires
Statines
Antihypertenseurs
Vasodilatateurs artériels

Chirurgicaux
Angioplastie
Pontage artériel
Endartériectomie
Amputation

Conseils hygiéno-diététiques
Rééducation

Fiche 41

Asthme

Définition

L'asthme est une maladie inflammatoire chronique des voies aériennes. Elle est d'origine allergique dans 60 % des cas.

Caractéristiques

- Inflammation bronchique.
- Hyperréactivité bronchique.
- Obstruction bronchique réversible.
- Hypersécrétion de mucus.

Facteurs de risque et déclenchants

Facteurs de risque

- Facteurs environnementaux, allergènes.
- Antécédents familiaux ou personnels de terrain allergique.
- Rhinite allergique.
- Prématurité, petit poids de naissance.
- Bronchiolites à répétition dans l'enfance.

Facteurs déclenchants d'une crise d'asthme

- Air froid.
- Émotions fortes.
- Anti-inflammatoires, bêtabloquants.
- Exercice physique.

Signes cliniques

Toux.
Dyspnée sifflante, wheezing.
Oppression thoracique.
Sibilants à l'auscultation.
Signes de gravité = asthme aigu grave :

- Débit expiratoire de pointe < 150 L/min;
- Impossibilité de parler;
- FR > 30/min;
- FC > 120/min;
- Signes de lutte, tirage inspiratoire;
- Normo ou hypercapnie;
- Agitation;

- Cyanose, sueurs;
- $SpO_2 < 90$ %.

Examens complémentaires

- Mesure du débit expiratoire de pointe (DEP) ou Peak Flow.
- Exploration fonctionnelle respiratoire (EFR).
- Gazométrie artérielle.
- Radiographie pulmonaire.
- Parfois tests allergologiques cutanés nécessaires.

Complications

- Crise d'asthme aiguë grave.
- Dommages de la paroi bronchique.
- Obstruction permanente.

Traitements

Crise simple

- ß2-mimétiques inhalés de courte durée d'action.
- Corticoïdes voie orale si crise sévère.

Asthme aigu grave

- Hospitalisation.
- Oxygénothérapie.
- Bronchodilatateurs en nébulisation +/– Adrénaline.
- ß2-mimétiques voie sous-cutanée ou intraveineuse.
- Corticoïdes intraveineux.
- Sulfate de magnésium.

Traitement de fond

- Corticoïdes voie inhalée.
- Bronchodilatateurs de longue durée d'action.

Traitement des facteurs déclenchants

Éducation thérapeutique

Antihistaminiques si nécessaire

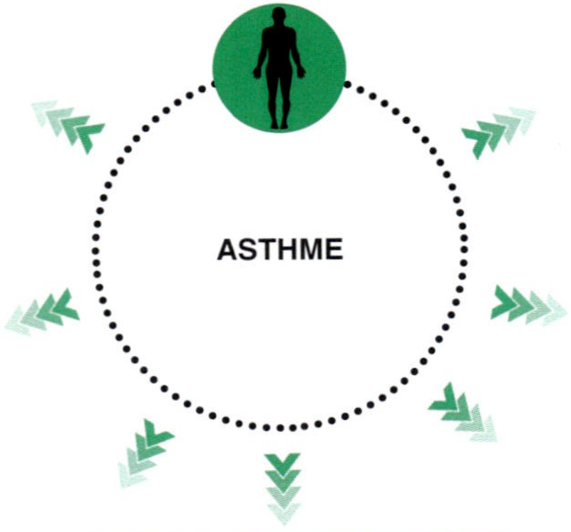

DÉFINITION

Maladie inflammatoire chronique des voies aériennes

Origine allergique dans 60 % des cas

Caractéristiques : inflammation bronchique, hyperréactivité bronchique, obstruction bronchique réversible, hypersécrétion de mucus

FACTEURS DE RISQUE ET DÉCLENCHANTS

Facteurs de risque : facteurs environnementaux, allergènes, ATCD de terrain allergique, rhinite allergique, prématurité ou petit poids de naissance, bronchiolites à répétition dans l'enfance

Facteurs déclenchants : air froid, émotions fortes, anti-inflammatoires, bêtabloquants, exercice physique

SIGNES CLINIQUES

Toux
Dyspnée sifflante, wheezing
Oppression thoracique
Sibilants à l'auscultation

SIGNES DE GRAVITÉ

DEP < 150 L/min
Impossibilité de parler
FR > 30/min
FC > 120/min
Signes de lutte, tirage inspiratoire
Normo ou hypercapnie
Agitation
Cyanose, sueurs
$SpO_2 < 90$ %

EXAMENS COMPLÉMENTAIRES

Débit expiratoire de pointe ou Peak Flow
Exploration fonctionnelle respiratoire
Gazométrie artérielle
Radio pulmonaire
Parfois tests allergologiques cutanés

COMPLICATIONS

Crise d'asthme aiguë grave
Dommages paroi bronchique
Obstruction permanente

TRAITEMENTS

Crise simple : β2-mimétiques, corticoïdes voie orale si sévère

Asthme aigu grave : hospitalisation, O_2, bronchodilatateurs en nébulisation ± adrénaline, β2-mimétiques voie SC ou IV, corticoïdes IV, sulfate de magnésium

Traitement de fond : corticoïdes voie inhalée, bronchodilatateurs

Traitement des facteurs déclenchants

Éducation thérapeutique

Antihistaminiques si nécessaire

Apnée du sommeil

Définition

Le syndrome d'apnée du sommeil correspond à des interruptions (ou diminutions) involontaires de la respiration de quelques secondes pendant le sommeil. Ces difficultés respiratoires provoquent des microréveils dont le patient n'a pas toujours conscience.
On l'appelle le syndrome d'apnée-hypopnée obstructive du sommeil (SAHOS).
Il est deux fois plus fréquent chez les hommes.

Caractéristiques

- Microréveils.
- Pauses respiratoires.
- Relâchement des muscles des parois du pharynx.
- Somnolences diurnes.

Facteurs de risque

- Âge.
- Surpoids, obésité.
- Syndrome métabolique.
- Diabète.
- Facteurs génétiques.
- Malformations anatomiques.

Symptômes

Symptômes diurnes

- Fatigue chronique.
- Somnolence.
- Endormissements involontaires.
- Difficulté de concentration.
- Troubles de la mémoire.
- Irritabilité.
- Céphalées le matin au lever.

Symptômes nocturnes

- Ronflements.
- Sommeil agité.
- Pauses respiratoires.

- Se lever pour uriner.
- Sueurs.

Examens complémentaires

- Polysomnographie.
- Polygraphie ventilatoire nocturne.

Complications

Perturbation de la qualité de vie.

Augmentation du risque de troubles cardiovasculaires

- Hypertension artérielle.
- Troubles du rythme cardiaque.
- Athérosclérose.
- Diabète de type 2.
- Arrêt cardiaque.
- Infarctus du myocarde.
- AVC.

Traitements

Ventilation en pression positive continue.
Orthèse buccale.

Conseils hygiéno-diététiques

- Perte de poids.
- Activité physique régulière.
- Alimentation équilibrée.
- Éviter la consommation d'alcool excessive le soir.

Traitement chirurgical rare (si malformation anatomique importante).

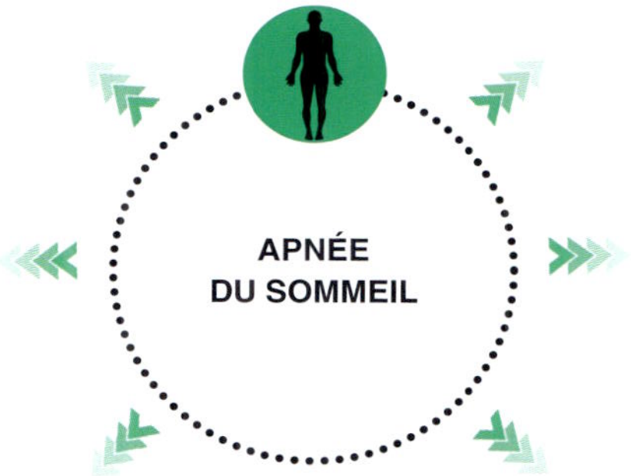

DÉFINITION

Interruptions involontaires de la respiration de quelques secondes pendant le sommeil

Caractéristiques : microréveils, pauses respiratoires, relâchement des muscles des parois du pharynx, somnolences diurnes

FACTEURS DE RISQUE

Âge
Surpoids, obésité
Syndrome métabolique
Diabète
Facteurs génétiques
Malformations anatomiques

SYMPTÔMES

Diurnes : fatigue chronique, somnolence, endormissements involontaires, difficulté de concentration, troubles de la mémoire, irritabilité, céphalées le matin au lever

Nocturnes : ronflements, sommeil agité, pauses respiratoires, se lever pour uriner, sueurs

EXAMENS COMPLÉMENTAIRES

Polysomnographie
Polygraphie ventilatoire nocturne

COMPLICATIONS

Perturbation qualité de vie

Augmentation risque de troubles cardiovasculaires : HTA, troubles du rythme cardiaque, athérosclérose, diabète 2, arrêt cardiaque, infarctus du myocarde, AVC

TRAITEMENTS

Ventilation en pression positive continue

Orthèse buccale

Perte de poids
Activité physique régulière
Alimentation équilibrée
Éviter la consommation d'alcool excessive le soir

Traitement chirurgical rare (si malformation anatomique importante)

SEMESTRE 3
UE 2.11

Pharmacologie et thérapeutiques

Effets iatrogènes et intoxication

Définitions

Effets iatrogènes : évènements indésirables induits chez le patient liés à la pratique médicale.
Iatrogénie médicamenteuse : effets indésirables liés à la prise de médicament.
Intoxication médicamenteuse : surdosage.

Iatrogénie médicamenteuse

Causes

- Erreurs d'administration.
- Surdosages et intoxications (volontaires ou non).
- Effets indésirables (grave, attendu, prévisible ou imprévisible).
- Mésusages.

Facteurs de risque

- Personnes âgées.
- Enfants.
- Nombre élevé de médicaments.

Certains risques de iatrogénie, comme les effets indésirables et les allergies, ne sont pas évitables.

Intoxications médicamenteuses

La concentration plasmatique du médicament est supérieure à celle nécessaire pour obtenir l'effet thérapeutique.
Elle peut être volontaire (tentative de suicide) ou involontaire (accidentelle).

Causes accidentelles

- Surdosage involontaire du patient.
- Interaction médicamenteuse.
- Antécédents du patient : insuffisance hépatique, insuffisance rénale, variabilité génétique, etc.
- Erreur de prescription par le médecin.
- Erreur de délivrance par le pharmacien.
- Erreur d'administration par l'infirmier.

Intoxications volontaires

- Tentative de suicide.
- Toxicomanie.
- Empoisonnement.

Symptômes selon la nature et la quantité des médicaments

- Troubles neurologiques.
- Troubles cardiovasculaires.
- Troubles digestifs.

Interactions médicamenteuses

Résultat de l'association de deux ou plusieurs médicaments entraînant une modification de l'activité thérapeutique d'un médicament.
Plusieurs types d'effets :
- Une absence d'interaction;
- Une augmentation des effets de l'un des médicaments;
- Une diminution voire une suppression des effets de l'un des médicaments.

On distingue les interactions pharmacodynamiques des interactions pharmacocinétiques.

Recommandations HAS

Sécuriser l'administration médicamenteuse avec la règle des 5 B :
- Bon patient;
- Bon médicament;
- Bonne dose;
- Bonne voie;
- Bon moment.

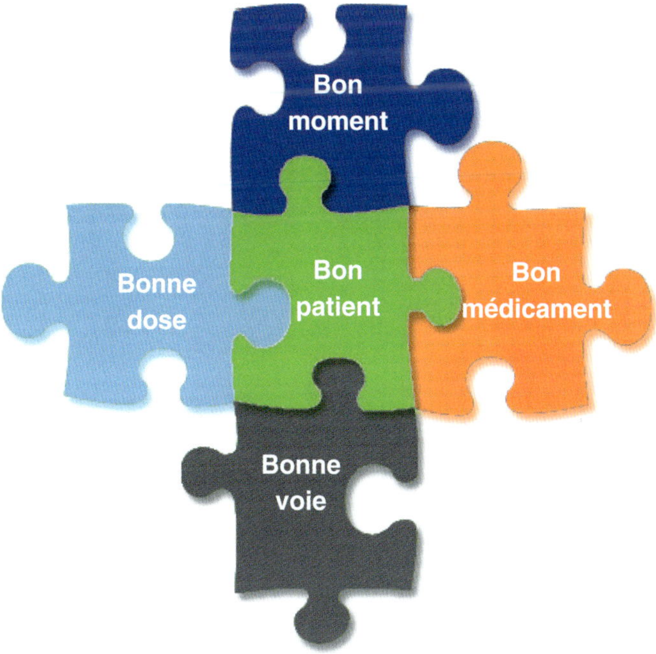

Source : Outils de sécurisation et d'auto-évaluation de l'administration des médicaments. Mai 2013. Document de la Haute Autorité de santé, disponible sur le site www.has-sante.fr

EFFETS IATROGÈNES ET INTOXICATION

DÉFINITIONS

Effets iatrogènes
Évènements indésirables induits chez le patient liés à la pratique médicale

Iatrogénie médicamenteuse
Effets indésirables liés à la prise de médicament

Intoxication médicamenteuse
Surdosage

IATROGÉNIE MÉDICAMENTEUSE

Causes
Erreurs administration
Surdosage
Effets indésirables
Mésusages

Facteurs de risque
Personnes âgées
Enfants
Nombre élevé de médicaments

Non évitables : effets indésirables, allergies

RÈGLE DES 5 B (HAS)

Bon patient
Bon médicament
Bonne dose
Bonne voie
Bon moment

INTERACTIONS MÉDICAMENTEUSES

Résultat de l'association de 2 ou plusieurs médicaments = modification de l'activité thérapeutique du médicament

Absence d'interaction
Augmentation des effets
Diminution voire suppression des effets

Interactions pharmacodynamiques
Interactions pharmacocinétiques

INTOXICATIONS MÉDICAMENTEUSES

Concentration plasmatique supérieure à celle nécessaire pour l'effet thérapeutique

Accidentelles
Surdosage involontaire
Interaction médicamenteuse
ATCD patient
Erreur prescription
Erreur délivrance
Erreur administration

Volontaires
Tentative de suicide
Toxicomanie
Empoisonnement

Symptômes selon nature et quantité des médicaments

Toxicologie et pharmacodépendance

Toxicologie

La toxicologie c'est l'étude des substances toxiques (ou poisons) et leur effet sur l'organisme.
Toxicité : ensemble des effets néfastes d'un toxique sur un organisme vivant.
- Toxicité locale ou systémique.
- Toxicité aiguë ou chronique.

Toxidromes : ensemble des signes cliniques et paracliniques caractéristiques d'une situation toxique dont un toxique est responsable.
Toxicovigilance : surveillance des effets toxiques pour l'homme, de l'exposition à un mélange ou une substance, naturelle ou de synthèse, disponible sur le marché ou présent dans l'environnement, aux fins de mener des actions d'alerte et de prévention (art. L. 1340-2 du CSP).
- Centres antipoison.
- Centres de toxicovigilance.

Pharmacodépendance

La pharmacodépendance selon l'OMS : « État psychique et quelquefois également physique résultant de la relation entre un organisme vivant et un médicament. »
Elle peut être volontaire ou non.
Elle peut entraîner une dépendance physique et/ou psychique et parfois un phénomène de tolérance.
Dépendance : persistance involontaire de l'usage.
Phénomène de tolérance : perte d'efficacité du médicament, le patient augmente les doses pour retrouver les effets pharmacologiques attendus.

Caractéristiques

- Modifications du comportement.
- Pulsion à prendre le médicament.

Exemples de médicaments addictogènes

- Antalgiques opioïdes.
- Benzodiazépines.
- Antidépresseurs.

Prévention

- Respect des modalités de prescription.
- Repérer les sujets à risque.
- Proposer des alternatives.

TOXICOLOGIE ET PHARMACODÉPENDANCE

TOXICOLOGIE

Étude des substances toxiques et leur effet sur l'organisme

Toxicité
Ensemble des effets néfastes

Toxidromes
Ensemble des signes cliniques et paracliniques caractéristiques d'une situation toxique dont un toxique est responsable

Toxicovigilance
Surveillance des effets toxiques pour l'homme (…) aux fins de mener des actions d'alerte et de prévention
Centres antipoison
Centres de toxicovigilance

PHARMACODÉPENDANCE

« État psychique et quelquefois également physique résultant de la relation entre un organisme vivant et un médicament »

Volontaire ou non

Dépendance physique +/– psychique +/– tolérance

Dépendance
Persistance involontaire de l'usage

Phénomène de tolérance
Perte d'efficacité du médicament, le patient augmente les doses pour retrouver les effets pharmacologiques attendus

Caractéristiques
Modification comportement
Pulsion à prendre le médicament

Exemples médicaments addictogènes
Antalgiques opioïdes
Benzodiazépines
Antidépresseurs

Prévention
Modalité de prescription à respecter
Sujets à risque à repérer
Alternatives à proposer

Médicaments chez les enfants

De nombreux médicaments n'ont pas d'autorisation de mise sur le marché (AMM) en pédiatrie.

Catégories d'âge

- Nouveau-né : naissance – 27e jour.
- Nourrisson : 28e jour – fin du 23e mois.
- Petit enfant : 2–5 ans.
- Grand enfant : 6–11 ans.
- Adolescent : 12–18 ans.

Physiologie

Les enfants ne sont pas des adultes miniatures.
La pharmacologie de l'enfant est particulière car l'organisme est en plein développement et les organes sont immatures.
- Immaturité digestive chez le nouveau-né et le nourrisson.
- Barrière hémato-encéphalique immature chez le nouveau-né et le nourrisson.
- Foie : maturation hépatique progressive dans le 1er mois de vie.
- Rein : maturation rénale progressive dans les premiers mois de vie.

Pharmacocinétique

Absorption

Absorption intestinale pauvre et lente chez le nouveau-né et le nourrisson.
Voie cutanée : résorption très importante chez le nouveau-né et le nourrisson.

Distribution

Volume de distribution important chez le nouveau-né et le nourrisson.
Inefficacité de la barrière hémato-encéphalique chez le nouveau-né.

Métabolisme

Foie immature chez le nouveau-né et le prématuré.
Capacité métabolique de l'enfant plus importante que chez l'adulte.

Élimination

Fonction rénale adulte atteinte entre 1 et 2 ans.

Adaptation des posologies

Les posologies sont calculées en fonction du poids et de l'âge de l'enfant (voire la taille et la surface corporelle). Attention aux erreurs de calculs de dose !

Objectifs :

- Atteindre l'effet thérapeutique souhaité;
- Limiter les effets indésirables.

Formes galéniques

Attention aux formes utilisées, certaines formes ne sont pas adaptées à la pédiatrie. Les solutions buvables et les sirops sont les plus adaptés.

En pratique :

- Pas de comprimé ou gélules en dessous de 6 ans;
- Voie inhalée avec une chambre d'inhalation;
- Voie rectale adaptée;
- Voie intraveineuse en hospitalisation, mais abord veineux parfois difficile;
- Voie intramusculaire et sous-cutanée à éviter (douleur) sauf pour les vaccins.

MÉDICAMENTS CHEZ LES ENFANTS

ÂGES

Nouveau-né : naissance-27e jour
Nourrisson : 28e jour-fin 23e mois
Petit enfant : 2-5ans
Grand enfant : 6-11ans
Adolescent : 12-18ans

ADAPTATION DES POSOLOGIES

Posologies calculées en fonction du poids et de l'âge de l'enfant

Objectifs

Atteindre l'effet thérapeutique souhaité
Limiter les effets indésirables

PHYSIOLOGIE

Enfants ne sont pas des adultes miniatures

Organisme en plein développement
Organes immatures

Immaturité digestive chez le nouveau-né et le nourrisson

Barrière hémato-encéphalique immature chez le nouveau-né et le nourrisson

Foie : maturation hépatique progressive dans le 1er mois de vie

Rein : maturation rénale progressive dans les premiers mois de vie

FORMES GALÉNIQUES

Solutions buvables et sirops adaptés

Pas de comprimés/gélules – de 6 ans

Voie inhalée avec chambre d'inhalation

Voie rectale adaptée

Voie IV en hospitalisation, attention accès veineux difficile

Voie IM et SC à éviter car douleur (sauf pour les vaccins)

PHARMACOCINÉTIQUE

Absorption

Absorption intestinale pauvre et lente chez le nouveau-né et le nourrisson

Distribution

Volume de distribution important chez le nouveau-né et le nourrisson

Métabolisme

Foie immature chez le nouveau-né et le prématuré
Capacité métabolique de l'enfant plus importante que chez l'adulte

Élimination

Fonction rénale adulte atteinte entre 1 et 2 ans

Fiche 46

Dispensation des médicaments chez les personnes âgées

Généralités

Allongement de l'espérance de vie.
Fréquence et gravité des effets indésirables augmentent avec l'âge.

Objectifs

- Prévention de la iatrogénie médicamenteuse.
- Rapport bénéfice/risque satisfaisant.

Modifications physiologiques

Caractéristiques de la personne âgée

- Hypoalbuminémie.
- Augmentation de la masse grasse et du tissu adipeux.
- Diminution de la masse maigre et du tissu musculaire.
- Diminution du nombre de récepteurs et de leur régulation.
- Diminution du flux sanguin.
- Ralentissement des fonctions cognitives.
- Troubles de la thermorégulation.
- Modification du système nerveux végétatif et endocrinien.
- Risque accru de dénutrition et de déshydratation.

Modifications pharmacocinétiques

Absorption retardée

- Diminution des sécrétions gastriques.
- Diminution de la vidange gastrique.
- Diminution de la motilité gastro-intestinale.

Distribution : risque de surdosage

- Augmentation du volume de distribution des médicaments liposolubles.
- Diminution du volume de distribution des médicaments hydrosolubles.
- Augmentation de la fraction libre active de certains médicaments.

Métabolisme : risque de surdosage ou de sous-dosage

- Diminution du flux sanguin hépatique.
- Diminution des enzymes hépatiques.

Élimination : risque de surdosage

- Diminution du flux sanguin rénal.
- Diminution de la filtration glomérulaire.

Particularités du sujet âgé

Le sujet âgé est un sujet :
- Polypathologique;
- Polymédiqué;
- Et parfois avec des troubles cognitifs.

Conséquences

- Augmentation du risque iatrogénique.
- Interactions médicamenteuses fréquentes.
- Risque accru de surdosage.
- Potentialisation des effets secondaires.
- Diminution de l'observance du patient.
- Risque de confusion dans les médicaments.

DISPENSATION DES MÉDICAMENTS CHEZ LES PERSONNES ÂGÉES

GÉNÉRALITÉS

Allongement espérance de vie

↑ fréquence et gravité des effets indésirables

Objectifs

Prévention iatrogénie médicamenteuse
Rapport bénéfice/risque satisfaisant

MODIFICATIONS PHARMACOCINÉTIQUES

Absorption retardée

↓ sécrétions et vidange gastriques

↓ motilité gastro-intestinale

Distribution : risque surdosage

↑ Vd médicaments liposolubles

↓ Vd médicaments hydrosolubles

↑ fraction libre active

Métabolisme : risque surdosage/sous-dosage

↓ flux sanguin et enzymes hépatiques

Élimination : risque de surdosage

↓ flux sanguin rénal et filtration glomérulaire

MODIFICATIONS PHYSIOLOGIQUES

Hypoalbuminémie

↑ masse grasse/tissu adipeux

↓ masse maigre/tissu musculaire

↓ nombre récepteurs et leur régulation

↓ flux sanguin

Ralentissement fonctions cognitives

Troubles thermorégulation

Modification système nerveux végétatif et endocrinien

Risque accru dénutrition et déshydratation

PARTICULARITÉS SUJET ÂGÉ

Polypathologique – Polymédiqué
Parfois troubles cognitifs

Conséquences

↑ risque iatrogénique

Interactions médicamenteuses fréquentes
Risque accru surdosage
Potentialisation effets secondaires
↓ observance patient
Risque de confusion dans les médicaments

Antibiotiques

Généralités

Substances naturelles capables de détruire les bactéries ou de s'opposer à leur multiplication.
4 principaux modes d'action des antibiotiques :
- Inhibition de la synthèse de la paroi bactérienne;
- Inhibition de la synthèse de la membrane cytoplasmique;
- Inhibition de la synthèse de l'ADN bactérien;
- Inhibition de la synthèse de protéines bactériennes.

Avant l'administration d'antibiotiques :
- Effectuer les prélèvements bactériologiques pour identifier le germe;
- Demander au patient ses allergies.

Facteurs de choix de l'antibiotique :
- Foyer infectieux;
- Bactérie;
- Patient;
- Coût écologique.

Indications et contre-indications générales

Indications

- Prophylactiques : pré/postchirurgie, patients immunodéprimés.
- Curatives : existence de germes et d'une infection (le germe est connu).
- Probabilistes : le germe est suspecté (avant résultat de l'antibiogramme).

Contre-indications

- Allergie.

Effets indésirables communs

- Réaction allergique.
- Nausées, vomissements, diarrhée.
- Candidose.
- Hyperthermie.
- Plus rares : neutropénie, anémie hémolytique, thrombopénie, atteinte hépatique.

Aminosides

Gentamicine (Gentalline®), Amikacine (Amiklin®), Tobramycine (Tobi®).
Rare utilisation en monothérapie, plutôt en association avec d'autres antibiotiques dans le traitement d'infections sévères.
Indications : infections sévères, infections à risque.
Contre-indications : myasthénie, précaution chez l'insuffisant rénal.
Effets indésirables : ototoxicité, néphrotoxicité.

Bêtalactamines

Il existe 4 sous-groupes : carbapénèmes, céphalosporines, monobactames, pénicillines.

Carbapénèmes

Imipénem (Tienam®), Meropénem (Meronem®), Ertapénem (Invanz®).
Molécule de « réserve », « dernier recours ».
Indications : infections sévères multirésistantes.
Effets indésirables : troubles digestifs fréquents, toxicité neurologique.

Céphalosporines

Céfépime (Axepim®), Céfotaxime (Claforan®), Ceftriaxone (Rocéphine®), Céfazoline, Céfuroxime, Céfamandole, Ceftazidime (Fortum®).
Indications : infections ORL et respiratoire, infections communautaires, infections nosocomiales, antibioprophylaxie chirurgicale.
Effets indésirables : troubles digestifs fréquents, candidose (rare hématoxicité et néphrotoxicité).

Monobactames

Aztréonam (Azactam®).
Indications : infections sévères, allergie aux bêtalactamines.

Pénicillines

Amoxicilline (Clamoxyl®), Amoxicilline et acide clavulanique (Augmentin®), Ticarcilline (Ticarpen®), Pipéracilline et Tazobactam (Tazocilline®).
Indications : infections communautaires non sévères (ORL, respiratoire, cutanée, urogénitale, digestive ; endocardite, bactériémie).
Effets indésirables : manifestation allergique, troubles digestifs fréquents.

Glycopeptides

Téicoplanine (Targocid®), Vancomycine.
Indications : infections graves, infections résistantes aux autres antibiotiques.
Contre-indications : précautions chez l'insuffisant rénal.
Effets indésirables : ototoxicité, néphrotoxicité, phlébites au point d'injection, toxicité cutanée.

Imidazoles

Métronidazole (Flagyl®), Ornidazole (Tibéral®).
Indications : infections à germe anaérobie.
Contre-indications : ataxie, neuropathie périphérique.
Effets indésirables : goût métallique dans la bouche, glossite, stomatite, troubles digestifs mineurs.

Macrolides et apparentés

Josamycine (Josacine®), Spiramycine (Rovamycine®), Érythromycine. Apparentés : Clindamycine (Dalacine®), Pristinamycine (Pyostacine®), Télithromycine (Ketek®).
Indications : infections ORL, pulmonaires, alternatives aux pénicillines.
Contre-indications : allongement QT (espace entre l'onde Q et l'onde T sur l'électrocardiogramme), insuffisance hépatocellulaire.
Effets indésirables : vertiges, troubles digestifs, troubles de l'audition, troubles hépatiques, troubles du rythme cardiaque, troubles hématologiques.

Quinolones

Ciprofloxacine (Ciflox®), Levofloxacine (Tavanic®), Ofloxacine (Oflocet®).
Indications : infections sévères.
Contre-indications : antécédent de tendinopathie, épilepsie.
Effets indésirables : tendinopathies, phototoxicité, troubles digestifs, troubles neurosensoriels, leucopénie, neutropénie.

Tétracyclines

Vibramycine (Doxycycline®).
Indications : maladies infectieuses transmises par les animaux, affections dermatologiques.
Contre-indications : insuffisance hépatique, rénale, exposition au soleil/UV, enfant < 8 ans.

Effets indésirables : troubles digestifs, photosensibilisation, nécrose de l'œsophage, altération du cartilage en période de croissance.

Sulfamides

Cotrimoxazole (Bactrim®).
Indications : infections urinaires et génitales, toxoplasmose.
Contre-indications : insuffisance rénale ou hépatique sévère, hémopathie.
Effets indésirables : toxicité hématologique, troubles digestifs, calculs rénaux.

Surveillance infirmière

Évaluation de l'efficacité du traitement.
Apparition d'effets indésirables.
Bilans sanguins spécifiques.

ANTIBIOTIQUES

GÉNÉRALITÉS

Substances naturelles capables de détruire les bactéries ou de s'opposer à leur multiplication

Inhibition de la synthèse : de la paroi bactérienne, de la membrane cytoplasmique, de l'ADN bactérien, de protéines bactériennes

INDICATIONS ET CONTRE-INDICATIONS GÉNÉRALES

Indications
Prophylactiques
Curatives
Probabilistes

Contre-indications
Allergie

EFFETS INDÉSIRABLES COMMUNS

Réaction allergique
Nausées, vomissements, diarrhée
Candidose
Hyperthermie

Plus rares
Neutropénie, anémie hémolytique, thrombopénie, atteinte hépatique

LES DIFFÉRENTES FAMILLES

Aminosides

Bêtalactamines
Carbapénèmes
Céphalosporines
Monobactames
Pénicillines

Glycopeptides

Imidazoles

Macrolides et apparentés

Quinolones

Tétracyclines

Sulfamides

SURVEILLANCE INFIRMIÈRE

Évaluation efficacité traitement

Apparition effets indésirables

Bilans sanguins spécifiques

Fiche 48

Antipyrétiques

Généralités

Les antipyrétiques sont des médicaments indiqués dans le traitement de la fièvre (ils permettent de l'abaisser).

Mécanisme

- Inhibition de la libération des prostaglandines pyogènes.

Plusieurs médicaments ou familles de médicaments ont ce rôle :

- Le paracétamol (traitement de choix);
- Certains anti-inflammatoires non stéroïdiens (AINS).

Paracétamol

Le paracétamol a une action antalgique et antipyrétique.
Adulte : 500 mg à 1 g par prise toutes les 6 heures (max 4 g/jour).
Enfant : 15 mg/kg toutes les 6 heures.
Effets indésirables (rares) : réaction cutanée allergique, bronchospasme.
Si surdosage : toxicité hépatique.
Antidote : N-acétylcystéine.

AINS

Les AINS possèdent 4 propriétés : anti-inflammatoire, antalgique, antipyrétique et antiagrégant plaquettaire.
Pour les antipyrétiques, on a l'Aspirine et l'Ibuprofène.
Contre-indication : ulcère d'estomac ou du duodénum.
Effets indésirables : troubles digestifs, syndromes hémorragiques, insuffisance rénale fonctionnelle, réactions cutanées, troubles hépatiques.

Moyens physiques

Il existe également des moyens physiques dans le traitement de la fièvre, qui sont notamment très utilisés chez le nourrisson et l'enfant.

- Enlever les vêtements.
- Bains frais répétés.
- Enveloppement humide.
- Faire boire de l'eau régulièrement.
- Brumisation.

ANTIPYRÉTIQUES

GÉNÉRALITÉS

Médicaments pour diminuer la fièvre

Inhibition de la libération des prostaglandines pyogènes

AINS

Anti-inflammatoire, antalgique, antipyrétique et antiagrégant plaquettaire

Antipyrétiques = Aspirine, Ibuprofène

Contre-indication : ulcère estomac ou duodénum

Effets indésirables : troubles digestifs, syndromes hémorragiques, insuffisance rénale fonctionnelle, réactions cutanées, troubles hépatiques

PARACÉTAMOL

Antalgique et antipyrétique

Adulte : 500 mg à 1 g toutes les 6 h (max 4 g/j)
Enfant : 15 mg/kg toutes les 6 h

Effets indésirables rares : réaction cutanée allergique, bronchospasme

Si surdosage : toxicité hépatique

Antidote : N-acétylcystéine

MOYENS PHYSIQUES

Très utilisés chez nourrisson et enfant

Enlever les vêtements

Bains frais répétés

Enveloppement humide

Faire boire de l'eau régulièrement

Brumisation

Bêtabloquants

Acebutolol (Sectral®), Aténolol (Ténormine®, Bétatop®), Bisoprolol (Bisoce®, Cardensiel®, Détensiel®), Carvédilol (Krédex®), Céliprolol (Célectol®), Nébivolol (Nébilox®, Témérit®), Propranolol (Avolcardyl®, Karnodyl®), Tertatolol (Artex®), Sotalol (Sotalex®).

Objectifs du traitement

Les bêtabloquants diminuent le travail du cœur en agissant sur la contractilité de la fibre myocardique.
Ils bloquent les récepteurs bêta-adrénergiques des cellules musculaires myocardiques du nœud sinusal.
On distingue les bêtabloquants cardiosélectifs et les non cardiosélectifs.

Caractéristiques

- Réduction de la fréquence cardiaque.
- Baisse de la pression artérielle.
- Réduction de certaines arythmies.

Propriétés

Ils ont différents effets :
- Inotrope négatif ;
- Chronotrope négatif ;
- Dromotrope négatif ;
- Bathmotrope négatif ;
- Diminution de la consommation en O_2 du myocarde ;
- Vasoconstriction ;
- Bronchoconstriction ;
- Hypoglycémiant ;
- Antihypertenseur ;
- Antiarythmique.

Indications

- Hypertension artérielle.
- Syndrome coronarien aigu (SCA).
- Insuffisance cardiaque chronique.
- Prévention de la crise d'angor.
- Troubles du rythme.
- Stress, tremblement.

- Prévention des hémorragies digestives.
- Glaucome.

Contre-indications

- Allergie.
- Bloc auriculo-ventriculaire (BAV) de haut degré non appareillé.
- Asthme, BPCO.
- Syndrome de Raynaud.
- Bradycardie < 45/min.
- Insuffisance cardiaque non contrôlée.
- Choc cardiogénique.
- Spasme coronaire.
- Diabète.

Effets indésirables

- Insuffisance cardiaque.
- Bradycardie excessive.
- Bloc auriculo-ventriculaire (BAV).
- Hypotension.
- Asthme, spasme bronchique.
- Hypoglycémie.
- Altération du sommeil.
- Asthénie, essoufflement.
- Diminution de la libido.
- Gastralgie, nausées/vomissements, diarrhée.

Administration et surveillance

Administration

- Introduction progressive du traitement.
- Traitement à éviter en phase aiguë.
- Pas d'arrêt brutal du traitement.
- Traitement *per os* (voie orale).

Surveillance

- Fréquence cardiaque.
- Pression artérielle.
- Électrocardiogramme (ECG).
- Apparition des effets indésirables.
- Efficacité du traitement.
- Contrôles glycémiques chez le diabétique.

BÊTABLOQUANTS

OBJECTIFS DU TRAITEMENT

Diminution du travail du cœur en agissant sur la contractilité de la fibre myocardique

Blocage des récepteurs bêta-adrénergiques des cellules musculaires myocardiques du nœud sinusal

Cardiosélectifs ou non

Caractéristiques
Réduction de la FC
Baisse de la PA
Réduction de certaines arythmies

INDICATIONS

Hypertension artérielle
Syndrome coronarien aigu
Insuffisance cardiaque chronique
Prévention de la crise d'angor
Troubles du rythme
Stress, tremblement
Prévention des hémorragies digestives
Glaucome

PROPRIÉTÉS

Inotrope, chronotope, dromotrope et bathmotrope négatifs
Diminution consommation en O_2 myocarde
Vasoconstriction
Bronchoconstriction
Hypoglycémiant
Antihypertenseur
Antiarythmique

EFFETS INDÉSIRABLES

Insuffisance cardiaque
Bradycardie excessive
BAV
Hypotension
Asthme, spasme bronchique
Hypoglycémie
Altération du sommeil
Asthénie, essoufflement
Diminution de la libido
Gastralgie, nausées/vomissements, diarrhée

CONTRE-INDICATIONS

Allergie
BAV de haut degré non appareillé
Asthme, BPCO
Syndrome de Raynaud
Bradycardie < 45/min
Insuffisance cardiaque non contrôlée
Choc cardiogénique
Spasme coronaire
Diabète

ADMINISTRATION ET SURVEILLANCE

Administration
Introduction progressive
À éviter en phase aiguë

Pas d'arrêt brutal
Traitement *per os*

Surveillance : FC, PA, ECG
Apparition effets indésirables
Efficacité traitement
Glycémie chez diabétique

Chimiothérapie anticancéreuse

Généralités

La chimiothérapie a pour but l'inhibition de la prolifération des cellules cancéreuses.
On distingue plusieurs chimiothérapies :
- La chimiothérapie néo-adjuvante : avant le traitement local par chirurgie ou radiothérapie;
- La chimiothérapie adjuvante : après le traitement local;
- La chimiothérapie palliative.

Exemples d'agents utilisés

- Stabilisateurs et poisons du fuseau.
- Agents alkylants.
- Agents intercalants.
- Agents scindants.
- Antimétabolites.
- Inhibiteurs de topoisomérases.

Effets indésirables communs

Les effets secondaires de la chimiothérapie sont nombreux.
- **Toxicité digestive** : nausées/vomissements, diarrhée.
- **Toxicité hématologique** : thrombopénie, anémie, leucopénie, neutropénie.
- **Toxicité cutanée** : hypersensibilité, alopécie, nécrose cutanée.
- **Toxicité cardiaque** : troubles du rythme.
- **Toxicité pulmonaire** : fibrose pulmonaire, pneumopathie interstitielle.
- **Toxicité neurologique** : neurotoxicité périphérique ou centrale.
- **Toxicité hépatique et rénale.**

Stabilisateurs et poisons du fuseau

Blocage de la cellule en métaphase de la mitose.
Exemples de médicaments : Vincristine®, vinblastine (Velbe®), Paclitaxel®.
Effets indésirables : neuropathie périphérique, constipation, toxicité hématologique, alopécie, nausées/vomissements.

Agents alkylants

Action directe sur l'ADN.
Exemples de médicaments : Cyclophosphamide®, Carboplatine®, Cisplatine®.
Effets indésirables : toxicité hématologique, alopécie, nausées/vomissements.

Agents intercalants

Action directe sur l'ADN.
Exemples de médicaments : Doxorubicine®, Etoposide®.
Effets indésirables : toxicité cardiaque, diarrhée, urines rouges.

Agents scindants

Fragmentation du double brin de l'ADN.
Médicament unique : Bléomycine®.
Effets indésirables : toxicité pulmonaire, nausées/vomissements, alopécie, hyperpigmentation.

Antimétabolites

Inhibition de la synthèse d'ADN et d'ARN.
Empêche la multiplication des cellules tumorales.
Exemples de médicaments : Méthotrexate®, 5-Fluorouracile®.
Effets indésirables : troubles digestifs, toxicité hématologique, toxicité cutanée.

Inhibiteurs de topoisomérase

Inhibition de la réplication et de la multiplication des cellules tumorales.
Souvent utilisés en association avec d'autres anticancéreux.
Exemples de médicaments : Irinotécan®, Etoposide®.
Effets indésirables : troubles digestifs, toxicité hématologique, alopécie, asthénie.

Thérapie ciblée

Inhibition de la croissance et de la propagation des cellules tumorales.
Action intracellulaire ou extracellulaire.
Plusieurs types :
- Inhibiteurs des kinases (ex. : Céfuximab);
- Blocage des antigènes de surface (ex. : Rituximab).

Effets indésirables : troubles digestifs, alopécie, syndrome mains-pieds, toxicité rénale, toxicité hématologique.

Hormonothérapie

Indications : traitement du cancer du sein et de la prostate hormono-dépendants.
Blocage de l'action ou de la production des hormones naturelles par les récepteurs hormonaux aboutissant à l'inhibition du développement des cellules tumorales.
Plusieurs types :
- Antiestrogènes (ex. : Tamoxifène®);
- Inhibiteurs de l'aromatase (ex. : Letrozole®);
- Antiandrogènes (ex. : Flutamide®);
- Autres.

Effets indésirables : arthralgie, troubles digestifs, hypertension artérielle, risque thromboembolique, alopécie, troubles sexuels.

CHIMIOTHÉRAPIE ANTICANCÉREUSE

GÉNÉRALITÉS

Inhibition de la prolifération des cellules cancéreuses

Néo-adjuvante
Adjuvante
Palliative

EFFETS INDÉSIRABLES COMMUNS

Nausées, vomissements, diarrhée
Thrombopénie, anémie, leucopénie, neutropénie
Hypersensibilité, alopécie, nécrose cutanée
Troubles du rythme
Fibrose pulmonaire, pneumopathie interstitielle
Neurotoxicité périphérique ou centrale
Toxicité hépatique et rénale

THÉRAPIE CIBLÉE

Inhibition de la croissance et de la propagation des cellules tumorales

Inhibiteurs des kinases
Blocage des antigènes de surface

Troubles digestifs, alopécie, syndrome mains-pieds, toxicité rénale, toxicité hématologique

DIFFÉRENTS AGENTS

Stabilisateurs et poisons du fuseau : blocage de la cellule en métaphase de la mitose

Agents alkylants : action directe sur l'ADN

Agents intercalants : action directe sur l'ADN

Agents scindants : fragmentation du double brin de l'ADN

Antimétabolites : inhibition de la synthèse d'ADN et d'ARN

Inhibiteurs de topoisomérase : inhibition de la réplication et de la multiplication des cellules tumorales

HORMONOTHÉRAPIE

Traitement cancer du sein et de la prostate hormono-dépendants

Antiestrogènes
Inhibiteurs de l'aromatase
Antiandrogènes
Autres

Arthralgie, troubles digestifs, HTA, risque thromboembolique, alopécie, troubles sexuels

Psychotropes

Généralités

Les psychotropes sont des médicaments agissant sur le système nerveux central et sur le psychisme.
En 1957, J. Delay (psychiatre) a élaboré avec son assistant Pierre Deniker une classification des substances psychotropes qui sera validée par le congrès mondial de psychiatrie en 1961. Cette classification distingue les substances psychotropes - des médicaments et aussi des drogues - en fonction de leur activité sur le système nerveux central. Il les définit de la manière suivante : « Substance chimique d'origine naturelle ou artificielle, qui a un tropisme psychologique, c'est-à-dire qui est susceptible de modifier l'activité mentale, quel que soit le type de modification. »

Mécanismes

- Fixation sur les récepteurs au niveau des neurones.
- Action sur les neurotransmetteurs.

Cibles

- Psychoses.
- Troubles anxieux.
- Troubles de l'humeur.

Classification de Delay et Deniker (1957)

Psychoanaleptiques :
- Antidépresseurs ;
- Stimulants.

Psychorégulateurs.
Psycholeptiques :
- Anxiolytiques ;
- Hypnotiques ;
- Neuroleptiques.

Psychodysleptiques :
- Stupéfiants ;
- Hallucinogènes.

Psychoanaleptiques

Objectif : stimulation du psychisme
Amphétamines.
Antidépresseurs, voir fiche 59.

Psychorégulateurs

Objectif : régulation de l'humeur.
Thymorégulateurs, voir fiche 60.

Psycholeptiques

Objectif : diminution du psychisme et ralentissement du système nerveux.
Anxiolytiques, voir fiche 57.
Hypnotiques, voir fiche 56.
Neuroleptiques, voir fiche 58.

Psychodysleptiques

Non utilisés en thérapeutique.
Substances addictogènes et illicites.

Risques

- Toxicomanie.
- Dépendance.
- Troubles psychiques.
- Altération de la vigilance.

PSYCHOTROPES

GÉNÉRALITÉS

Agissent sur système nerveux central et psychisme

Fixation sur les récepteurs au niveau des neurones
Action sur les neurotransmetteurs

Psychoses
Troubles anxieux
Troubles de l'humeur

CLASSIFICATION DE DELAY ET DENIKER

Psychoanaleptiques
Antidépresseurs
Stimulants

Psychorégulateurs

Psycholeptiques
Anxiolytiques
Hypnotiques
Neuroleptiques

Psychodysleptiques
Stupéfiants
Hallucinogènes

PSYCHOANALEPTIQUES

Stimulation du psychisme

Amphétamines

Antidépresseurs

PSYCHORÉGULATEURS

Régulation de l'humeur

Thymorégulateurs

PSYCHOLEPTIQUES

Diminution du psychisme
Ralentissement du système nerveux

Anxiolytiques
Hypnotiques
Neuroleptiques

PSYCHODYSLEPTIQUES

Non utilisés en thérapeutique

Substances addictogènes et illicites

Risque : toxicomanie, dépendance, troubles psychiques, altération vigilance

Fiche 52

Anticoagulants

Généralités

Les anticoagulants ont pour objectif de fluidifier le sang et éviter la formation d'un caillot. Ils agissent au niveau de la cascade de coagulation.
Ils sont largement utilisés dans la prévention et le traitement des troubles thromboemboliques.

Mécanismes d'action

- Héparines non fractionnées : inhibition facteurs IIa et Xa.
- Héparines de bas poids moléculaire : inhibition facteurs Xa (et un peu IIa).
- Antivitamines K : inhibition de la synthèse des facteurs vitamines K dépendants (X, IX, VII, II).
- Anticoagulants oraux directs : inhibition facteur Xa ou IIa.

Héparines

3 types :
- Héparines non fractionnées (HNF);
- Héparines de bas poids moléculaire (HBPM);
- Autres.

HNF

- Héparine sodique en voie intraveineuse.
- Héparine calcique (Calciparine®) en voie sous-cutanée.

HBPM

- Voie sous-cutanée uniquement.
- Fragmine®, Lovenox®, Fraxiparine®, Innohep®.

Autres

- Danaparoïde (Orgaran®).
- Fondaparinux (Arixtra®) : voie sous-cutanée.

Indications

- **Traitement curatif** : thrombose veineuse profonde, embolie pulmonaire, angor instable, syndrome coronarien aigu.
- **Traitement préventif** : maladie thromboembolique veineuse, accidents thromboemboliques artériels.

Contre-indications

- Antécédents de TIH, endocardites bactériennes, ulcères gastro-duodénaux évolutifs, AVC hémorragique
- HBPM : insuffisance rénale ou hépatique sévère.

Effets indésirables : troubles hémorragiques, thrombopénies induites par l'héparine (TIH).

Surveillance biologique

- Anti-Xa pour les HBPM.
- Temps de céphaline activée (TCA) pour les HNF.

Antivitamines K (AVK)

Traitement *per os*.
Médicaments : Coumadine®, Sintrom®, Previscan®.
Indications : relai de l'héparine pour les thromboses veineuses profondes et les embolies pulmonaires, prévention des complications thromboemboliques du syndrome coronarien aigu, des troubles du rythme.
Contre-indications : syndrome hémorragique, AVC hémorragique récent, insuffisance rénale ou hépatique sévère.
Effets indésirables : troubles hémorragiques, troubles cutanés.
Surveillance biologique : *International Normalized Ratio* (INR).

Anticoagulants oraux directs (AOD)

Traitement *per os*.
Médicaments : Eliquis®, Xarelto®, Pradaxa®.
Indications : prévention des troubles thromboemboliques post-opératoires et post-SCA, prévention de l'AVC.
Contre-indications : hémorragie majeure, insuffisance rénale sévère.
Effets indésirables : troubles hémorragiques.
Pas de surveillance biologique spécifique.

ANTICOAGULANTS

GÉNÉRALITÉS

Fluidifier le sang
Éviter la formation d'un caillot

HNF : inhibition IIa et Xa
HBPM : inhibition Xa (et un peu IIa)
AVK : inhibition vitamines K dépendants (X, IX, VII et II)
AOD : inhibition Xa ou IIa

HÉPARINES

HNF : *Héparine sodique et calcique*
HPBM : *Fragmine, Lovenox, Fraxiparine, Innohep*
Autres : *Orgaran, Arixtra*

Traitement curatif ou préventif

Contre-indications : ATCD TIH, endocardites bactériennes, ulcères évolutifs, AVC hémorragique (insuffisance rénale ou hépatique sévère pour HBPM)

Effets indésirables : troubles hémorragiques, TIH

Surveillance : anti-Xa pour HBPM et TCA pour HNF

AVK

Traitement *per os*

Coumadine, Sintrom, Previscan

Relai de l'héparine, prévention des complications thromboemboliques du SCA, troubles du rythme

Contre-indications : syndrome hémorragique, AVC hémorragique récent, insuffisance rénale ou hépatique sévère

Effets indésirables : troubles hémorragiques et cutanés

Surveillance biologique INR

AOD

Traitement *per os*

Eliquis, Xarelto, Pradaxa

Prévention des troubles thromboemboliques post-op et post-SCA, prévention AVC

Contre-indications : hémorragie majeure, insuffisance rénale sévère

Effets indésirables : troubles hémorragiques

Pas de surveillance biologique spécifique

Anti-inflammatoires non stéroïdiens (AINS)

Acide acétylsalicylique (Aspirine®, Aspegic®, Salipran®), Diclofénac (Voltarène®), Kétoprofène (Profénid®), Ibuprofène (Advil®, Spifen®, Nurofen®, Nureflex®), Piroxicam (Feldene®), Acide tiaprofénique (Surgam®), Naproxène (Apranax®), Acide niflumique (Nifluril®, Niflugel®), Indométacine (Indocid®), Célécoxib (Célébrex®).

Définition et propriétés

Les AINS permettent de lutter contre le processus inflammatoire.

Mécanisme

- Inhibition de la synthèse de prostaglandines par les cyclo-oxygénases 1 et 2.

Propriétés

- Anti-inflammatoires.
- Antalgiques.
- Antipyrétiques.

Indications

- Douleur, fièvre, inflammation.
- Règles douloureuses.
- Rhumatismes inflammatoires chroniques.
- Tendinites, lombalgies, goutte.
- Colique néphrétique.
- Acide acétylsalicylique à faible dose = AMM comme antiagrégant plaquettaire.

Contre-indications

- Ulcère gastroduodénal actif ou antécédent d'hémorragie digestive.
- Grossesse aux 1er et 3e trimestres.
- Insuffisance cardiaque, rénale ou hépatique sévère.
- Allergie aux AINS.

Effets indésirables

- Nausées/vomissements, gastralgies, ulcères gastroduodénaux.
- Hypertension artérielle.
- Toxicité rénale, insuffisance rénale fonctionnelle.
- Céphalées, vertiges.
- Risque hémorragique.
- Toxicité hépatique.
- Réactions allergiques.
- Complications infectieuses.

Administration et surveillance

Administration

- Privilégier un traitement de courte durée.
- Association d'un protecteur gastrique.
- Voie orale : traitement à prendre au cours du repas.

Surveillance

- Efficacité du traitement.
- Apparition des effets indésirables.
- Fonction rénale.

AINS

GÉNÉRALITÉS

Lutter contre le processus inflammatoire

Inhibition de la synthèse de prostaglandines par Cox1 et 2

Anti-inflammatoires
Antalgiques
Antipyrétiques

INDICATIONS

Douleur, fièvre,inflammation
Règles douloureuses
Rhumatismes inflammatoires chroniques
Tendinites, lombalgies, goutte
Colique néphrétique

Acide acétylsalicylique à faible dose
Antiagrégant plaquettaire

CONTRE-INDICATIONS

Ulcère gastroduodénal actif ou ATCD hémorragie digestive
Grossesse aux 1er et 3e trimestres
Insuffisance cardiaque, rénale ou hépatique sévère
Allergie aux AINS

EFFETS INDÉSIRABLES

Nausées/vomissements, gastralgies, ulcères gastroduodénaux

HTA

Toxicité rénale, insuffisance rénale fonctionnelle

Céphalées, vertiges

Risque hémorragique

Toxicité hépatique

Réactions allergiques

Complications infectieuses

ADMINISTRATION ET SURVEILLANCE

Administration
Privilégier courte durée
Association protecteur gastrique
Traitement au cours du repas si *PO*

Surveillance
Efficacité traitement
Apparition effets indésirables
Fonction rénale

Fiche
54

Anti-inflammatoires stéroïdiens (AIS) ou glucocorticoïdes

Hydrocortisone, Prednisone (Cortancyl®), Prednisolone (Solupred®), Méthylprednisolone (Medrol®), Betamethasone (Betnesol®, Celestene®, Celestamine®), Dexamethasone (Dectancyl®, Neodex®).

Définition et propriétés

Les AIS permettent de lutter contre le processus inflammatoire.

Mécanismes

- Inhibition de la production de médiateurs de l'inflammation.
- Blocage des cellules de l'immunité.
- Diminution de la perméabilité vasculaire.

Propriétés

- Anti-inflammatoire.
- Immunosuppresseur.
- Antiallergique.

Indications

- Réactions inflammatoires.
- Rhumatismes inflammatoires.
- Maladies auto-immunes.
- Asthme, fibrose pulmonaire, sarcoïdose.
- Maladie de Crohn, rectocolite hémorragique, hépatite chronique.
- Traitement curatif ou prophylactique du rejet de greffe.
- Urticaire, choc anaphylactique, œdème de Quincke, rhinite allergique.

Contre-indications

- Infection non contrôlée.
- Diabète déséquilibré.
- Hémorragies digestives, ulcères gastroduodénaux en évolution.
- Psychoses graves.
- Hypertension artérielle sévère.

Effets indésirables

- Œdèmes, rétention hydrosodée, hypokaliémie.
- Hypertension artérielle.
- Syndrome de Cushing, insuffisance surrénalienne.
- Ulcère gastroduodénal, gastralgie.
- Cataracte, glaucome.
- Acné, purpura, hématomes, vergetures.
- Déséquilibre du diabète.
- Ostéoporose.
- Excitation, euphorie, insomnie.

Administration et surveillance

Administration

- Privilégier un traitement court.
- Si traitement prolongé : administration de calcium et vitamine D.
- Pas d'arrêt brutal si traitement prolongé.
- Éviter les prises le soir.

Surveillance

- Efficacité du traitement.
- Apparition des effets indésirables.
- Poids et œdèmes.
- Glycémie chez le patient diabétique.

AIS

DÉFINITION ET PROPRIÉTÉS

Lutter contre le processus inflammatoire

Inhibition production médiateurs inflammation
Blocage cellules de l'immunité
Diminution perméabilité vasculaire

Anti-inflammatoire – Immunosuppresseur - Antiallergique

INDICATIONS

Réactions inflammatoires
Rhumatismes inflammatoires

Maladies auto-immunes

Asthme, fibrose pulmonaire, sarcoïdose

Maladie de Crohn, rectocolite hémorragique, hépatite chronique

Traitement curatif ou prophylactique du rejet de greffe

Urticaire, choc anaphylactique, œdème de Quincke, rhinite allergique

CONTRE-INDICATIONS

Infection non contrôlée

Diabète déséquilibré

Hémorragies digestives, ulcères gastroduodénaux en évolution

Psychoses graves

Hypertension artérielle sévère

EFFETS INDÉSIRABLES

Œdèmes, rétention hydrosodée, hypokaliémie

Hypertension artérielle

Syndrome de Cushing, insuffisance surrénalienne

Ulcère gastroduodénal, gastralgie

Cataracte, glaucome

Acné, purpura, hématomes, vergetures

Déséquilibre du diabète

Ostéoporose

Excitation, euphorie, insomnie

ADMINISTRATION ET SURVEILLANCE

Administration
Privilégier traitement court
Si prolongé : avec calcium et vitamine D
Pas d'arrêt brutal si traitement prolongé
Éviter les prises le soir

Surveillance
Efficacité traitement
Apparition effets indésirables
Poids et œdèmes
Glycémie chez le diabétique

Antalgiques

Classification des antalgiques

Classification de l'OMS

Palier 1 : antalgiques non opioïdes (douleurs légères à modérées).
- Aspirine, Paracétamol, AINS.

Palier 2 : antalgiques opioïdes faibles (douleurs modérées).
- Codéine, Tramadol et associations de palier 1 avec palier 2.

Palier 3 : antalgiques opioïdes forts (douleurs sévères).
- Morphine et autres.

Antalgiques de palier 1

Paracétamol

- Antalgique, antipyrétique.
- Contre-indication : insuffisance hépatique.
- Effets indésirables très rares.
- Si surdosage : toxicité hépatique.
- Antidote : N-acétylcystéine.

Certains AINS comme l'Ibuprofène (Advil®)

- Antalgique, antipyrétique, anti-inflammatoire.
- Contre-indication : ulcère d'estomac ou du duodénum.
- Effets indésirables : troubles digestifs, syndromes hémorragiques, insuffisance rénale fonctionnelle, réactions cutanées, troubles hépatiques.

Acide acétylsalicylique (Aspégic, Aspirine®)

- Antalgique, anti-inflammatoire, antipyrétique, antiagrégant.
- Contre-indications : ulcère gastroduodénal, risque hémorragique.
- Effets indésirables : troubles digestifs, hémorragie, toxicité rénale.

Antalgiques de palier 2

Codéine

- Contre-indications : asthme, insuffisance respiratoire, enfant < 12 ans.
- Effets indésirables : dépendance, constipation.

Tramadol

- Contre-indications : insuffisance respiratoire ou hépatique.
- Effets indésirables : nausées/vomissements, vertiges, céphalées, somnolence.

Il existe également des antalgiques produits d'associations :

- Tramadol + Paracétamol (Ixprim®) ;
- Poudre d'opium + Paracétamol + Caféine (Lamaline®) ;
- Codéine + Paracétamol (Codoliprane®).

Antalgiques de palier 3

Morphine

- Contre-indications : insuffisance respiratoire ou hépatique sévère, traumatisme crânien, hypertension intracrânienne.
- Effets indésirables : dépendance, nausées/vomissements, constipation, dépression respiratoire, hypotension artérielle, confusion, myosis, sédation.
- Antidote : Naloxone (Narcan®).

Il existe aussi : Oxycodone, Hydromorphone, Nalbuphine, Fentanyl et dérivés.

Cas particulier de l'Acupan® (Nefopam)

Antalgique central de palier 1 car ce n'est pas un antalgique opioïde, mais il a une intensité correspondant aux paliers 2.
Contre-indications : épilepsie et antécédent de convulsions, enfant <15 ans, risque de glaucome par fermeture de l'angle, risque de rétention urinaire.
Effets indésirables : sécheresse buccale, sueurs, tachycardie, convulsions, confusion, rétention urinaire.

ANTALGIQUES

CLASSIFICATION

Palier 1 : antalgiques non opioïdes : douleurs légères à modérées
Palier 2 : antalgiques opioïdes faibles : douleurs modérées
Palier 3 : antalgiques opioïdes forts : douleurs sévères

PALIER 1

Paracétamol

Contre-indication : insuffisance hépatique
Si surdosage : toxicité hépatique
Antidote : N-acétylcystéine

Certains AINS

Contre-indication : ulcère gastrique
Effets indésirables : troubles digestifs, syndromes hémorragiques, insuffisance rénale, réactions cutanées, troubles hépatiques

Acide acétylsalicylique (Aspégic, Aspirine)

Contre-indications: ulcère gastrique, risque hémorragique
Effets indésirables : troubles digestifs, hémorragie, toxicité rénale

CAS PARTICULIER : ACUPAN

Palier 1 car non opioïde, mais intensité correspondant à palier 2

Contre-indications : épilepsie et antécédent de convulsions, enfant < 15 ans, risque de glaucome par fermeture de l'angle, risque de rétention urinaire

Effets indésirables : sécheresse buccale, sueurs, tachycardie, convulsions, confusion, rétention urinaire

PALIER 2

Codéine

Contre-indications : asthme, insuffisance respiratoire, enfant < 12 ans
Effets indésirables : dépendance, constipation

Tramadol

Contre-indications : insuffisance respiratoire ou hépatique
Effets indésirables : nausées/vomissements, vertiges, céphalées, somnolence

Associations

Tramadol + Paracétamol (Ixprim)
Poudre d'opium + Paracétamol + Caféine (Lamaline)
Codéine + Paracétamol (Codoliprane)

PALIER 3

Morphine

Contre-indications : insuffisance respiratoire ou hépatique sévère, traumatisme crânien, hypertension intracrânienne
Effets indésirables : dépendance, nausées/vomissements, constipation, dépression respiratoire, hypotension artérielle, confusion, myosis, sédation
Antidote : Naloxone (Narcan)

Il existe aussi : Oxycodone, Hydromorphone, Nalbuphine, Fentanyl et dérivés

Fiche 56

Hypnotiques

Généralités

Les hypnotiques permettent de provoquer le sommeil et de le réguler. Ils sont indiqués dans un deuxième temps, après avoir appliqué les conseils d'hygiène du sommeil.

Mécanismes des hypnotiques

- Augmentation de la durée du sommeil.
- Diminution du temps d'endormissement.

Indications

Troubles du sommeil, troubles du rythme réveil-sommeil.
Insomnie.

Benzodiazépines et apparentés

Benzodiazépines : Midazolam (Hypnovel®), Lormétazépam (Noctamide®), Loprazolam (Havlane®), Estazolam (Nuctalon®), Nitrazepam (Mogadon®).
Apparentés aux benzodiazépines : Zolpidem (Stilnox®), Zopiclone (Imovane®).
Contre-indications : insuffisance respiratoire ou hépatique sévère, apnée du sommeil, myasthénie.
Effets indésirables : somnolence, troubles de la concentration, de la vigilance et de la mémoire, dépression respiratoire, réactions paradoxales.
Majoration de l'effet sédatif avec la prise d'alcool.

Antihistaminiques

Doxylamine (Donormyl®, Lidene®, Noctyl®), Alimémazine (Theralene®).
Contre-indications : glaucome à angle fermé, rétention urinaire.
Effets indésirables : somnolence, rétention urinaire, sécheresse buccale.
Majoration de l'effet sédatif avec la prise d'alcool.

Autres

Mélatonine (Circadin®).
Effets indésirables : somnolence, céphalées, vertiges, cauchemars.

HYPNOTIQUES

GÉNÉRALITÉS

Permettent de provoquer le sommeil et le réguler

Indiqués après les conseils d'hygiène du sommeil

Mécanismes

Augmentation durée du sommeil
Diminution temps d'endormissement

INDICATIONS

Troubles du sommeil

Troubles du rythme réveil-sommeil

Insomnie

BENZODIAZÉPINES ET APPARENTÉS

Contre-indications : insuffisance respiratoire ou hépatique sévère, apnée du sommeil, myasthénie

Effets indésirables : somnolence, troubles de la concentration, de la vigilance et de la mémoire, dépression respiratoire, réactions paradoxales

Majoration de l'effet sédatif avec la prise d'alcool

ANTIHISTAMINIQUES

Contre-indications : glaucome à angle fermé, rétention urinaire

Effets indésirables : somnolence, rétention urinaire, sécheresse buccale

Majoration de l'effet sédatif avec la prise d'alcool

AUTRES

Mélatonine (Circadin)

Effets indésirables : somnolence, céphalées, vertiges, cauchemars

Fiche
57

Anxiolytiques

Généralités

Les anxiolytiques sont indiqués dans le traitement de l'anxiété.
On distingue :
- Les benzodiazépines;
- Les antihistaminiques;
- Les autres anxiolytiques;
- Les antidépresseurs.

Certains sont également utilisés dans le sevrage alcoolique.

Benzodiazépines

Alprazolam (Xanax®), Bromazépam (Lexomil®), Clobazam (Urbanyl®), Clorazépate dipotassique (Tranxène®), Diazépam (Valium®), Lorazépam (Témesta®), Oxazépam (Séresta®), Prazépam (Lysanxia®).
Contre-indications : insuffisance hépatique ou respiratoire sévère, apnée du sommeil, myasthénie.
Effets indésirables : somnolence, troubles de la mémoire et de la vigilance, dépression respiratoire, syndrome de sevrage.

Antihistaminiques

Hydroxyzine (Atarax®).
Contre-indications : allongement QT, glaucome, porphyrie, rétention urinaire.
Effets indésirables : somnolence, allongement QT, constipation, sécheresse buccale, rétention urinaire.
Pas de syndrome de dépendance.

Autres anxiolytiques

Buspirone (Buspar®), Étifoxine (Stresam®).
Contre-indications : insuffisance hépatique ou rénale sévère, état de choc, myasthénie.
Effets indésirables : somnolence, sensation ébrieuse.
Pas de syndrome de dépendance.

Antidépresseurs

Citalopram (Séropram®), Fluoxétine (Prozac®), Fluvoxamine (Floxyfral®), Paroxétine (Seroxat®), Sertraline (Zoloft®).
Ils sont surtout indiqués dans les anxiétés généralisées, les phobies sociales et le stress post-traumatique.
Contre-indications : rétention urinaire, glaucome à angle fermé.
Effets indésirables : constipation, sécheresse buccale, troubles de la vigilance et de la mémoire, hyperphagie.

ANXIOLYTIQUES

GÉNÉRALITÉS

Traitement de l'anxiété

Aussi utilisés dans le sevrage alcoolique

BENZODIAZÉPINES

Contre-indications : insuffisance hépatique ou respiratoire sévère, apnée du sommeil, myasthénie

Effets indésirables : somnolence, troubles de la mémoire et de la vigilance, dépression respiratoire, syndrome de sevrage

ANTIHISTAMINIQUES

Contre-indications : allongement QT, glaucome, porphyrie, rétention urinaire

Effets indésirables : somnolence, allongement QT, constipation, sécheresse buccale, rétention urinaire

AUTRES ANXIOLYTIQUES

Contre-indications : insuffisance hépatique ou rénale sévère, état de choc, myasthénie

Effets indésirables : somnolence, sensation ébrieuse

ANTIDÉPRESSEURS

Anxiétés généralisées, phobies sociales, stress post-traumatique

Contre-indications : rétention urinaire, glaucome à angle fermé

Effets indésirables : constipation, sécheresse buccale, troubles de la vigilance et de la mémoire, hyperphagie

Neuroleptiques

Généralités

Les neuroleptiques sont en majorité des antagonistes des récepteurs de la dopamine. D'autres agissent sur les récepteurs de la sérotonine ou de la noradrénaline.
Ils ont plusieurs actions :
- Sédative ;
- Antidélirante ;
- Antihallucinatoire ;
- Anticonfusionnelle ;
- Désinhibitrice.

On les appelle également les antipsychotiques.

Types de neuroleptiques

Neuroleptiques de 1re génération

- Phénotiazine : Chlorpromazine (Largactil®), Cyamémazine (Tercian®), Lévomépromazine (Nozinan®).
- Butyrophénones et apparentés : Halopéridol (Haldol®), Pipampérone (Dipiperon®).
- Benzamide : Sulpiride (Dogmatil®), Tiapride (Tiapridal®).
- Thioxanthène : Flupentixol (Fluanxol®), Zuclopenthixol (Clopixol®).
- Dibenzo-oxazépine : Loxapine (Loxapac®).

Neuroleptiques de 2e génération

- Benzamide : Amisulpride (Solian®).
- Benzisoxazole : Rispéridone (Risperdal®), Pipampérone (Dipiperon®).
- Dibenzoazépine : Clozapine (Leponex®), Olanzapine (Zyprexa®, Zalasta®), Quétiapine (Xeroquel®).
- Quinolinone : Aripiprazole (Abilify®).

Neuroleptiques « cachés » : Dompéridone (Droleptan®), Métopimazine (Vogalene®), Métoclopramide (Primperan®).

Indications

Indications psychiatriques

- Psychoses.
- Schizophrénie.
- Agitation, agressivité, délire, excitation.
- Accès maniaque.
- Insomnies rebelles.

Indications non psychiatriques

- Nausées/vomissements.
- Hoquet persistant.
- Syndrome Gilles de la Tourette.

Contre-indications

- Allergie connue.
- Troubles du rythme cardiaque.
- Agranulocytose.
- Glaucome.
- Adénome de la prostate.
- Porphyries.
- Maladie de Parkinson.
- Pour certains neuroleptiques : insuffisance rénale ou hépatique sévère.

Effets indésirables

- **Syndrome malin des neuroleptiques***.
- Syndrome extrapyramidal, diminution du seuil épileptogène.
- Réaction allergique, photosensibilisation.
- Effets anticholinergiques : constipation, rétention urinaire, sécheresse buccale.
- Sédation, somnolence, confusion, troubles de l'humeur, dépression.
- Troubles métaboliques et endocriniens comme la prise de poids.
- Troubles du rythme cardiaque, allongement intervalle QT, hypotension.
- Troubles hématologiques.

*Syndrome malin des neuroleptiques

Pronostic vital engagé : nécessité d'arrêter immédiatement le traitement.
Survenue dans les 2 semaines après introduction du traitement ou d'un changement de posologie.

Signes

- Hyperthermie.
- Sueurs.
- Rigidité musculaire.
- Rhabdomyolyse.
- Tremblements.
- Incontinence.
- Altération de la conscience.
- Dysautonomie.

NEUROLEPTIQUES

GÉNÉRALITÉS

En majorité : antagonistes récepteurs dopamine (d'autres : action sur récepteurs sérotonine ou noradrénaline)

Sédation, antidélire, antihallucination, anticonfusion, désinhibiteur

TYPES

1re génération
2e génération
« Cachés »

INDICATIONS

Psychiatriques
Psychoses
Schizophrénie
Agitation, agressivité, délire, excitation
Accès maniaque
Insomnies rebelles

Non psychiatriques
Nausées/vomissements
Hoquet persistant
Syndrome Gilles de la Tourette

SYNDROME MALIN DES NEUROLEPTIQUES

Pronostic vital engagé

Survenue dans les 2 semaines après introduction du traitement ou changement de posologie

Hyperthermie
Sueurs
Rigidité musculaire
Rhabdomyolyse
Tremblements
Incontinence
Altération de la conscience
Dysautonomie

CONTRE-INDICATIONS

Allergie
Troubles rythme cardiaque
Agranulocytose
Glaucome
Adénome prostate
Porphyrie
Maladie de Parkinson

Pour certains : insuffisance rénale ou hépatique sévère

EFFETS INDÉSIRABLES

Syndrome malin des neuroleptiques

Syndrome extrapyramidal, diminution seuil épileptogène

Réaction allergique, photosensibilisation

Effets anticholinergiques

Sédation, somnolence, confusion, troubles de l'humeur, dépression

Troubles rythme cardiaque, allongement QT, hypoTA

Troubles hématologiques

Fiche 59

Antidépresseurs

Généralités

Les antidépresseurs agissent sur les concentrations cérébrales de neurotransmetteurs.
But : soulager les symptômes de la dépression.
On distingue plusieurs types :

- Les inhibiteurs sélectifs de la recapture de la sérotonine;
- Les inhibiteurs de la recapture de la sérotonine et de la noradrénaline;
- Les tricycliques ou imipraminiques;
- Les inhibiteurs de la monoamine oxydase;
- Les autres.

Inhibiteurs sélectifs de la recapture de la sérotonine (ISRS)

Citalopram (Séropram®), Escitalopram (Séroplex®), Fluoxétine (Prozac®), Fluvoxamine (Floxyfral®), Paroxétine (Déroxat®, Divarius®), Sertraline (Zoloft®).
Indications : syndrome dépressif, trouble obsessionnel compulsif, trouble panique et phobie sociale, trouble anxieux généralisé, état de stress post-traumatique.
Contre-indications : allongement QT, insuffisance rénale sévère.
Effets indésirables : levée de l'inhibition avec risque suicidaire, troubles digestifs, allongement QT, prise de poids, perte d'appétit, baisse de la libido, hyponatrémie.

Inhibiteurs de la recapture de la sérotonine et de la noradrénaline (IRSNa)

Duloxétine (Cymbalta®), Venlafaxine (Effexor®), Milnacipran (Ixel®).
Indications : syndrome dépressif, trouble obsessionnel compulsif, trouble panique et phobie sociale, trouble anxieux généralisé, état de stress post-traumatique.
Contre-indications : insuffisance hépatique ou rénale sévère, hypertension artérielle non contrôlée, maladie coronarienne sévère ou instable.
Effets indésirables : levée de l'inhibition avec risque suicidaire, troubles digestifs, hépatite, baisse de la libido, hypertension artérielle.

Tricycliques ou imipraminiques

Inhibiteurs de la recapture de la sérotonine, de la noradrénaline et de la dopamine.
Amitriptyline (Laroxyl®, Elavil®), Amoxapine (Défanyl®), Clomipramine (Anafranil®), Dosulépine (Prothiaden®), Imipramine (Tofranil®), Maprotiline (Ludiomil®), Doxépine (Quitaxon®), Trimipramine (Surmontil®).
Indications : syndrome dépressif, troubles anxieux.
Contre-indications : glaucome à angle fermé, adénome de la prostate, infarctus du myocarde récent, épilepsie.
Effets indésirables : levée de l'inhibition avec risque suicidaire, tremblements, troubles du rythme, somnolence, hypotension, prise de poids, effets anticholinergiques.

Inhibiteurs de la monoamine oxydase (IMAO)

Iproniazide (Marsilid®), Moclobémide (Moclamine®).
Indications : syndrome dépressif.
Contre-indications : HTA, insuffisance hépatique, phéochromocytome, états confusionnels aigus, alcoolisme chronique.
Effets indésirables : levée de l'inhibition avec risque suicidaire, délire, insomnie, agitation, effets anticholinergiques, hypotension ou hypertension artérielle, vertiges, sueurs, céphalées.

Autres antidépresseurs

Agomélatine (Valdoxan®), Miansérine (Athymil®), Mirtazapine (Norset®), Tianeptine (Stablon®).
Indications : syndrome dépressif.
Contre-indications : porphyrie, agranulocytose due au produit.
Effets indésirables : levée de l'inhibition avec risque suicidaire, troubles digestifs, prise de poids, somnolence, anxiété, effets anticholinergiques.

ANTIDÉPRESSEURS

GÉNÉRALITÉS

Action sur les concentrations cérébrales de neurotransmetteurs

But : soulager les symptômes de la dépression

ISRS

Indications : syndrome dépressif, TOC, trouble panique et phobie sociale, trouble anxieux, ESPT

Contre-indications : allongement QT, insuffisance rénale sévère

Effets indésirables : levée de l'inhibition, troubles digestifs, allongement QT, prise poids, perte appétit, baisse libido, hypoNa

IRSNa

Indications : syndrome dépressif, TOC, trouble panique et phobie sociale, trouble anxieux, ESPT

Contre-indications : insuffisance hépatique ou rénale sévère, HTA non contrôlée, maladie coronarienne instable

Effets indésirables : levée de l'inhibition, troubles digestifs, hépatite, baisse libido, HTA

TRICYCLIQUES

Indications : syndrome dépressif, troubles anxieux

Contre-indications : glaucome, adénome prostate, IDM récent, épilepsie

Effets indésirables : levée de l'inhibition, tremblements, troubles du rythme, somnolence, hypoTA, prise poids, effets anticholinergiques

IMAO

Indications : syndrome dépressif

Contre-indications : HTA, insuffisance hépatique, phéochromocytome, états confusionnels aigus, alcoolisme chronique

Effets indésirables : levée de l'inhibition, délire, insomnie, agitation, effets anticholinergiques, hypo ou hyperTA, vertiges, sueurs, céphalées

AUTRES

Indications : syndrome dépressif

Contre-indications : porphyrie, agranulocytose

Effets indésirables : levée de l'inhibition, troubles digestifs, prise poids, somnolence, anxiété, effets anticholinergiques

Thymorégulateurs

Carbonate de lithium (Téralithe®), Divalproate de sodium (Dépakote®), Valpromide (Dépamide®), Carbamazépine (Tégrétol®), Lamotrigine (Lamictal®), Olanzapine (Zyprexa®).

Généralités

Les thymorégulateurs ont pour but d'améliorer les troubles de l'humeur. On les appelle aussi les normothymiques.
Ils sont souvent associés aux antidépresseurs et aux anxiolytiques.

Mécanismes d'action

- Action sur le fonctionnement neuronal.
- Action sur la transmission dopaminergique.

Les thymorégulateurs utilisés sont :

- Les sels de lithium ;
- Les antiépileptiques ;
- Les autres.

Indications

- Troubles bipolaires.
- Épisodes dépressifs.
- Épisodes maniaques.
- Prévention des récidives thymiques.
- Certains sont également utilisés comme antiépileptiques ou antipsychotiques.

Contre-indications

Lithium : insuffisance rénale sévère, régime hyposodé, troubles du rythme cardiaque.
Antiépileptiques : troubles cardiaques, troubles hépatiques.
Autres : glaucome à angle fermé.

Effets indésirables

- Somnolence, sédation, confusion.
- Tremblements, vertiges.
- Prise de poids.
- Nausées/vomissements, diarrhées.
- Troubles du rythme cardiaque.
- Troubles hépatiques.
- Troubles cutanés.
- Réaction allergique.

THYMORÉGULATEURS

GÉNÉRALITÉS

But : améliorer les troubles de l'humeur

Souvent associés aux antidépresseurs et aux anxiolytiques

Mécanismes d'action

Action sur le fonctionnement neuronal

Action sur la transmission dopaminergique

CONTRE-INDICATIONS

Lithium

Insuffisance rénale sévère, régime hyposodé, troubles du rythme cardiaque

Antiépileptiques

Troubles cardiaques ou hépatiques

Autres

Glaucome à angle fermé

INDICATIONS

Troubles bipolaires

Épisodes dépressifs

Épisodes maniaques

Prévention des récidives thymiques

Certains sont également utilisés comme antiépileptiques ou antipsychotiques

EFFETS INDÉSIRABLES

Somnolence, sédation, confusion

Tremblements, vertiges

Prise de poids

Nausées/vomissements, diarrhées

Troubles du rythme cardiaque

Troubles hépatiques

Troubles cutanés

Réaction allergique

Fiche
61

Anesthésiques

Généralités

But : perte de conscience réversible et diminution des réactions neurovégétatives à la douleur.
Narcose produite par les anesthésiques intraveineux ou inhalés.
Analgésie assurée par les morphiniques.
On distingue :
- Les anesthésiques intraveineux;
- Les anesthésiques halogénés;
- Les anesthésiques locaux.

Anesthésiques intraveineux

Propofol (Diprivan®), Thiopental (Pentothal®), Kétamine, Étomidate (Hypnomidate®), Midazolam (Hypnovel®).

Propofol

- Induction et entretien de l'anesthésie générale.
- **Effets indésirables** : douleur à l'injection, hypotension artérielle.

Kétamine

- Induction et entretien de l'anesthésie générale chez l'asthmatique ou le patient en hypovolémie sévère.
- **Contre-indications** : maladies psychiatriques, hypertension intracrânienne, hypertension intraoculaire.
- **Effets indésirables** : effets psychodysleptiques.

Étomidate

- Induction de l'anesthésie générale du patient avec hémodynamique instable.
- Injection unique sinon insuffisance surrénale définitive.
- **Contre-indications** : insuffisance surrénalienne, épilepsie non équilibrée.
- **Effets indésirables** : nausées/vomissements, myoclonies.

Thiopental

- Anesthésie de la femme enceinte ou dans l'hypertension intracrânienne.
- **Contre-indication** : porphyrie.
- **Effets indésirables** : nécrose tissulaire, phlébite superficielle, anaphylaxie exceptionnelle.

Midazolam

- Prémédication, sédation per-opératoire.
- **Effets indésirables** : très peu.

Anesthésiques halogénés

Ce sont des anesthésiques par voie inhalée.
Desflurane (Suprane®), Sévoflurane (Sévorane®).

Desflurane

- Irritation des voies aériennes.

Sévoflurane

- Peut être utilisé en induction (ex. : anesthésie pédiatrique).

Effets

- Bronchodilatateur.
- Diminution de la pression artérielle moyenne.
- Parfois tachycardie.
- Relâchement musculaire.
- Risque d'hyperthermie maligne.

Morphiniques

L'anesthésie a également pour but de diminuer la sensibilité douloureuse. Pour cela, des morphiniques puissants sont utilisés.
Sufentanil (Sufenta®), Alfentanil (Rapifen®), Rémifentanil (Ultiva®), Fentanyl.
Effets indésirables : nausées/vomissements, dépression respiratoire.
Antidote : Naloxone (Narcan®).

Anesthésiques locaux

Voir fiche 62.

ANESTHÉSIQUES

GÉNÉRALITÉS

But : perte de conscience réversible et diminution des réactions neurovégétatives à la douleur

Narcose : anesthésiques IV ou halogénés
Analgésie : morphiniques

ANESTHÉSIQUES INTRAVEINEUX

Propofol : induction et entretien de l'AG
Effets indésirables : douleur à l'injection, hypoTA

Kétamine : induction et entretien de l'AG chez l'asthmatique ou l'hypovolémique
Contre-indications : maladies psy, HTIC, HTIO
Effets indésirables : effets psychodysleptiques

Étomidate : induction de l'AG chez l'hémodynamique instable
Injection unique sinon ins surrénale définitive
Contre-indications : ins surrénalienne, épilepsie
Effets indésirables : nausées/vomissements, myoclonies

Thiopental : anesthésie femme enceinte ou HTIC
Contre-indication : porphyrie
Effets indésirables : nécrose tissulaire, phlébite superficielle, anaphylaxie exceptionnelle

Midazolam : prémédication, sédation per-op
Effets indésirables : très peu

ANESTHÉSIQUES HALOGÉNÉS

Voie inhalée

Desflurane : irritation des voies aériennes

Sévoflurane : peut être utilisé en induction (ex : en anesthésie pédiatrique)

Effets
Bronchodilatateur
Diminution PAM
Parfois tachycardie
Relâchement musculaire
Risque d'hyperthermie maligne

MORPHINIQUES

Morphiniques puissants pour diminuer la sensibilité douloureuse

Effets indésirables
Nausées/vomissements, dépression respiratoire

Antidote
Naloxone (Narcan)

Anesthésiques locaux

Lidocaïne (Xylocaïne®), Ropivacaïne (Naropeine®), Mépivacaïne (Carbocaïne®), Procaïne, Lévobupivacaïne (Chirocaïne®), Tétracaïne, Oxybuprocaïne.

Généralités

Les anesthésiques locaux sont indiqués dans la prévention de la sensibilité douloureuse. Leur action est limitée à la région d'administration.

Mécanismes d'action

- Blocage réversible de la conduction nerveuse.
- Blocage des canaux sodiques voltages et temps dépendants.

2 structures chimiques

- Les esters.
- Les amides.

Différents types d'anesthésie

- Anesthésie locale.
- Anesthésie loco-régionale.
- Rachianesthésie.
- Péridurale.
- Tous les anesthésiques locaux ne sont pas utilisables pour tous les types d'anesthésie.

Contre-indications

- Hypersensibilité au produit.
- Porphyrie.
- Troubles du rythme.
- Épilepsie non contrôlée.

Effets indésirables

- Intoxication aux anesthésiques locaux.
- Dépression respiratoire.
- Réactions allergiques.
- **Localement** : hématome, nécrose, paresthésie, réaction cutanée.

Intoxication aux anesthésiques locaux

Risque de surdosage si : dose trop élevée et passage dans la circulation sanguine.
Toxicité qui dépend :
- de la dose;
- du site d'injection;
- de la vitesse d'injection.

Toxicité neurologique : tremblements, goût métallique, céphalées, troubles visuels, acouphènes, convulsions, somnolence, peut aller jusqu'au coma.
Toxicité cardiovasculaire : hypotension artérielle, troubles du rythme, bradycardie, peut aller jusqu'à l'arrêt cardiaque.
Antidote : intralipides.

ANESTHÉSIQUES LOCAUX

GÉNÉRALITÉS

Indiqués dans la prévention de la sensibilité douloureuse
Action limitée à la région d'administration

Mécanismes d'action
Blocage réversible de la conduction nerveuse
Blocage des canaux sodiques voltages et temps dépendants

2 structures chimiques
Esters
Amides

CONTRE-INDICATIONS

Hypersensibilité au produit
Porphyrie
Troubles du rythme
Épilepsie non contrôlée

EFFETS INDÉSIRABLES

Intoxication aux anesthésiques locaux
Dépression respiratoire
Réactions allergiques

Localement : hématome, nécrose, paresthésie, réaction cutanée

INTOXICATION AUX ANESTHÉSIQUES LOCAUX

Risque si dose trop élevée et passage dans la circulation sanguine

Toxicité qui dépend de la dose, du site et de la vitesse d'injection

Neurologique : tremblements, goût métallique, céphalées, troubles visuels, acouphènes, convulsions, somnolence, coma

Cardiovasculaire : hypoTA, troubles du rythme, bradycardie, arrêt cardiaque

Antidote : intralipides

DIFFÉRENTS TYPES D'ANESTHÉSIE

Anesthésie locale
Anesthésie loco-régionale
Rachianesthésie
Péridurale

Tous les anesthésiques locaux ne sont pas utilisables pour tous les types d'anesthésie

Fiche 63

Curares

Généralités

But : relâchement musculaire permettant l'intubation et l'intervention chirurgicale
L'utilisation des curares nécessite le monitorage de la curarisation.
On distingue 2 types de curares :
- Les curares dépolarisants;
- Les curares non dépolarisants.

Indications, contre-indications et effets indésirables communs

Indications

- Faciliter l'intubation.
- Chirurgie nécessitant un relâchement musculaire.

Contre-indications

- Hypersensibilité à un produit.
- Myasthénie.
- Pathologie neuromusculaire.

Effets indésirables

- Réaction allergique.
- Choc anaphylactique.
- Curarisation résiduelle.

Curares dépolarisants

Succinylcholine (Célocurine®).
Durée d'action courte.

Mécanismes d'action

- Agonistes des récepteurs à l'acétylcholine.
- Miment les effets de l'acétylcholine.
- Dépolarisation initiale musculaire.

Indications

- Intubation chez l'estomac plein.
- Intubation difficile.

Contre-indications

- Allergie connue.
- Hyperkaliémie.
- Immobilisation prolongée.
- Hyperthermie maligne.
- Déficit en cholinestérases plasmatiques.

Effets indésirables

- Fasciculations.
- Myalgies.
- Hyperkaliémie.
- Arythmie, bradycardie, tachycardie.

Curares non dépolarisants

Rocuronium (Esmeron®), Atracurium (Tracrium®), Cisatracurium (Nimbex®).
Durée d'action intermédiaire.

Mécanismes d'action

- Antagonistes compétitifs.
- Antagonisent les effets de l'acétylcholine.
- Inhibition de la dépolarisation musculaire.

Esmeron également recommandé en cas d'intubation difficile et/ou estomac plein.
Esmeron contre-indiqué en cas d'insuffisance rénale sévère.

Antagonisation

Pour le Tracrium et le Nimbex : Prostigmine (Néostigmine®).
Pour l'Esmeron : Sugammadex (Bridion®), Prostigmine (Néostigmine).

CURARES

GÉNÉRALITÉS

But : relâchement musculaire permettant l'intubation et l'intervention chirurgicale

Monitorage de la curarisation nécessaire

2 types
Dépolarisants
Non dépolarisants

COMMUNS

Indications
Faciliter l'intubation
Chirurgie nécessitant un relâchement musculaire

Contre-indications
Hypersensibilité à un produit
Myasthénie
Pathologie neuromusculaire

Effets indésirables
Réaction allergique
Choc anaphylactique
Curarisation résiduelle

DÉPOLARISANTS

Durée d'action courte

Intubation chez l'estomac plein
Intubation difficile

Contre-indications : allergie connue, hyperK, maladies neuromusculaires, immobilisation prolongée, hyperthermie maligne, déficit en cholinestérases plasmatiques

Effets indésirables : fasciculations, myalgies, hyperK, arythmie, bradycardie, tachycardie

NON DÉPOLARISANTS

Durée d'action intermédiaire

Esmeron également recommandé en cas d'intubation difficile et/ou estomac plein

Esmeron contre-indiqué en cas d'insuffisance rénale sévère

ANTAGONISATION

Pour le Tracrium et le Nimbex : Prostigmine (Néostigmine)

Pour l'Esmeron : Sugammadex (Bridion) mais Prostigmine également possible

SEMESTRE 3
UE 3.2

Projet de soins infirmiers

Négociation, contrat de soins, alliance thérapeutique

Négociation

> *« Rencontre entre des acteurs qui veulent régler leurs divergences par un arrangement. »*
>
> Christophe Dupont

But : trouver un terrain d'entente.
La négociation fait partie intégrante des échanges entre le soignant et le soigné. L'équipe soignante négocie les soins, les interventions et la prise en charge avec le patient et/ou son entourage. Elle inclut la mise au centre du patient dans sa prise en charge dont il reste l'acteur principal.

Caractéristiques

- Patient = acteur.
- Reconnaissance de l'individualité du patient.
- Respect de la personne.

Les seuls éléments non négociables sont ceux relevant de la législation et de la réglementation.

Contrat de soins

Contrat d'après le Larousse : « Convention, accord de volontés ayant pour but d'engendrer une obligation d'une ou de plusieurs personnes envers une ou plusieurs autres. »
Le contrat de soins est un contrat entre le patient et le professionnel de santé qui le prend en charge.
Dans certains cas, le contrat de soins doit être signé par les deux parties.

Caractéristiques

- Consentement.
- Information.
- Confidentialité.

Alliance thérapeutique

But : élaborer le projet de soins en accord avec le patient.
On parle d'engagement mutuel entre le soignant et le soigné.

Caractéristiques

- Relation de confiance.
- Relation d'aide.
- Écoute.
- Négociation.
- Continuité des soins.
- Partenariat.

Margot Phaneuf : « Dans la chaleur de l'empathie soignante, l'alliance thérapeutique permet au malade de s'engager avec l'infirmière à travailler à son mieux-être » (Margot Phaneuf, Revue de l'infirmière 2014;63(201):36-8).

NÉGOCIATION, CONTRAT DE SOINS, ALLIANCE THÉRAPEUTIQUE

NÉGOCIATION

But : trouver un terrain d'entente

Partie intégrante des échanges soignant-soigné

Négociation des soins, des interventions et de la prise en charge avec le patient et/ou son entourage

Mise au centre du patient

Caractéristiques
Patient = acteur
Reconnaissance individualité
Respect personne

Non négociables : législation, réglementation

ALLIANCE THÉRAPEUTIQUE

Élaborer le projet de soins en accord avec le patient

Engagement mutuel

Caractéristiques
Relation de confiance
Relation d'aide
Écoute
Négociation
Continuité des soins
Partenariat

CONTRAT DE SOINS

Contrat entre le patient et le professionnel de santé qui le prend en charge

Contrat signé

Caractéristiques
Consentement
Information
Confidentialité

Fiche 65

Continuité du projet de soins

Généralités

La continuité du projet de soins correspond à la continuité des soins entre les différents professionnels de santé et les différents services prenant en charge le même patient.

Caractéristiques

- Collaboration.
- Interdisciplinarité.
- Mise en commun des compétences.
- Qualité des soins.
- Coordination des intervenants.
- Travail en réseau.
- Accès aux ressources.

Éléments à considérer

Le patient reste au centre de la prise en charge.
La continuité du projet de soins sous-entend de considérer différentes notions :
- La temporalité;
- Le respect des compétences de chaque professionnel de santé;
- Le partage des savoirs.

Et du côté du patient :
- Le respect de sa vie;
- Le respect de son individualité;
- Le respect de ses capacités mais aussi de ses besoins.

Outils

La continuité du projet de soins est possible à l'aide de plusieurs outils :
- Les transmissions écrites;
- Les transmissions orales;
- La planification;
- Le dossier de soins.

CONTINUITÉ DU PROJET DE SOINS

GÉNÉRALITÉS

Continuité des soins entre les différents professionnels et les différentes structures

Caractéristiques
Collaboration
Interdisciplinarité
Mise en commun des compétences
Qualité des soins
Coordination des intervenants
Travail en réseau
Accès aux ressources

OUTILS

Transmissions écrites

Transmissions orales

Planification

Dossier de soins

ÉLÉMENTS À CONSIDÉRER

Patient au centre de la prise en charge

Temporalité
Respect des compétences de chacun
Partage des savoirs

Patient
Respect de sa vie
Respect de son individualité
Respect de ses capacités,
de ses besoins

Fiche 66

Outils de planification et législation en vigueur

Généralités

La planification est un outil professionnel d'organisation horaire des soins. C'est un outil que l'infirmier peut s'approprier et organiser comme il a envie afin de faciliter son organisation (code couleur, symboles, etc.). On peut y faire figurer également les actions de l'équipe pluridisciplinaire et pas seulement les actes infirmiers.

Caractéristiques
- Organisation des interventions.
- Notion de temporalité.
- Notion de lieu.
- Gestion prévisionnelle des soins.

Planification de Julie

Planification pour l'IDE – Julie VIOLET (secteur X)

	Ch 201	Ch 202	Ch 203
7h	Dextro / insuline + paramètres vitaux	Paramètres vitaux	Paramètres vitaux
8h			Pansement
10h	Antibiotiques	Radio	Antalgiques
12h	Dextro/insuline	Kiné	

Contenu de la planification

Sur la planification, les informations suivantes peuvent être trouvées :
- Nom du patient ou chambre pour respect de la confidentialité ;
- Horaire du soin ;
- Type de soin (rôle propre, rôle sur prescription) ;
- Identification du soignant devant réaliser le soin ;
- Mention d'autres intervenants si besoin.

Législation

Article R. 4311-1 du CSP : « L'exercice de la profession d'infirmier ou d'infirmière comporte l'analyse, l'organisation, la réalisation de soins infirmiers et leur évaluation. »

Compétence 9 du référentiel de compétences infirmier

- « Organiser et coordonner les interventions soignantes. »

OUTILS DE PLANIFICATION ET LÉGISLATION EN VIGUEUR

GÉNÉRALITÉS

Outil professionnel d'organisation horaire des soins

Outil que l'infirmier peut s'approprier et organiser comme il a envie afin de faciliter son organisation

Caractéristiques

Organisation des interventions
Notion de temporalité
Notion de lieu
Gestion prévisionnelle des soins

LÉGISLATION

Article R. 4311-1 du CSP

« L'exercice de la profession d'infirmier ou d'infirmière comporte l'analyse, l'organisation, la réalisation des soins infirmiers et leur évaluation »

Compétence 9 référentiel infirmier

« Organiser et coordonner les interventions soignantes »

CONTENU DE LA PLANIFICATION

Nom du patient ou chambre
Horaire du soin
Type de soin
Identification du soignant
Autres intervenants

Fiche
67

Traçabilité des soins, dossier de soins, transmissions

Dossier de soins

Définition : « Document unique et individualisé regroupant l'ensemble des informations concernant la personne soignée. Il prend en compte l'aspect préventif, curatif, éducatif et relationnel du soin » (Circulaire n° 88 du 15 mars 1985).

Caractéristiques

- Propre à chaque patient (1 patient = 1 dossier).
- Tenu par l'ensemble de l'équipe soignante.
- Traçabilité.
- Débuté à l'entrée du patient.
- Responsabilité infirmière.

2 formes possibles : manuscrit ou informatisé.

Exemple de contenu (liste non exhaustive, cela peut varier d'un établissement à l'autre) :

- Fiche identité du patient;
- Recueil de données;
- Fiche macro-cible d'accueil;
- Fiches spécifiques (ex. : suivi diététique, suivi pansement…);
- Diagramme de soins;
- Transmissions ciblées;
- Fiches de liaison.

Important : les informations contenues dans le dossier de soins sont confidentielles et relèvent du secret professionnel.

Mémo de Julie
En cas de litige, il ne sera considéré que ce qui a été tracé, on part du principe que : « pas noté, pas fait ». D'où l'importance de vraiment noter tout ce qui a été fait.

Transmissions ciblées

La rédaction est guidée pour organiser et structurer les écrits infirmiers.
C'est un outil de traçabilité des informations concernant le patient qui fait partie du dossier de soins.

Caractéristiques

- Synthétiques.
- Claires.
- Énoncé concis de ce qu'il s'est passé.
- Actions en rapport.
- Résultats.

Structure

- Date, nom, signature, fonction.
- Cibles.
- Données.
- Actions.
- Résultats.

Les cibles peuvent porter sur différents éléments :

- Évènement significatif pour le patient;
- Préoccupation pour le patient à un moment donné;
- Changement de l'état de santé du patient;
- Réaction aux thérapeutiques ou aux soins;
- Symptôme;
- Diagnostic infirmier;
- Référence à un autre professionnel de santé.

Transmissions ciblées de Julie
Date, nom, signature : le 23.12.20, Julie VIOLET (IADE) + signature
Cible : Hypokaliémie
Donnée : Potassium au bilan de ce matin à 3 mmol/L
Action : Recharge potassique selon prescription médicale
Résultat : Ionogramme de contrôle cet après-midi : potassium à 3,7 mmol/L

Transmissions orales

Elles complètent les transmissions écrites et sont nécessaires lors du changement d'équipe (ou après un soin pour transmettre au médecin, par exemple).
C'est un outil de communication professionnel structuré; l'information doit être significative, pertinente et complète.
Celui qui transmet peut rédiger une synthèse des transmissions sur une feuille à l'écrit pour l'aider à structurer ses transmissions orales et laisser une trace écrite à sa collègue.
Caractéristiques :

- Adapter le contenu à son interlocuteur;
- Vocabulaire professionnel;
- Contenu synthétique.

Par exemple, vous ne raconterez pas toute l'histoire de la maladie à un soignant qui connaît déjà le patient car il le prenait en charge la veille, mais vous insisterez sur ce qui s'est passé dans la journée.

Transmissions orales de Julie

Vous êtes infirmière de jour aux urgences, et vous transmettez votre secteur à votre collègue de nuit

Box 1 : **madame X, âgée de 60 ans, pas d'ATCD, arrivée cet après-midi pour douleurs abdominales en fosse iliaque droite, elle a vu le médecin, eu son bilan sanguin, son échographie abdominale et ses antalgiques. On attend le compte rendu de l'échographie.**

Box 2 : **monsieur Y, âgé de 20 ans, pas d'ATCD, arrivé il y a 2 heures pour difficultés respiratoires, la saturation en oxygène est de 98 en air ambiant, je l'ai installé en position demi-assise, il attend d'être vu par le médecin. Etc.**

TRAÇABILITÉ DES SOINS, DOSSIER DE SOINS, TRANSMISSIONS

DOSSIER DE SOINS

« Document unique et individualisé regroupant l'ensemble des informations concernant la personne soignée »

Caractéristiques
1 patient = 1 dossier
Tenu par l'ensemble de l'équipe
Traçabilité
Débuté à l'entrée
Responsabilité infirmière

Manuscrit ou informatisé

Contenu
Fiche identité
Recueil données
Macro-cible accueil
Fiches spécifiques
Diagramme soins
Transmissions ciblées
Fiches liaison

Informations confidentielles

Pas noté, pas fait

PLANIFICATION

Outil professionnel organisation horaire des soins
Appropriation pour s'organiser au mieux
Actions équipe pluridisciplinaire + actes infirmiers

TRANSMISSIONS CIBLÉES

Organiser et structurer les écrits

Outils de traçabilité des informations

Synthétiques, claires, énoncé concis, actions en rapport, résultats

Date, nom, signature, fonction
Cibles
Données
Actions
Résultats

TRANSMISSIONS ORALES

Complètent les écrits

Changement d'équipe ou après un soin

Adapter le contenu
Vocabulaire professionnel
Contenu synthétique

SEMESTRE 3
UE 3.3

Rôles infirmiers, organisation du travail et interprofessionnalité

Collaboration

Législation

Article L. 4011-1 du CSP : « Les professionnels de santé travaillant en équipe peuvent s'engager, à leur initiative, dans une démarche de coopération pour mieux répondre aux besoins des patients. »
Article R. 4311-4 du CSP : « Lorsque les actes accomplis et les soins dispensés relevant de son rôle propre sont dispensés [...], l'infirmier ou l'infirmière peut, sous sa responsabilité, les assurer avec la collaboration d'aides-soignants, d'auxiliaires de puériculture ou d'accompagnants éducatifs et sociaux qu'il encadre et dans les limites respectives de la qualification reconnue à chacun du fait de sa formation. »

Définitions

Larousse : « Action de participer à une œuvre commune avec d'autres. »
L'OMS définit la collaboration professionnelle : « Lorsque de nombreux travailleurs de la santé ayant différentes formations professionnelles offrent des services complets en travaillant avec les patients, leurs familles, leurs soignants et les collectivités, afin de prodiguer les soins de la plus grande qualité possible dans différents milieux d'intervention. »

Caractéristiques

- Respect des compétences de chacun.
- Co-responsabilité.
- Implication.
- Travail en équipe.
- Travailler ensemble.
- Complémentarité.
- Partenariat.
- Communication.
- Planification.

Collaboration interprofessionnelle

Six compétences permettant une pratique collaborative efficace (selon le référentiel de compétences interprofessionnelles au Canada) :

- Soins centrés sur la personne, ses proches et la communauté ;
- Communication interprofessionnelle ;
- Clarification des rôles ;
- Leadership collaboratif ;
- Travail d'équipe ;
- Résolution des conflits interprofessionnels.

COLLABORATION

LÉGISLATION

Article L. 4011-1 du CSP

« *Par dérogation, les professionnels de santé peuvent s'engager, à leur initiative, dans une démarche de coopération ayant pour objet d'opérer entre eux des transferts d'activités ou d'actes de soins ou de réorganiser leur mode d'intervention auprès du patient* »

Article R. 4311-4 du CSP

Collaboration avec les aides-soignants, les auxiliaires de puériculture ou les aides médico-psychologiques

DÉFINITIONS

« *Action de participer à une œuvre commune avec d'autres* »

Lorsque de nombreux travailleurs de la santé ayant différentes formations professionnelles offrent des services complets en travaillant avec les patients, leurs familles, leurs soignants et les collectivités, afin de prodiguer les soins de la plus grande qualité possible dans différents milieux d'intervention

CARACTÉRISTIQUES

Respect des compétences de chacun
Co-responsabilité
Implication
Travail en équipe
Travailler ensemble
Complémentarité
Partenariat
Communication
Planification

COLLABORATION INTERPROFESSIONNELLE

Soins centrés sur la personne, ses proches et la communauté

Communication interprofessionnelle

Clarification des rôles

Leadership collaboratif

Travail d'équipe

Résolution des conflits interprofessionnels

Fiche 69

Travail en équipe et travail d'équipe

Définitions

Équipe : ensemble de personnes avec un but commun.
Travail d'équipe : travailler avec d'autres personnes.
Travail en équipe : travailler avec d'autres personnes avec des valeurs et des buts communs (sentiment d'appartenance à un groupe).
Salas définit une équipe comme : « Un ensemble identifiable de deux personnes ou plus qui interagissent de manière dynamique, interdépendante et adaptée vers un but/un objectif/une mission commun(e) et valorisé(e), qui se sont chacune vu affecter des rôles et fonctions spécifiques… » (Salas E et al. Toward an understanding of team performance and training. In: Swezey RW, Salas E, eds. Teams: their training and performance. Norwood, NJ: Able; 1992. p. 329).

Caractéristiques

- Travailler ensemble.
- Inter-relations.
- Appartenance à un groupe.
- But commun.
- Valeurs communes.
- Partage.
- Organisation collective.
- Collaboration.

Différents types

On peut distinguer plusieurs types d'équipe au sein de l'hôpital :
- Équipe de base;
- Équipe de coordination;
- Équipes contingentes;
- Services auxiliaires;
- Services supports;
- Administration.

Résultats mesurables d'un travail d'équipe efficace

D'après l'OMS, adapté de S. M. Mickan, S. A. Rodger, « Effective Health Care Teams: a Model of Six Characteristics Developed from

Shared Perceptions», *Journal of interprofessional care*, 19 août 2005.

Bénéfices organisationnels

- Diminution de la durée et des coûts d'hospitalisation.
- Diminution des admissions imprévues.
- Meilleure accessibilité pour les patients.

Bénéfices pour l'équipe

- Meilleure coordination des soins.
- Utilisation efficace des services de santé.
- Meilleure communication et plus grande diversité professionnelle.

Technique de communication pour les équipes

D'après la HAS.
Utilisation de l'outil appelé SAED :

- S : situation;
- A : antécédents;
- E : évaluation;
- D : demande.

TRAVAIL EN ÉQUIPE ET TRAVAIL D'ÉQUIPE

DÉFINITIONS

Équipe
Ensemble de personnes avec un but commun

Travail d'équipe
Travailler avec d'autres personnes

Travail en équipe
Travailler avec d'autres personnes avec des valeurs et des buts communs

CARACTÉRISTIQUES

Travailler ensemble
Inter-relations
Appartenance à un groupe
But commun
Valeurs communes
Partage
Organisation collective
Collaboration

DIFFÉRENTS TYPES

Équipe de base
Équipe de coordination
Équipes contingentes
Services auxiliaires
Services supports
Administration

TRAVAIL D'ÉQUIPE EFFICACE

Bénéfices organisationnels
Diminution durée et coût d'hospitalisation
Diminution admissions imprévues
Meilleure accessibilité pour les patients

Bénéfices pour l'équipe
Meilleure coordination des soins
Utilisation efficace des services de santé
Meilleure communication et plus grande diversité professionnelle

TECHNIQUE DE COMMUNICATION

SAED

S : situation
A : antécédents
E : évaluation
D : demande

Délégation

Définition

La délégation est le fait de donner le droit à quelqu'un de faire à sa place, en lui déléguant également la responsabilité. C'est l'action de déléguer, de transmettre un pouvoir.
Larousse : « Une décision par laquelle une autorité administrative charge une autre autorité d'exercer ses pouvoirs à sa place. »
Contrairement à la collaboration qui signifie travailler avec, la délégation, elle, c'est le fait de transmettre et de confier la responsabilité à un autre.

Caractéristiques

- Transmettre.
- Transfert de compétence.
- Transfert de responsabilité.
- Légiférée par un texte, une loi ou un décret.
- Valable le temps de l'exécution.
- Compétences déléguées précises.

Législation

Article R. 4312-32 du Code de déontologie des infirmiers : « L'infirmier est personnellement responsable de ses décisions ainsi que des actes professionnels qu'il est habilité à effectuer. »

Limites

L'infirmier ne délègue pas à l'aide-soignant, il collabore avec l'aide-soignant car ce dernier travaille sous la responsabilité de l'infirmier. La responsabilité de l'infirmier n'est pas déléguée à l'aide-soignant.
Attention au glissement de tâches pour certains actes relevant des compétences de l'infirmier que ce dernier confie à l'aide-soignant.
Mise en jeu de la responsabilité professionnelle de l'aide-soignant.

Protocole de coopération

Un protocole de coopération est un document décrivant les activités ou les actes pouvant être transférés d'un professionnel de santé à un autre.

Article L. 4011-1 du CSP : « Les professionnels de santé travaillant en équipe peuvent s'engager, à leur initiative, dans une démarche de coopération pour mieux répondre aux besoins des patients. Par des protocoles de coopération, ils opèrent entre eux des transferts d'activités ou d'actes de soins ou de prévention ou réorganisent leurs modes d'intervention auprès du patient. »
Il doit être validé par l'ARS et la HAS.

DÉLÉGATION

DÉFINITION

Donner le droit à quelqu'un de faire à sa place

Déléguer la responsabilité

Transmettre et confier la responsabilité à un autre

CARACTÉRISTIQUES

Transmettre
Transfert de compétence
Transfert de responsabilité
Légiférée par un texte, une loi ou un décret
Valable le temps de l'exécution
Compétences déléguées précises

LÉGISLATION

Article R. 4312-32 du Code de déontologie des infirmiers

« *L'infirmier est personnellement responsable de ses décisions ainsi que des actes professionnels qu'il est habilité à effectuer* »

LIMITES

L'infirmier ne délègue pas à l'aide-soignant
Ils collaborent

Attention au glissement de tâches

PROTOCOLE DE COOPÉRATION

Document décrivant les activités ou les actes pouvant être transférés d'un professionnel de santé à un autre

Validé par l'ARS et la HAS

Article L. 4011-1 du CSP

« *Par dérogation, les professionnels de santé peuvent s'engager, à leur initiative, dans une démarche de coopération ayant pour objet d'opérer entre eux des transferts d'activités ou d'actes de soins ou de réorganiser leur mode d'intervention auprès du patient* »

Fiche 71

Autonomie professionnelle

Définition

L'autonomie professionnelle désigne la capacité d'un individu à résoudre un problème en mobilisant ses compétences.

> *« Elle fait appel à la compétence, à la connaissance du cadre, des règles et à la capacité de faire des choix. Les choix seront différents en fonction de son niveau de compétence. »*
>
> Jacqueline Morin Compréhension et représentation de l'autonomie affective dans un contexte éducatif : essai herméneutique. Thèse de doctorat, Université de Montréal, Sciences de l'éducation ; 1992.

Elle permet de définir :
- Ce que le professionnel est capable de faire ;
- Ce que le professionnel n'est pas capable de faire.

Caractéristiques

- Maîtrise des savoirs.
- Prise en compte de son environnement.
- Mobilisation de ses capacités.
- Mesure des bénéfices et des risques.
- Responsabilité.
- Indépendance.
- Interdépendance aux autres intervenants.

Législation

L'autonomie professionnelle de l'infirmier est délimitée par son cadre réglementaire :
- Le Code de la santé publique ;
- Le Code de déontologie des infirmiers ;
- Le référentiel de compétences de la profession.

AUTONOMIE PROFESSIONNELLE

DÉFINITION

Capacité d'un individu à résoudre un problème en mobilisant ses compétences

Permet de définir

Ce que le professionnel est capable de faire
Ce que le professionnel n'est pas capable de faire

LÉGISLATION

Code de la santé publique

Code de déontologie des infirmiers

Référentiel de compétences

CARACTÉRISTIQUES

Maitrise des savoirs
Prise en compte de son environnement
Mobilisation de ses capacités
Mesure des bénéfices et des risques
Responsabilité
Indépendance
Interdépendance

Fiche
72

Compétences

Définition

Selon Jacques Tardif, la **compétence** est « un savoir-agir complexe prenant appui sur la mobilisation et la combinaison efficaces d'une variété de ressources internes et externes à l'intérieur d'une famille de situations » (Poumay M, Tardif J, Georges F. Organiser la formation à partir des compétences : un pari gagnant pour l'apprentissage dans le supérieur. Louvain-la-Neuve, Belgique: De Boeck Supérieur; 2017).
Elle ne désigne pas seulement le savoir-faire, mais également le savoir et le savoir-être.
Elles sont mobilisées dans un contexte précis.
On distingue la compétence individuelle et la compétence collective.

Caractéristiques de la compétence

- Connaissances.
- Savoirs théoriques.
- Savoirs expérientiels.
- Savoirs procéduraux.
- Savoir-être.
- Savoir-faire.
- Aptitudes.
- Ressources physiologiques.
- Ressources émotionnelles.
- Contexte précis.

Compétence collective

Selon Zarifian, la compétence collective est la « faculté à mobiliser des réseaux d'acteurs autour des mêmes situations, à partager des enjeux, à assumer des domaines de coresponsabilité » (Zarifian P. Le modèle de la compétence. Rueil-Malmaison: Éditions Liaisons; 2001).
3 fondamentaux selon Guy Le Boterf (Le Boterf G. Repenser la compétence. 2e éd. Groupe Eyrolles – Éditions d'Organisation; 2008) :
- Un savoir coopérer;
- Un pouvoir coopérer;
- Un vouloir coopérer.

10 compétences infirmières

Le référentiel de formation est articulé autour des dix compétences nécessaires pour l'exercice du métier d'infirmier (et l'obtention du diplôme d'État) :

1. évaluer une situation clinique et établir un diagnostic dans le domaine infirmier;
2. concevoir et conduire un projet de soins infirmiers;
3. accompagner une personne dans la réalisation de ses soins quotidiens;
4. mettre en œuvre des actions à visée diagnostique et thérapeutique;
5. initier et mettre en œuvre des soins éducatifs et préventifs;
6. communiquer et conduire une relation dans un contexte de soins;
7. analyser la qualité des soins et améliorer sa pratique professionnelle;
8. rechercher et traiter des données professionnelles et scientifiques;
9. organiser et coordonner des interventions soignantes;
10. informer et former des professionnels et des personnes en formation.

COMPÉTENCES

DÉFINITION

Jacques Tardif : « *Un savoir-agir complexe prenant appui sur la mobilisation et la combinaison efficaces d'une variété de ressources internes et externes à l'intérieur d'une famille de situations* »

Savoir-faire, savoir, savoir-être

Mobilisées dans un contexte précis

COMPÉTENCE COLLECTIVE

Zarifian : « *Faculté à mobiliser des réseaux d'acteurs autour des mêmes situations, à partager des enjeux, à assumer des domaines de coresponsabilité* »

3 fondamentaux

Savoir coopérer
Pouvoir coopérer
Vouloir coopérer

CARACTÉRISTIQUES

Connaissances
Savoirs théoriques
Savoirs expérientiels
Savoirs procéduraux
Savoir-être
Savoir-faire
Aptitudes
Ressources physiologiques
Ressources émotionnelles
Contexte précis

10 COMPÉTENCES INFIRMIÈRES

1. Évaluer une situation clinique et établir un diagnostic dans le domaine infirmier
2. Concevoir et conduire un projet de soins infirmiers
3. Accompagner une personne dans la réalisation de ses soins quotidiens
4. Mettre en œuvre des actions àvisée diagnostique et thérapeutique
5. Initier et mettre en œuvre des soins éducatifs et préventifs
6. Communiquer et conduire une relation dans un contexte de soins
7. Analyser la qualité des soins et améliorer sa pratique professionnelle
8. Rechercher et traiter des données professionnelles et scientifiques
9. Organiser et coordonner des interventions soignantes
10. Informer et former des professionnels et des personnes en formation

Inter ou pluriprofessionnalité

Interprofessionnalité

« Inter » : entre, parmi, au milieu de.
Ensemble des professionnels travaillant dans un but commun, en partageant leurs connaissances, leurs analyses et leurs expériences.

Caractéristiques

- Communication.
- Interactions.
- Partage de connaissances.
- Partage d'expériences.
- Synergie des compétences.
- Cohérence des actions.
- Confiance.
- Écoute.
- Coordination.

Dans l'interprofessionnalité, il y a des échanges entre les professionnels.

Pluriprofessionnalité

« Pluri » : plusieurs.
Plusieurs intervenants participent à la prise en charge du patient en restant cloisonnés, sans échanger entre eux. Ils ont également un but commun.

Caractéristiques

- Pas d'interaction entre les professionnels.
- Cloisonnement.
- Compétences juxtaposées.

INTERPROFESSIONNALITÉ

Inter : entre, parmi, au milieu de

Ensemble des professionnels travaillant dans un but commun, en partageant leurs connaissances, leurs analyses et leurs expériences

Caractéristiques

Communication
Interactions
Partage de connaissances et d'expériences
Synergie des compétences
Cohérence des actions
Confiance, écoute
Coordination

Il y a échanges entre les professionnels

INTER OU PLURIPROFESSIONNALITÉ

PLURIPROFESSIONNALITÉ

Pluri : plusieurs

Plusieurs intervenants participent à la prise en charge du patient en restant cloisonnés, sans échanger entre eux

Ils ont également un but commun

Caractéristiques

Pas d'interaction
Cloisonnement
Compétences juxtaposées

Posture professionnelle, identité professionnelle, coopération dans les soins

Posture professionnelle

Attitude générale ou positionnement adapté pour exercer un métier, tenir un rôle professionnel, exercer une fonction, remplir une mission.

Guy Le Boterf Repenser la compétence. 2e éd. Groupe Eyrolles – Éditions d'Organisation ; 2008.

Elle regroupe les savoirs professionnels, les pratiques professionnelles et la posture.

Caractéristiques

- Centrée sur le patient.
- Centrée sur les soins.
- Autonomie.
- Indépendance.
- Identité professionnelle.

Identité professionnelle

L'identité professionnelle commence à se construire dès l'entrée en formation.

Les identités professionnelles sont des manières socialement reconnues, pour les individus, de s'identifier les uns les autres, dans le champ du travail et de l'emploi

Claude Dubar.

Formes identitaires et socialisation professionnelle. Revue française de sociologie. 1992.

La notion d'identité professionnelle renvoie à trois éléments principaux selon Fray et Picouleau (Fray AM, Picouleau S. Le diagnostic de l'identité professionnelle : une dimension essentielle pour la qualité au travail. Manag Avenir. 2010;8(38):72-88) :

- Le monde vécu du travail ;
- Les relations de travail ;
- Les trajectoires professionnelles et la perception de l'avenir.

Elle se construit en relation avec l'évolution des projets professionnels et de leur aboutissement.

Caractéristiques

- Appartenance à un groupe.
- Compétences.
- Valeurs.
- Savoirs.
- Reconnaissance sociale.

Coopération dans les soins

La coopération est la contribution à un projet en commun. Elle comprend plusieurs acteurs qui vont mettre en commun et juxtaposer leur travail.

Caractéristiques

- Partage des tâches.
- Leadership.
- Organisation.
- Coordination.

Un protocole de coopération est un document décrivant les activités ou les actes pouvant être transférés d'un professionnel de santé à un autre.

POSTURE PROFESSIONNELLE, IDENTITÉ PROFESSIONNELLE, COOPÉRATION DANS LES SOINS

POSTURE PROFESSIONNELLE

« Attitude générale ou positionnement adapté pour exercer un métier, tenir un rôle professionnel, exercer une fonction, remplir une mission »

Savoirs professionnels
Pratiques professionnelles
Posture

Caractéristiques
Centrée sur le patient
Centrée sur les soins
Autonomie
Indépendance
Identité professionnelle

IDENTITÉ PROFESSIONNELLE

Commence à se construire dès l'entrée de la formation

3 éléments principaux
Monde vécu du travail
Relations de travail
Trajectoires professionnelles

Caractéristiques
Appartenance à un groupe
Compétences
Valeurs
Savoirs
Reconnaissance sociale

COOPÉRATION

Contribution à un projet commun

Plusieurs acteurs qui vont mettre en commun et juxtaposer leur travail

Caractéristiques
Partage des tâches
Leadership
Organisation
Coordination

Un protocole de coopération est un document décrivant les activités ou les actes pouvant être transférés d'un professionnel de santé à un autre

Fiche 75

Réseaux de soins et interdisciplinarité

Définition

Les réseaux de santé ont été créés par la loi du 4 mars 2002 relative aux droits des malades et à la qualité du système de santé.
Loi du 4 mars 2002 : « Les réseaux de santé ont pour objet de favoriser l'accès aux soins, la coordination, la continuité ou l'interdisciplinarité des prises en charge sanitaires, notamment de celles qui sont spécifiques à certaines populations, pathologies ou activités sanitaires. Ils assurent une prise en charge adaptée aux besoins de la personne tant sur le plan de l'éducation à la santé, de la prévention, du diagnostic que des soins. Ils peuvent participer à des actions de santé publique. Ils procèdent à des actions d'évaluation afin de garantir la qualité de leurs services et prestations. »

Exemples

- Réseaux de soins palliatifs.
- Réseaux diabète.
- Réseaux cancers.
- Réseaux hépatite C.

Objectifs

- Favoriser l'accès, la coordination et la continuité des soins.
- Favoriser l'interdisciplinarité.
- Assurer une prise en charge adaptée.
- Participer à des actions de santé publique.
- Procéder à des actions d'évaluation.

Caractéristiques

- Projet médical.
- Coordination des soins.
- Formation et information des professionnels.
- Évaluation du projet.

Catégories

- Réseaux centrés sur une pathologie.
- Réseaux institutionnels.
- Réseaux relationnels.
- Réseaux de proximité.

RÉSEAUX DE SOINS ET INTERDISCIPLINARITÉ

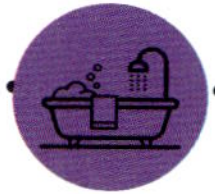

DÉFINITION

Loi du 4 mars 2002

« Les réseaux de santé ont pour objet de favoriser l'accès aux soins, la coordination, la continuité ou l'interdisciplinarité des prises en charge sanitaires, notamment de celles qui sont spécifiques à certaines populations, pathologies ou activités sanitaires. Ils assurent une prise en charge adaptée aux besoins de la personne tant sur le plan de l'éducation à la santé, de la prévention, du diagnostic que des soins. Ils peuvent participer à des actions de santé publique. Ils procèdent à des actions d'évaluation afin de garantir la qualité de leurs services et prestations »

CARACTÉRISTIQUES

Projet médical
Coordination des soins
Formation et information des professionnels
Évaluation du projet

OBJECTIFS

Favoriser accès, coordination et continuité soins
Favoriser interdisciplinarité
Assurer prise en charge adaptée
Participe à des actions de santé publique
Procéder à des actions d'évaluation

CATÉGORIES

Réseaux centrés sur une pathologie
Réseaux institutionnels
Réseaux relationnels
Réseaux de proximité

Fiche
76

Rôles, fonctions et compétences de l'infirmier

Définition du métier d'infirmier

Le métier est défini par l'article **R. 4311-1** du Code de la santé publique : « L'exercice de la profession d'infirmier ou d'infirmière comporte l'analyse, la réalisation de soins infirmiers et leur évaluation, la contribution au recueil de données cliniques et épidémiologiques et la participation à des actions de prévention, de dépistage, de formation et d'éducation à la santé. »
Parmi les actes infirmiers, on distingue 4 catégories :
- Actes relevant du rôle propre de l'IDE;
- Actes nécessitant une prescription médicale ou un protocole;
- Actes nécessitant une prescription et réalisables à condition qu'un médecin puisse intervenir à tout moment;
- Actes réalisés par le médecin auxquels participe l'infirmier.

Rôle propre

Selon l'article **R. 4311-3 du CSP** : « Relèvent du rôle propre de l'infirmier les soins liés aux fonctions d'entretien et de continuité de la vie et visant à compenser partiellement ou totalement un manque ou une diminution d'autonomie d'une personne ou d'un groupe de personnes. »
Exemples d'actes : soins visant à assurer l'hygiène de la personne et de son environnement, surveillance de l'hygiène et de l'équilibre alimentaire, dépistage et évaluation des risques de maltraitance, aide à la prise des médicaments non injectables, surveillance de leurs effets et éducation du patient, ventilation manuelle instrumentale par masque…

Rôle sur prescription médicale

Selon l'article **R. 4311-7 du CSP** : « L'infirmier ou l'infirmière est habilité à pratiquer les actes suivants soit en application d'une prescription médicale […], qui sauf urgence, est écrite, qualitative et quantitative, datée et signée, soit en application d'un protocole écrit, qualitatif et quantitatif, préalablement établi, daté et signé par un médecin. »
Exemples d'actes : injections, perfusions, mise en place et ablation d'un cathéter court, surveillance de cathéters veineux centraux, pose de bandages de contention, pose de sondes gastriques, pose de sondes vésicales…

Rôle sur prescription médicale à condition qu'un médecin puisse intervenir à tout moment

Selon l'article **R. 4311-9 du CSP** : « L'infirmier ou l'infirmière est habilité à accomplir sur prescription médicale écrite, qualitative et quantitative, datée et signée, les actes et soins suivants, à condition qu'un médecin puisse intervenir à tout moment... »
Exemples d'actes : injections et perfusions de produits d'origine humaine, injections de médicaments dans des cathéters périduraux, ablation de cathéters centraux et intrathécaux, utilisation d'un défibrillateur manuel...

Participation à la mise en œuvre par le médecin de techniques spécifiques

Selon l'article R. 4311-10 du CSP :
« L'infirmier ou l'infirmière participe à la mise en œuvre par le médecin des techniques suivantes :
- Première injection d'une série d'allergènes;
- Premier sondage vésical chez l'homme en cas de rétention;
- Enregistrement d'[ECG ou d'EEG] avec épreuves d'effort ou emploi de médicaments modificateurs;
- Prise et recueil de pression hémodynamique faisant appel à des techniques à caractère vulnérant autres que celles mentionnées à l'article R. 4311-7;
- Actions mises en œuvre en vue de faire face à des situations d'urgence vitale;
- Explorations fonctionnelles comportant des épreuves pharmacodynamiques, d'effort, de stimulation ou des tests de provocation;
- Pose de systèmes d'immobilisation après réduction;
- Activités, en équipe pluridisciplinaire, de transplantation d'organes et de greffe de tissus;
- Transports sanitaires. »

Situations d'urgence

Selon l'article **R. 4311-14 du CSP** :
« En l'absence d'un médecin, l'infirmier ou l'infirmière est habilité, après avoir reconnu une situation comme relevant de l'urgence ou de la détresse psychologique, à mettre en œuvre des protocoles de soins d'urgence, préalablement écrits, datés et signés par le médecin responsable. Dans ce cas, l'infirmier ou l'infirmière accomplit les actes conservatoires nécessaires jusqu'à l'intervention d'un médecin. Ces actes doivent obligatoirement faire l'objet de sa part d'un compte rendu écrit, daté, signé, remis au médecin et annexé au dossier du patient.

En cas d'urgence et en dehors de la mise en œuvre du protocole, l'infirmier ou l'infirmière décide des gestes à pratiquer en attendant que puisse intervenir un médecin. Il prend toutes mesures en son pouvoir afin de diriger la personne vers la structure de soins la plus appropriée à son état. »

Compétences de l'infirmière

Les compétences sont rédigées en termes de capacités devant être maîtrisées par les professionnels et attestées par l'obtention du diplôme d'État. Elles sont au nombre de dix :

1. évaluer une situation clinique et établir un diagnostic dans le domaine infirmier ;
2. concevoir et conduire un projet de soins infirmiers ;
3. accompagner une personne dans la réalisation de ses soins quotidiens ;
4. mettre en œuvre des actions à visée diagnostique et thérapeutique ;
5. initier et mettre en œuvre des soins éducatifs et préventifs ;
6. communiquer et conduire une relation dans un contexte de soins ;
7. analyser la qualité des soins et améliorer sa pratique professionnelle ;
8. rechercher et traiter des données professionnelles et scientifiques ;
9. organiser et coordonner des interventions soignantes ;
10. informer et former des professionnels et des personnes en formation.

RÔLES, FONCTIONS ET COMPÉTENCES DE L'INFIRMIER

DÉFINITION DU MÉTIER

R. 4311-1 du CSP
Soins infirmiers + évaluation
Recueil de données
Actions de prévention, dépistage, formation et éducation à la santé

SITUATIONS D'URGENCE

R. 4311-14 du CSP
Infirmier habilité lors d'une situation d'urgence à mettre en œuvre des protocoles préalablement écrits

COMPÉTENCES DE L'INFIRMIÈRE

10 compétences

Doivent être maîtrisées par les professionnels et attestées par l'obtention du DE

ACTES INFIRMIERS

R. 4311-3
Actes relevant du rôle propre

R. 4311-7
Actes nécessitant une prescription médicale

R. 4311-9
Actes nécessitant une prescription et réalisables à condition qu'un médecin puisse intervenir à tout moment

R. 4311-10
Actes réalisés par le médecin auxquels participe l'infirmier

Fiche 77

Histoire, organisation et représentation de la profession d'infirmière

Antiquité

Hippocrate : père de la médecine.
Dans l'Antiquité, ce sont les thérapies magiques à base de plantes et de pierres qui sont prédominantes.

Moyen Âge

Cette période est marquée par le développement de l'institution religieuse; les femmes soignantes sont des religieuses. L'Homme est la créature de Dieu.
Développement des « Hôtels-Dieu » : ce sont les prémices des hôpitaux, ils sont gérés par des religieux.

Révolution française

Évolution des pratiques soignantes qui sont progressivement séparées de la religion; c'est le début de la laïcité chez les femmes soignantes.
La santé publique devient une priorité.
Après la Révolution, les centres hospitaliers sont restaurés; naissance de l'hôpital laïc et nationalisé.

XIXe siècle

Les progrès scientifiques influent sur la pratique des soins, notamment avec les découvertes de Louis Pasteur (1822-1895), scientifique français. L'infirmière devient auxiliaire médicale.

- Découverte de la vaccination.
- Identification des bactéries.
- Premiers médicaments.
- Débuts des soins techniques.
- Premières transfusions.

Florence Nightingale (1820-1910) : infirmière britannique.

- Nécessité d'une formation adaptée.

XXe siècle

Le début du XXe siècle est marqué par la création des écoles d'infirmières.

Anna Hamilton (1864–1938) : médecin français, ouvre une école d'infirmières en 1902.

Léonie Chaptal (1873–1937) : infirmière française, création d'une des premières écoles d'infirmières en 1905.

- Promouvoir la formation et le développement de la profession.
- Création de la revue de l'infirmière française.
- Officialisation de la profession avec les premiers textes de loi.

1924 : création du diplôme d'État d'infirmière.

Loi du 8 avril 1946 du Code de la santé publique : « Exerce la profession infirmière toute personne qui donne habituellement, dans les services publics ou privés d'hospitalisation ou de consultation, des soins prescrits par un médecin. »

1959 : création de la fonction d'aide-soignante.

1984 : définition du rôle propre de l'infirmière.

Le soin devient progressivement centré sur le patient et la maladie.

XXIe siècle

2007 : création de l'ordre national des infirmiers.

2009 : création d'un référentiel de formation, d'activités et de compétences avec un enseignement qui tend vers le modèle universitaire et la reconnaissance d'une licence.

2018 : création de la formation de l'infirmier en pratique avancée (IPA).

HISTOIRE, ORGANISATION ET REPRÉSENTATION DE LA PROFESSION D'INFIRMIÈRE

ANTIQUITÉ

Hippocrate

Thérapies magiques

MOYEN-ÂGE

Développement de l'institution religieuse

Femmes soignantes = religieuses

Homme créature de Dieu

Développement des Hôtels-Dieu : prémices de l'hôpital géré par les religieux

RÉVOLUTION

Évolution des pratiques soignantes

Début laïcité chez les femmes soignantes

Santé publique devient une priorité

Centres hospitaliers restaurés

Hôpital laïc et nationalisé

XIXe SIÈCLE

Progrès scientifiques

Louis Pasteur

Vaccination
Identification des bactéries
Premiers médicaments
Soins techniques
Transfusions

Florence Nightingale

XXe SIÈCLE

Écoles d'infirmières

Anna Hamilton
Léonie Chaptal

1924 : création du DE

1959 : fonction aide-soignante

Soins centrés sur le patient et la maladie

XXIe SIÈCLE

2007 : création ordre national infirmiers

2009 : universitarisation des études

2018 : formation IPA

SEMESTRE 3
UE 4.2
Soins relationnels

Relation d'aide : écoute, attitudes, techniques

Relation d'aide

La relation d'aide est une relation entre le soignant et le soigné. On parle également de relation thérapeutique. Le soignant aide le soigné à faire face à un problème.

> *Relation permissive, structurée de manière précise, qui permet au client d'acquérir une compréhension de lui-même à un degré qui le rend capable de progresser à la lumière de sa nouvelle orientation.*
>
> Carl Rogers

Caractéristiques

- Centrée sur le patient.
- Écoute active.
- Non-jugement.
- Authenticité.

On distingue plusieurs phases dans cette relation :

- Phase d'orientation ;
- Phase d'identification ;
- Phase d'exploitation ;
- Phase de résolution.

Écoute

L'écoute active permet au soignant d'être centré sur le patient. Elle est importante dans la relation d'aide.

Caractéristiques de l'écoute active

- Non-jugement.
- Attitude ouverte.
- Reformulation au besoin.
- S'assurer de la bonne compréhension.
- Respect de l'autre.
- Empathie.
- Congruence.

Attitudes

L'attitude concerne à la fois le physique et l'état d'esprit.
L'attitude physique du soignant comme du soigné révèle une posture bien précise. On distingue parmi les postures existantes : la soumission, la domination, le partage et le rejet.
On parle également d'attitude ouverte ou fermée à la discussion (ex. : bras croisés, regards fuyants, etc.).

Techniques

Il existe plusieurs techniques de communication qu'on peut mettre en place lors d'une relation d'aide :
- L'écoute active;
- Le silence;
- La reformulation;
- La clarification;
- La confrontation.

On distingue également les questions ouvertes et les questions fermées.

RELATION D'AIDE : ÉCOUTE, ATTITUDES, TECHNIQUES

RELATION D'AIDE

Relation soignant-soigné
Relation thérapeutique
Aider le soigné à faire face à un problème

Caractéristiques
Centrée sur le patient
Écoute active
Non-jugement
Authenticité

Différentes phases
Orientation
Identification
Exploitation
Résolution

ÉCOUTE

Écoute active importante
dans la relation d'aide

Caractéristiques
Non-jugement
Attitude ouverte
Reformulation au besoin
S'assurer de la bonne compréhension
Respect de l'autre
Empathie
Congruence

ATTITUDES

Physique et état d'esprit

Révèle une posture bien précise

Postures
Soumission
Domination
Partage
Rejet

Attitudes ouvertes ou fermées

TECHNIQUES

Écoute active
Silence
Reformulation
Clarification
Confrontation

Questions ouvertes
Questions fermées

Fiche
79

Entretiens infirmiers

Généralités

L'entretien infirmier est l'outil de base des soins relationnels.
Il existe plusieurs types d'entretien selon qu'il soit attendu ou non :
- Entretien programmé ou non programmé;
- Entretien formel ou informel.

L'entretien, comme les autres soins, peut être intégré à la planification des soignants.
Il est confidentiel; ce qui en ressort est protégé par le secret professionnel.

Objectifs

Selon l'objectif attendu de l'entretien, celui-ci peut prendre plusieurs formes :
- Entretien d'accueil;
- Entretien d'aide;
- Entretien de recueil de données;
- Entretien de groupe;
- Entretien à distance.

Points clés

Mener un entretien nécessite de respecter quelques points clés :
- Choisir un lieu calme;
- Gérer son temps;
- Adopter une posture adéquate.

Pour mener l'entretien :
- Écoute active;
- Empathie;
- Privilégier les questions ouvertes;
- Adapter son langage;
- Laisser le patient s'exprimer.

Méthodes d'entretiens

On distingue plusieurs méthodes :
- Entretien non directif;
- Entretien directif;
- Entretien semi-directif.

Non directif : entretien « libre ».
Directif : questions précises type questionnaire.

Semi-directif : quelques questions sont préparées, mais l'entretien est plus libre, des relances sont prévues si besoin.
Pour l'entretien directif et semi-directif, une grille d'entretien est préparée et travaillée par le soignant en amont.
La reformulation est une méthode indispensable pour s'assurer de la bonne compréhension de ce qui a été dit.

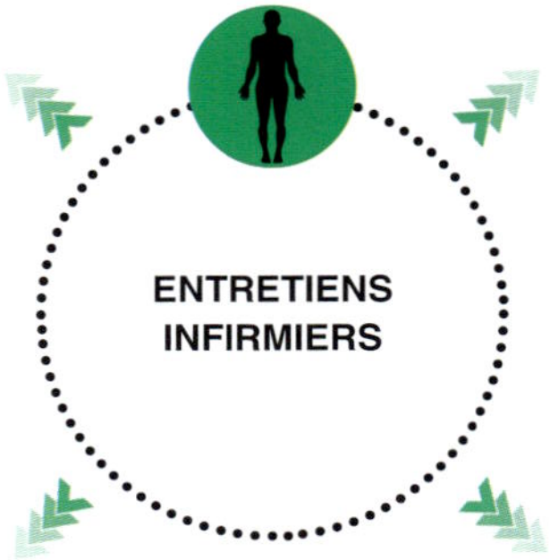

GÉNÉRALITÉS

Outil de base des soins relationnels

Entretien programmé ou non
Entretien formel ou informel

Peut être intégré à la planification

Confidentiel
Protégé par le secret professionnel

POINTS CLÉS

Lieu calme
Gestion du temps
Posture adéquate

Écoute active
Empathie
Questions ouvertes
Langage adapté
Laisser le patient s'exprimer

OBJECTIFS

Entretien d'accueil
Entretien d'aide
Entretien de recueil de données
Entretien de groupe
Entretien à distance

MÉTHODES

Non directif

Directif
Semi-directif

Grille d'entretien pour le directif
et le semi-directif

Reformulation indispensable
S'assurer de la bonne compréhension

Alliance thérapeutique

Généralités

L'alliance thérapeutique est une alliance entre le soignant et le soigné. Elle sous-entend un engagement des deux parties.
Elle permet l'élaboration du projet de soins (et du projet de vie) en accord avec le patient. Elle répond à ses attentes, ses besoins, ses désirs et sa demande de soins.
C'est une relation de confiance basée sur un consentement éclairé. Le patient doit être suffisamment informé pour donner son consentement.

> *Dans la chaleur de l'empathie soignante, l'alliance thérapeutique permet au malade de s'engager avec l'infirmière à travailler à son mieux-être.*
>
> Margot Phaneuf La relation soignant soigné. L'accompagnement thérapeutique. Chenelière Éducation ; 2016.

Caractéristiques de l'alliance thérapeutique

- Relation de confiance.
- Relation d'aide.
- Écoute active.
- Négociation.
- Continuité des soins.
- Partenariat.
- Réciprocité.

Aspects fondamentaux

Selon Marie Claude Mateo (Mateo MC. Alliance thérapeutique. In: Les concepts en sciences infirmières. Association de recherche en soins infirmiers; 2012), l'alliance thérapeutique comporte 4 aspects fondamentaux :
- La négociation;
- La mutualité;
- La confiance;
- L'acceptation.

Demande de soin

2 types de demandes :
- Demande de soins explicite;
- Demande de soins implicite.

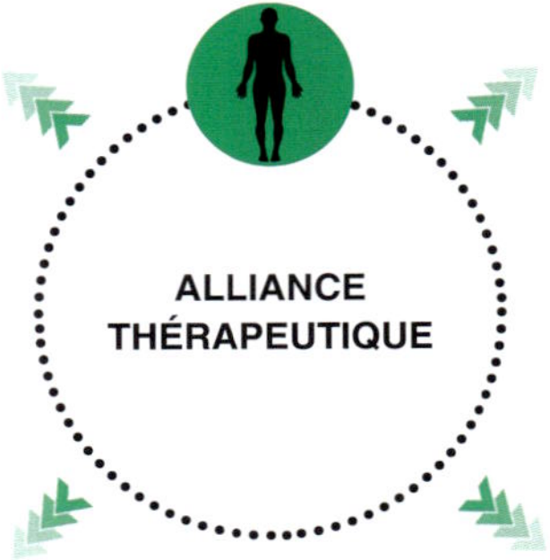

GÉNÉRALITÉS

Alliance entre le soignant et le soigné
Engagement des 2 parties

Permet l'élaboration du projet de soins en accord avec le patient

Réponse aux attentes, désirs, besoins et demande de soin du patient

Relation de confiance
Consentement éclairé

ASPECTS FONDAMENTAUX

Négociation
Mutualité
Confiance
Acceptation

CARACTÉRISTIQUES

Relation de confiance
Relation d'aide
Écoute active
Négociation
Continuité des soins
Partenariat
Réciprocité

DEMANDE DE SOIN

Demande implicite
Demande explicite

Réactions comportementales et manifestations

Différents canaux

La relation soignant-soigné est possible grâce à la communication. Des signes verbaux et non verbaux sont utilisés de manière consciente (ou non) afin d'exprimer leur message.
Trois canaux pour exprimer ses émotions selon Mehrabian et Morton (Mehrabian A, Wiener M. Decoding of Inconsistent Communications. Journal of Personality and Social Psychology. 1967;6(1):109-14) :
- Le verbal;
- Le paraverbal;
- Le non verbal.

Signes verbaux

Les signes verbaux correspondent aux mots utilisés.
3 registres de langage :
- Familier;
- Courant;
- Soutenu.

Le vocabulaire, la syntaxe et les temps de conjugaison utilisés font aussi partie des signes verbaux.

Signes paraverbaux

Les signes paraverbaux correspondent à tout ce qui touche à la voix :
- Débit de parole;
- Intonation;
- Articulation;
- Pauses ou silences.

Signes non verbaux

Les signes non verbaux désignent ce qui est visible sur la personne :
- Apparence physique;
- Regard;
- Geste;

- Posture ou attitude;
- Expression du visage;
- Toucher;
- Distance utilisée.

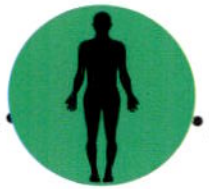

RÉACTIONS COMPORTEMENTALES ET MANIFESTATIONS

DIFFÉRENTS CANAUX

Relation soignant-soigné possible grâce à la communication

3 canaux pour exprimer ses émotions
Verbal
Paraverbal
Non verbal

SIGNES PARAVERBAUX

Ce qui touche à la voix

Débit de parole
Intonation
Articulation
Pauses ou silences

SIGNES VERBAUX

Mots utilisés

3 registres de langage
Familier
Courant
Soutenu

Vocabulaire
Syntaxe
Temps de conjugaison

SIGNES NON VERBAUX

Apparence physique
Regard
Geste
Posture ou attitude
Expression du visage
Toucher
Distance utilisée

Fiche 82

Réactions adaptées à des situations spécifiques

Mécanismes de défense

Face à des situations spécifiques, le soignant et le soigné peuvent utiliser des mécanismes de défense dans leur relation.
Exemples de mécanisme de défense :
- Projection;
- Banalisation;
- Technicisation;
- Évitement;
- Fuite.

Crise

La crise induit une perte de repères chez le soigné.
3 phases : la pré-crise marquée par un incident critique, la crise et la sortie de crise.
Émotions présentes lors d'une crise :
- Colère;
- Tristesse;
- Agressivité;
- Violence.

La gestion de la crise est importante afin de limiter la survenue de violences.

Détresse

Face à une détresse, la réaction du soignant devra permettre de diminuer l'anxiété du soigné. Le patient n'est pas capable de s'en sortir tout seul.
Attitude relationnelle face à une détresse :
- Écoute active;
- Empathie.

Deuil

Le deuil nécessite un accompagnement adapté.
Attitude relationnelle face à un deuil :
- Écoute active;
- Empathie;

- Accompagnement;
- Soutien.

Conflits

Le conflit est une lutte entre deux tendances simultanées opposées. C'est l'opposition de pensées, d'intérêts, d'opinions ou de sentiments.

Stratégies mises en place

- Résolution.
- Apaisement.
- Évitement.
- Compétition.
- Compromis.
- Collaboration.

Violence

La violence est un mécanisme de défense en plusieurs étapes :
- Accumulation d'émotions;
- Tension nerveuse;
- Passage à l'acte;
- Détente.

Causes : prise d'alcool ou de drogue, stress, crise, incident déclenchant.
Le passage à l'acte est imprévisible, souvent en réponse à un élément déclenchant.
Une situation de violence n'est pas toujours propice à la mise en place d'une relation entre le soignant et le soigné.
Conséquences chez le soignant :
- Mise en place de mécanisme de défense;
- Stress;
- Parfois diminution de l'empathie;
- Prise de distance.

Gestion d'une situation violente :
- Ne pas être seul;
- Isoler le patient;
- Faire preuve d'adaptation.

Mémo de Julie
Attention, la contention physique et l'administration de médicaments à visée sédative sont des prescriptions médicales.

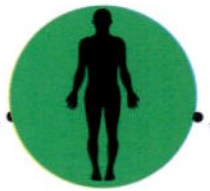

RÉACTIONS ADAPTÉES À DES SITUATIONS SPÉCIFIQUES

MÉCANISMES DE DÉFENSE

Utilisation de mécanismes de défense dans des situations spécifiques

Exemples : projection, banalisation, technicisation, évitement, fuite

CRISE

Perte de repères chez le soigné

3 phases : pré-crise, crise, sortie de crise

Émotions
Colère
Tristesse
Agressivité
Violence

La gestion de la crise est importante afin de limiter la survenue de violences

DÉTRESSE

La réaction du soignant devra permettre de diminuer l'anxiété du soigné

Patient non capable de s'en sortir tout seul

Écoute active
Empathie

DEUIL

Accompagnement adapté

Écoute active
Empathie
Accompagnement
Soutien

CONFLITS

Lutte entre 2 tendances simultanées opposées

Résolution
Apaisement
Évitement
Compétition
Compromis
Collaboration

VIOLENCE

Accumulation d'émotions, tension nerveuse, passage à l'acte, détente

Causes : alcool, drogue, stress, crise, incident déclenchant

Conséquences chez le soignant : mécanisme de défense, stress, diminution empathie, prise de distance

Gestion : ne pas être seul, isoler le patient, faire preuve d'adaptation

SEMESTRE 3
UE 4.6
Soins éducatifs et préventifs

Éducation

Définition

L'éducation est l'art de former une personne, spécialement un enfant ou un adolescent, en développant ses qualités physiques, intellectuelles et morales, de façon à lui permettre d'affronter sa vie personnelle et sociale (CNRTL).
C'est l'action de former et d'enrichir l'esprit d'une personne.

Caractéristiques

- Créativité.
- Transmission de valeurs.
- Transmission de normes.
- Transmission de connaissances.
- Compétences.
- Changements : intellectuels, affectifs et sociaux.
- L'éducation s'appuie sur des méthodes et des théories pédagogiques.

Domaines éducatifs

On distingue 4 domaines éducatifs :
- Savoir;
- Savoir-faire;
- Être;
- Savoir-être.

Différents types d'éducation

Il existe différents types d'éducation, parmi lesquels on peut citer :
- L'éducation scolaire;
- L'éducation parentale;
- L'éducation familiale;
- L'éducation thérapeutique;
- L'éducation en santé.

Rôle infirmier

Dans le décret du 29 juillet 2004, relatif aux actes professionnels et à l'exercice de la profession d'infirmier, l'article R. 4311-5 du CSP mentionne que l'infirmier, dans le cadre de son rôle propre dispense les soins suivants :
- « Surveillance de leurs effets et accompagnement éducatif de la personne »;

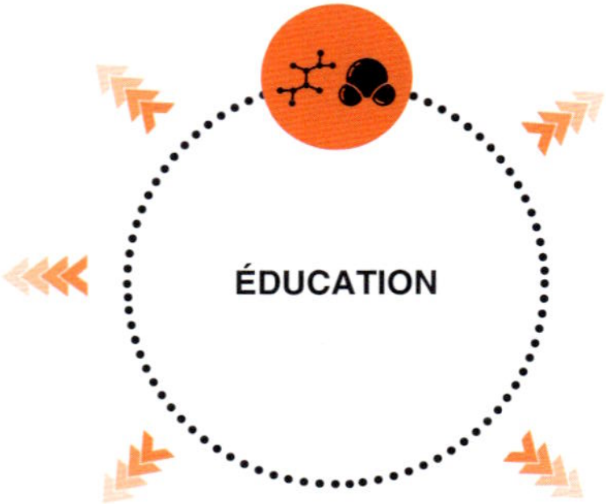

DÉFINITION

Art de former une personne, spécialement un enfant ou un adolescent, en développant ses qualités physiques, intellectuelles et morales, de façon à lui permettre d'affronter sa vie personnelle et sociale

Action de former et d'enrichir l'esprit d'une personne

CARACTÉRISTIQUES

Créativité
Transmission de : valeurs, normes, connaissances
Compétences

Changements : intellectuels, affectifs et sociaux

L'éducation s'appuie sur des méthodes et des théories pédagogiques

DOMAINES ÉDUCATIFS

Savoir
Savoir-faire
Être
Savoir-être

TYPES D'ÉDUCATION

Éducation scolaire
Éducation parentale
Éducation familiale
Éducation thérapeutique
Éducation en santé

RÔLE INFIRMIER

Décret du 29 juillet 2004

Surveillance des effets des soins et éducation du patient

Formation, éducation, prévention et dépistage

Dépistage, prévention et éducation en matière d'hygiène, de santé individuelle et collective et de sécurité

Prévention

Définition

OMS : « Ensemble des mesures visant à éviter ou à réduire le nombre et la gravité d'une maladie, d'un accident ou d'un handicap. »

Niveaux de prévention

On distingue 3 niveaux de prévention :
- **Prévention primaire** (ex. : vaccination) ;
- **Prévention secondaire** (ex. : dépistage) ;
- **Prévention tertiaire** (ex. : rééducation).

Prévention primaire : éviter l'apparition de la maladie.
Prévention secondaire : éviter le développement de la maladie.
Prévention tertiaire : éviter les comportements ou les récidives de la maladie.
Certains mentionnent également un niveau de prévention quaternaire comme étant l'accompagnement dans l'invalidité et la mort.

Classification de Gordon

- **Prévention universelle** : promotion de la santé, éducation pour la santé.
- **Prévention sélective** : prévention des maladies et des facteurs de risque.
- **Prévention ciblée** : éducation thérapeutique.

Mesures collectives

- Vaccination.
- Dépistage.
- Information et communication.
- Améliorations technologiques.
- Réglementation.

Rôle primordial des professionnels de santé et des associations.

Rôle infirmier

La prévention a toute sa place dans le rôle propre de l'infirmier.
Article R. 4311-1 du CSP : « L'exercice de la profession d'infirmier ou d'infirmière comporte [...] la participation à des actions de prévention... »

Article R. 4311-5 du CSP : « Dans le cadre de son rôle propre [...] prévention et soins d'escarres, prévention non médicamenteuse des thromboses veineuses [...] »
Article R.4311-11 du CSP : « Participation à l'élaboration, à l'application et au contrôle des procédures de désinfection et de stérilisation des dispositifs médicaux réutilisables visant à la prévention des infections nosocomiales au bloc opératoire et en secteurs associés. »
Article R. 4311-13 du CSP : « Prévention et dépistage précoce des inadaptations et des handicaps. »
Article R. 4311-15 du CSP : « Formation, éducation, prévention et dépistage, notamment dans le domaine des soins de santé primaires et communautaires; dépistage, prévention et éducation en matière d'hygiène, de santé individuelle... »

PRÉVENTION

DÉFINITION

OMS : « *Ensemble des mesures visant à éviter ou à réduire le nombre et la gravité d'une maladie, d'un accident ou d'un handicap* »

NIVEAUX DE PRÉVENTION

Prévention primaire
Éviter l'apparition de la maladie

Prévention secondaire
Éviter le développement de la maladie

Prévention tertiaire
Éviter les comportements ou les récidives de la maladie

Prévention quaternaire
Accompagnement dans l'invalidité et la mort

CLASSIFICATION DE GORDON

Prévention universelle
Prévention sélective
Prévention ciblée

MESURES COLLECTIVES

Vaccination
Dépistage
Information et communication
Améliorations technologiques
Réglementation

Rôle primordial des professionnels de santé et des associations

RÔLE INFIRMIER

La prévention a toute sa place dans le rôle propre de l'infirmier

Code de la santé publique

« *L'exercice de la profession d'infirmier ou d'infirmière comporte* [...] *la participation à des actions de prévention* »

Fiche 85

Éducation en santé

Définition

L'éducation pour la santé a été définie par l'OMS : « Tout ensemble d'activités d'information et d'éducation qui incitent les gens à vouloir être en bonne santé, à savoir comment y parvenir, à faire ce qu'ils peuvent individuellement et collectivement pour conserver la santé, à recourir à une aide en cas de besoin. »
C'est une composante des soins visant à encourager l'adoption de comportements favorables à la santé.
Cible : toute la population.

Buts

L'éducation en santé est un enjeu de santé publique.
3 buts :
- Promotion de la santé;
- Prévention des maladies;
- Traitement des maladies.

Caractéristiques

- Influence sur les comportements.
- Information.
- Prévention.
- Développement de compétences.
- Démarche éducative.
- Population actrice de ses comportements.
- Encourager à la participation.
- Fonction des besoins.
- Compréhension de l'information.

Plan national d'éducation pour la santé

2001

Objectif : que chaque citoyen ait accès à une éducation pour la santé de qualité.
Types d'actions du programme d'éducation pour la santé :
- Campagnes de communication;
- Mise à disposition d'informations;
- Actions éducatives de proximité.

ÉDUCATION EN SANTÉ

DÉFINITION

OMS : « *Tout ensemble d'activités d'information et d'éducation qui incitent les gens à vouloir être en bonne santé, à savoir comment y parvenir, à faire ce qu'ils peuvent individuellement et collectivement pour conserver la santé, à recourir à une aide en cas de besoin* »

Composante des soins
Adoption de comportements favorables

Cible : toute la population

CARACTÉRISTIQUES

Influence sur les comportements
Information
Prévention
Développement de compétences
Démarche éducative
Population actrice
Encourager à la participation
Fonction des besoins
Compréhension de l'information

BUTS

Enjeu de santé publique

Promotion de la santé
Prévention des maladies
Traitement des maladies

PLAN NATIONAL D'ÉDUCATION POUR LA SANTÉ

Chaque citoyen doit avoir accès à une éducation pour la santé de qualité

Campagnes de communication
Mise à disposition d'informations
Actions éducatives de proximité

Fiche
86

Éducation thérapeutique

Définition

OMS : « L'éducation thérapeutique du patient vise à aider les patients à acquérir ou maintenir les compétences dont ils ont besoin pour gérer au mieux leur vie avec une maladie chronique. » Elle est officiellement reconnue comme s'inscrivant dans le parcours de soins des patients.

But : aider à comprendre leur pathologie et leur traitement.

- Notions de collaboration et de responsabilité.

Caractéristiques

Par des professionnels de santé.
Centrée sur le patient.
Intégrée dans les soins.
Organisation.
Planification.
Apprentissage et pédagogie.
Interdisciplinarité.
Mobilisation de ressources.
Évaluation.

Public cible

L'éducation thérapeutique s'adresse :

- Au patient porteur d'une maladie chronique ;
- Au patient porteur d'un handicap ;
- À l'aidant ou son entourage impliqué dans la prise en charge de la maladie.

Recommandations HAS

HAS, 2007 : « L'éducation thérapeutique du patient concerne l'ensemble des professionnels de santé impliqués dans la prise en charge des patients ayant une maladie chronique. »

L'éducation thérapeutique est une démarche organisée en plusieurs étapes selon la HAS :

- Diagnostic éducatif ;
- Programme personnalisé ;
- Planification et mise en œuvre ;
- Évaluation des compétences et du programme.

ÉDUCATION THÉRAPEUTIQUE

DÉFINITION

OMS : « *L'éducation thérapeutique du patient vise à aider les patients à acquérir ou maintenir les compétences dont ils ont besoin pour gérer au mieux leur vie avec une maladie chronique* »

Officiellement reconnue comme s'inscrivant dans le parcours de soins des patients

Aider à comprendre leur pathologie et leur traitement
Collaboration et responsabilité

PUBLIC CIBLE

Porteur d'une maladie chronique et/ou d'un handicap

Aidant ou entourage impliqué dans la prise en charge de la maladie

CARACTÉRISTIQUES

Par des professionnels de santé
Centrée sur le patient
Intégrée dans les soins
Organisation
Planification
Apprentissage et pédagogie
Interdisciplinarité
Mobilisation de ressources
Évaluation

RECOMMANDATIONS HAS

Concerne l'ensemble des professionnels de santé impliqués dans la prise en charge

Plusieurs étapes
Diagnostic éducatif
Programme personnalisé
Planification et mise en œuvre
Évaluation

Fiche 87

Apprentissage

Définition

> *L'apprentissage est un processus qui permet à l'apprenant de créer des savoirs pour pouvoir penser et agir.*
>
> Jacky Beillerot. Le rapport au savoir : une notion en formation. In: Savoir et rapport au savoir. Élaborations théoriques et cliniques. Paris, Éditions Universitaires; 1989.

> *Processus interne, interactif, cumulatif et multidirectionnel par lequel l'apprenant construit activement ses savoirs.*
>
> Raymond Vienneau Apprentissage et enseignement. Théories et pratiques. Gaëtan Morin; 2011.

Théories de l'apprentissage

Behaviorisme : apprendre c'est transmettre des savoirs en renforçant des comportements.
- Renforcement positif et intérêt pour le résultat.

Cognitivisme : apprendre c'est traiter de l'information.
Constructivisme : apprendre c'est construire ses connaissances.
Socio-constructivisme : apprendre c'est échanger.
- Interactions et échanges.
- Co-construction des connaissances.

Modèles

En pédagogie, on distingue plusieurs styles d'enseignement :
- Style associatif (ex. : travail de groupe);
- Style permissif (ex. : débat);
- Style incitatif (ex. : autodidactisme);
- Style transmissif (ex. : exposé).

Conditions favorables

- Bienveillance.
- Encouragement.
- Climat de confiance.
- Réciprocité.
- Interactions et échanges.
- Respect.

Différents types de connaissances

Il existe différents types de connaissances selon Jacques Tardif :

- Connaissances déclaratives : théoriques;
- Connaissances procédurales : réalisation concrète d'une action;
- Connaissances conditionnelles : connaissances stratégiques (selon un moment ou un contexte).

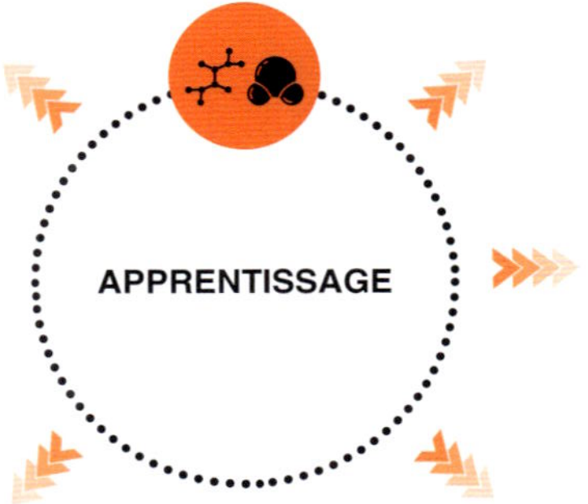

DÉFINITIONS

Beillerot « *L'apprentissage est un processus qui permet à l'apprenant de créer des savoirs pour pouvoir penser et agir* »

Vienneau « *Processus interne, interactif, cumulatif et multidirectionnel par lequel l'apprenant construit activement ses savoirs* »

THÉORIES DE L'APPRENTISSAGE

Behaviorisme
Apprendre c'est transmettre des savoirs en renforçant des comportements

Cognitivisme
Apprendre c'est traiter de l'information

Constructivisme
Apprendre c'est construire ses connaissances

Socio-constructivisme
Apprendre c'est échanger et co-construire ses connaissances

MODÈLES

Styles d'enseignement
Associatif
Permissif
Incitatif
Transmissif

CONDITIONS FAVORABLES

Bienveillance
Encouragement
Climat de confiance
Réciprocité
Interactions et échanges
Respect

TYPES DE CONNAISSANCES

Déclaratives
Procédurales
Conditionnelles

Soins infirmiers de prévention, d'éducation, d'aide

Législation

Article L. 4311-1 du CSP : « L'infirmière ou l'infirmier participe à différentes actions, notamment en matière de prévention, d'éducation de la santé et de formation ou d'encadrement. »
Article R. 4311-15 du CSP : « L'infirmier ou l'infirmière propose des actions, les organise ou y participe dans les domaines suivants :
- Formation initiale et formation continue du personnel infirmier, des personnels qui l'assistent et éventuellement d'autres personnels de santé ;
- Encadrement des stagiaires en formation ;
- Formation, éducation, prévention et dépistage, notamment dans le domaine des soins de santé primaires et communautaires. »

Soins infirmiers de prévention

Exemples

- Vaccination et dépistage.
- Hygiène des mains (prévention des infections).
- Campagne de prévention.
- Prévention non médicamenteuse des thromboses veineuses.

Soins infirmiers d'éducation

Exemples

- Éducation thérapeutique du patient.
- Démarche d'éducation pour la santé.
- Rôle et place de l'infirmière scolaire.

Soins infirmiers d'aide

Exemples

- Entretien infirmier.
- Relation d'aide.
- Animation de groupes de parole.
- Aide à la toilette.
- Aide à la prise de médicament.

SOINS INFIRMIERS DE PRÉVENTION, D'ÉDUCATION, D'AIDE

LÉGISLATION

Code de la santé publique

Article L. 4311-1
L'infirmier participe à des actions de prévention et d'éducation

Article R. 4311-15
L'infirmier propose des actions de formation, éducation, prévention et dépistage

SOINS DE PRÉVENTION

Vaccination
Dépistage
Hygiène des mains
Campagne de prévention
Prévention non médicamenteuse des thromboses veineuses

SOINS D'ÉDUCATION

Éducation thérapeutique du patient
Démarche d'éducation pour la santé
Rôle et place de l'infirmière scolaire

SOINS D'AIDE

Entretien infirmier
Relation d'aide
Animation de groupes de parole
Aide à la toilette
Aide à la prise de médicament

Démarche éducative interdisciplinaire

4 étapes

Pour rappel, les 4 étapes de la démarche éducative sont :
1. élaborer un diagnostic éducatif ;
2. définir un programme personnalisé ;
3. planifier et mettre en œuvre le programme ;
4. évaluation.

Interdisciplinarité

La démarche éducative est un travail d'équipe. L'interdisciplinarité permet de résoudre les difficultés multiples que rencontre le patient atteint de maladie chronique.

Caractéristiques

- Professionnels formés.
- Partage d'informations.
- Organisation d'équipe.
- Utiliser les compétences de chacun.
- Travailler ensemble.

Élaborer un diagnostic éducatif

Recueil des besoins et des attentes du patient.
Exemples :
- Projet personnel et professionnel ;
- Connaissances sur sa maladie ;
- Contraintes ;
- Conditions de vie.

Définir un programme personnalisé

Formulation des compétences à acquérir.
Définition des objectifs.

Planifier et mettre en œuvre le programme

Planification précise des séances.

Séances

- Individuelles ou collectives.
- En autoapprentissage.
- Intervention d'autres professionnels de santé.
- Intervention d'associations.

Évaluation

Évaluation individuelle du patient

- Ce qu'il sait faire.
- Ce qu'il a compris.
- Ses perspectives.

DÉMARCHE ÉDUCATIVE INTERDISCIPLINAIRE

4 ÉTAPES

Diagnostic éducatif
Programme personnalisé
Planification et mise en œuvre
Évaluation

INTERDISCIPLINARITÉ

Démarche éducative = travail d'équipe

Permet de résoudre les difficultés multiples rencontrées par le patient

Caractéristiques
Professionnels formés
Partage d'informations
Organisation d'équipe
Utiliser les compétences de chacun
Travailler ensemble

1 – DIAGNOSTIC ÉDUCATIF

Recueil des besoins et des attentes du patient

Exemples : projets, connaissances, contraintes, conditions de vie

2 – PROGRAMME PERSONNALISÉ

Formulation des compétences à acquérir
Définition des objectifs

3 – PLANIFICATION ET MISE EN ŒUVRE

Planification précise

Séances : individuelles ou collectives, en autoapprentissage, interventions d'autres professionnels, associations

4 – ÉVALUATION

Évaluation individuelle du patient

Ce qu'il sait faire, ce qu'il a compris, ses perspectives

SEMESTRE 3
UE 6.2

Anglais

Admission du patient

Identité

- **Quel est votre nom ? Votre prénom ?** *What is your family name? Your first name?*
- **Pouvez-vous l'épeler ?** *Can you spell it?*
- **Quelle est votre date de naissance ?** *What is your date of birth?*
- **Où habitez-vous ?** *Where do you live?*
- **Quel est votre numéro de téléphone ?** *What is your phone number?*
- **Quel est votre métier ?** *What is your job?*
- **Êtes-vous marié ?** *Are you married?*
- **Avez-vous des enfants ?** *Have you got any children?*
- **Quel est votre poids ?** *What is your weight?*
- **Combien mesurez-vous ?** *How tall are you?*

Interrogatoire

- **Que puis-je faire pour vous ?** *What can I do for you?*
- **Qu'est-ce qui vous amène ?** *What brings you here?*
- **Avez-vous des allergies ?** *Do you have any allergies?*
- **Avez-vous subi des interventions chirurgicales ?** *Have you had any surgical procedures before?*
- **Prenez-vous des médicaments ?** *Are you taking medications?*
- **Est-ce que vous fumez ?** *Do you smoke?*
- **Est-ce que vous buvez ?** *Do you drink?*
- **Où avez-vous mal ?** *Where does it hurt ?/Where do you feel the pain?*
- **Montrez-moi avec votre main.** *Show me with your hand.*
- **Pouvez-vous me dire ce qu'il s'est passé ?** *Can you tell me what happened?*
- **Est-ce que vous pouvez vous allonger sur le brancard ?** *Can you lie on the trolley?*

Autre vocabulaire

- **Admettre un patient** *Admit a patient*
- **Bracelet d'identification** *ID bracelet*
- **Être mis sur liste d'attente** *Be puting on a waiting list*
- **Médecin traitant** *General practitioner*
- **Numéro d'identification du patient** *Hospital number*

Fiche
91

Symptômes et pathologies

Symptômes

- **Bourdonnement** *Buzzing*
- **Boutons** *Spots*
- **Constipation** Constipation
- **Diarrhée** *Diarrhea*
- **Douleur** *Pain*
- **Douleur thoracique** *Chest pain*
- **Mal à l'estomac** *Stomach ache*
- **Mal de tête** *Headache*
- **Maux de gorge** *Sore throat*
- **Nausées** *Nauseous*
- **Os cassé** *Broken bone*
- **Fièvre** *Fever*
- **Frissons** *Chills*
- **Hypertension artérielle** *High blood pressure*
- **Tachycardie** *Tachycardia*
- **Avoir des vertiges** *To be dizzy*
- **Se gratter** *To scratch*
- **Trembler** *To shake*
- **Tousser** *To cough*

Pathologies

- **Accident cardiovasculaire** *Cardiovascular accident*
- **Allergie** *Allergy*
- **Asthme** *Asthma*
- **Bronchite** *Bronchitis*
- **Cancer** *Cancer*
- **Diabète** *Diabetes*
- **Eczéma** *Eczema*
- **Embolie pulmonaire** *Pulmonary embolism*
- **Entorse** *Strain*
- **Fracture** *Fracture*
- **Grippe** *Flu*
- **Infarctus du myocarde** *Myocardial infarction*
- **Insuffisance cardiaque** *Aortic incompetence*
- **Maladie d'Alzheimer** *Alzheimer's disease*
- **Maladie de Parkinson** *Parkinson's disease*
- **Pneumonie** *Pneumonia*
- **Pneumothorax** *Pneumothorax*
- **Psoriasis** *Psoriasis*

Révision optimale 3-en-1

- **Rhume** *Cold*
- **Thrombose veineuse** *Deep venous thrombosis*
- **Tuberculose** *Tuberculosis*
- **Varicelle** *Chickenpox*

Fiche
92

Évaluation et gestion de la douleur

Évaluation de la douleur

Évaluation de la douleur *Pain assessment*
Douleur *Pain*
Être douloureux *To be painful*
Échelle d'évaluation de la douleur *Pain scale*
Sur une échelle de 1 à 10, à combien avez-vous mal ? *On a scale of 1 to 10, how much do you hurt?*
La douleur est-elle insupportable ? *Is the pain unbearable?*
Pouvez-vous décrire votre douleur ? *Can you describe your pain?*
Où avez-vous mal ? Where does it hurt?
Toujours au même endroit ? *Always in the same spot?*
Est-ce que ça fait mal lorsque j'appuie ici ? *Does it hurt when I press here?*
Depuis quand ? *Since when?*

Description de la douleur

- **Aucune douleur** *No pain*
- **Crampes** *Cramps*
- **Douleur aiguë** *Sharp pain*
- **Douleur chronique** *Chronic pain*
- **Douleur intense** *Severe pain*
- **Douleur moyenne** *Moderate pain*
- **Douleur légère** *Mild pain*
- **Douleur localisée** *Localized pain*

Traitements

- **Voulez-vous quelque chose contre la douleur ?** *Would you like something for the pain?*
- **Anesthésie** *Anaesthetic*
- **Hypnose** *Hypnosis*
- **Médicaments contre la douleur** *Painkiller*
- **Prise en charge de la douleur** *Pain management*
- **Soulager** *Relieve*

Soins infirmiers

Paramètres vitaux

Balance *Scale*
Fréquence cardiaque *Heart rate*
Fréquence respiratoire *Respiratory rate*
Poids *Weight*
Pouls *Pulse*
Pression artérielle *Blood pressure*
Oxymètre de pouls *Pulse oximeter*
Saturation en oxygène *Oxygen saturation*
Taille *Height*
Température *Temperature*
Thermomètre *Thermometer*

Soins

- **Aérosol** *Nebulizer*
- **Cathéter intraveineux** *Intravenous catheter*
- **Changer un pansement** *Change a dressing*
- **Dextro** *Blood glucose test*
- **Électrocardiogramme** *Electrocardiogram*
- **Faire une injection** *Do an injection*
- **Faire un pansement** *Do a dressing*
- **Faire une toilette** *Wash and dress*
- **Gaz du sang** *Blood gases*
- **Perfuser** *Infuse*
- **Poser une sonde urinaire** *Insert a urinary catheter*
- **Poser un plâtre** *Apply a cast*
- **Prise de sang** *Blood sample*
- **Prélèvement** *Swab*
- **Traitement** *Treatment*

Injections

- **Intradermique** *Intradermal*
- **Intramusculaire** *Intramuscular*
- **Intrathécale** *Intrathecal*
- **Intraveineuse** *Intraveinous*
- **Sous-cutanée** *Subcutaneous*

Fiche
94

Services et professions à l'hôpital

Services

- **Admissions** *Admission*
- **Bloc opératoire** *Operating room*
- **Gériatrie** *Geriatrics*
- **Gynécologie** *Gynecology*
- **Maternité** *Maternity*
- **Rééducation** *Rehabilitation*
- **Salle de surveillance post-interventionnelle** *Recovery room*
- **Service de chirurgie** *Surgical ward*
- **Service de pédiatrie** *Pediatric ward*
- **Service de psychiatrie** *Psychiatric ward*
- **Service de soins intensifs** *Intensive care unit*
- **Urgences** *Emergency room*

Professions

- **Aide-soignant** *Auxiliary nurse*
- **Anesthésiste** *Anesthetist*
- **Assistante sociale** *Social worker*
- **Brancardier** *Porter*
- **Cardiologue** Cardiologist
- **Chirurgien** *Surgeon*
- **Diététicien** *Dietician*
- **Ergothérapeute** *Occupational therapist*
- **Étudiant infirmier** *Student nurse*
- **Infirmier** *Nurse*
- **Interne** *Intern*
- **Kinésithérapeute** Physiotherapist
- **Pédiatre** *Pediatrician*
- **Pharmacien** *Pharmacist*
- **Psychiatre** *Psychiatrist*
- **Puéricultrice** *Nursery nurse*
- **Oncologue** *Oncologist*
- **Radiologue** *Radiologist*
- **Sage-femme** *Midwife*
- **Secrétaire** *Secretary*

SEMESTRE 4

UE 1.3

Législation, éthique et déontologie

Principes fondamentaux du droit public et privé en France

Droit public et droit privé

On distingue 2 catégories de droits : le droit public et le droit privé.
Droit public : rapports entre particuliers et administrations ou administrations entre elles.
- Droit constitutionnel.
- Droit administratif.
- Droit financier.

Droit privé : rapports particuliers entre eux et branches du civil et du pénal.
- Droit civil.
- Droit pénal.
- Droit commercial.
- Droit du travail.
- Droit social.

Juridictions

Juridictions de 1er degré

- Juridictions civiles : conseil des prud'hommes, tribunal de commerce, tribunal judiciaire, tribunal de proximité.
- Juridictions pénales : tribunal correctionnel, tribunal de police, cour d'assises.
- Juridiction administrative : tribunal administratif.

Juridictions d'appel (2d degré)

- Cour d'appel.
- Cour d'assises d'appel.
- Cour administrative d'appel.

Juridictions de contrôle

- Cour de cassation.
- Conseil d'État.

Service public

Larousse : « Un service public est défini comme toute activité d'une collectivité publique visant à satisfaire un besoin d'intérêt général. »

Caractéristiques :
- Continuité;
- Adaptabilité;
- Égalité des usagers;
- Neutralité.

Exemples de missions de service public d'un établissement de santé (**article L. 6112-2 du CSP**) :
- Permanence des soins;
- Prise en charge des soins palliatifs;
- Recherche;
- Développement professionnel continu;
- Actions de santé publique.

PRINCIPES FONDAMENTAUX DU DROIT PUBLIC ET PRIVÉ EN FRANCE

DROIT PUBLIC ET DROIT PRIVÉ

Droit public
Droit constitutionnel
Droit administratif
Droit financier

Droit privé
Droit civil
Droit pénal
Droit commercial
Droit du travail
Droit social

JURIDICTIONS

1er degré
Civiles : prud'hommes, tribunal commerce, tribunal judiciaire, tribunal proximité
Pénales : tribunal correctionnel, tribunal de police, cour d'assises
Administrative : tribunal administratif

2d degré
Cour d'appel
Cour d'assises d'appel
Cour administrative d'appel

De contrôle
Cour de cassation
Conseil d'État

SERVICE PUBLIC

« *Défini comme toute activité d'une collectivité publique visant à satisfaire un besoin d'intérêt général* »

Caractéristiques
Continuité
Adaptabilité
Égalité des usagers
Neutralité

Missions établissement de santé
Permanence des soins
Prise en charge soins palliatifs
Recherche
Développement professionnel continu
Actions de santé publique

Fiche
96

Responsabilité civile, pénale, administrative et professionnelle

Responsabilité civile

Elle s'applique pour l'infirmier exerçant dans le secteur privé ou en libéral.
Pour engager cette responsabilité, il faut 3 conditions. Le patient victime doit prouver la faute, le préjudice et le lien de causalité.
Il s'agit de répondre d'un préjudice causé à autrui afin d'en assurer la réparation en cas de faute sous la forme de dommages-intérêts (compensation financière demandée par le patient).
Tribunal d'instance ou de grande instance.

Responsabilité pénale

Il ne s'agit pas de réparer le préjudice mais de punir celui ayant causé le dommage, que l'on appelle alors une infraction (contravention à une obligation, un délit ou un crime défini dans la loi).
L'infraction est un comportement décrit et puni par le Code pénal.
Cela engage toutes les personnes physiques et morales ayant commis une infraction, et cela entraîne une peine et l'ouverture d'un casier judiciaire.
Exemples :
- Violation du secret professionnel;
- Homicide involontaire;
- Non-assistance à personne en danger.

La punition est prononcée, au nom de la société par le tribunal; il peut s'agir soit d'une peine d'amende, soit d'une peine d'emprisonnement (avec ou sans sursis), soit des deux à la fois. Cette peine est le but de la responsabilité pénale.
La responsabilité pénale est individuelle.
Tribunal de police pour la contravention, tribunal correctionnel pour le délit et cour d'assises pour le crime.

Responsabilité administrative

Elle s'applique pour l'infirmier exerçant dans le secteur public.
On distingue : la faute personnelle et la faute de service. En cas de faute personnelle, c'est la responsabilité personnelle de l'infirmier qui est engagée.
Tribunal administratif.

Responsabilité professionnelle

Elle s'applique s'il y a un manquement professionnel ou un non-respect du règlement intérieur de l'établissement.
La punition prend le nom de sanction ou de sanction disciplinaire (blâme, avertissement, licenciement, radiation de la fonction publique). Elle est prononcée au nom de l'employeur à l'encontre de l'employé.
Dans le secteur privé, les sanctions sont généralement inscrites dans les conventions collectives des établissements.
Exemples :

- Non-respect du règlement;
- Vol dans le service.

Conseil national de l'ordre des infirmiers.

RESPONSABILITÉ CIVILE, PÉNALE, ADMINISTRATIVE ET PROFESSIONNELLE

RESPONSABILITÉ CIVILE

Infirmier en secteur privé ou libéral

3 conditions
Faute
Préjudice
Causalité

Répondre d'un préjudice causé à autrui afin d'en assurer la réparation sous la forme de dommages-intérêts

RESPONSABILITÉ ADMINISTRATIVE

Infirmier en secteur public

Faute personnelle
Faute de service

Si faute personnelle : responsabilité personnelle de l'infirmier engagée

RESPONSABILITÉ PÉNALE

Punir celui ayant causé le dommage

Punitions
Peine d'amende
Peine d'emprisonnement
Ou les deux

Responsabilité pénale individuelle

RESPONSABILITÉ PROFESSIONNELLE

Manquement professionnel ou non-respect du règlement intérieur de l'établissement

Sanction ou sanction disciplinaire
Blâme
Avertissement
Licenciement
Radiation de la fonction publique

Approches théoriques et processus décisionnels en éthique

Généralités

Quelle que soit la réflexion éthique, il faut garder à l'esprit certains textes parmi lesquels on peut citer :

- Droits de l'Homme ;
- Droits des patients ;
- Droits des enfants ;
- Droits de la personne âgée.

Il existe 3 types de comité d'éthique :

- Comités pour la recherche sur l'être humain ;
- Comités nationaux ou internationaux ;
- Comités hospitaliers.

Approches théoriques

Il existe plusieurs théories en éthique. En voici quelques-unes :

- Théorie de la justice (Rawls) ;
- L'éthique de la vertu (Aristote, Ricœur, Kant) ;
- L'éthique de conviction, éthique de responsabilité (Levinas, Weber, Jonas) ;
- L'utilitarisme et le conséquentialisme (Mill) ;
- L'éthique de la discussion (Apel, Habermas) ;
- L'éthique de la sollicitude ou éthique du care (Gilligan, Baier).

Réflexion éthique

La réflexion éthique résulte d'un questionnement émis par les professionnels de santé, les personnes accompagnées ou leur entourage.

Elle est collective et est déclenchée par une situation singulière. Elle a pour objectif final une prise de décision « la plus juste possible ».

Respect des principes : bienfaisance, précaution et justice.

Caractéristiques

- Processus en construction.
- Réflexion collective.
- Analyse.
- Responsabilisation.
- Relation de confiance.
- Temps dédié.

Étapes du processus décisionnel

- Questionnement.
- Réunion de l'équipe.
- Analyse.
- Prise de décision.
- Application de la décision.
- Évaluation.

APPROCHES THÉORIQUES ET PROCESSUS DÉCISIONNELS EN ÉTHIQUE

GÉNÉRALITÉS

Droits de l'Homme
Droits des patients
Droits des enfants
Droits de la personne âgée

3 types de comité d'éthique
Comités pour la recherche sur l'être humain
Comités nationaux ou internationaux
Comités hospitaliers

RÉFLEXION ÉTHIQUE

Résulte du questionnement
Collective, déclenchée par une situation singulière
Prise de décision « la plus juste possible »

Principes : bienfaisance, précaution, justice

Caractéristiques
Processus en construction
Réflexion collective
Analyse
Responsabilisation
Relation de confiance
Temps dédié

APPROCHES THÉORIQUES

Théorie de la justice
L'éthique de la vertu
L'éthique de la conviction, éthique de responsabilité
Utilitarisme et conséquentialisme
Éthique de la discussion
Éthique de la sollicitude ou éthique du care

ÉTAPES DU PROCESSUS DÉCISIONNEL

Questionnement
Réunion de l'équipe
Analyse
Prise de décision
Application de la décision
Évaluation

Fiche
98

Démarche d'analyse d'une question éthique

Respect des principes

- Principe de bienfaisance.
- Principe de non-malfaisance.
- Principe de précaution.
- Principe de justice.

Différentes étapes lors d'une question éthique

La question éthique est étudiée en plusieurs étapes :
- Questionnement;
- Réunion de l'équipe;
- Analyse;
- Prise de décision;
- Application de la décision;
- Évaluation.

Analyse de la situation

Recommandations de bonnes pratiques professionnelles, HAS. Analyse du cheminement qui a abouti à la question.

Examen du contexte

- Identification des positions de chacun.

Clarification des normes

- Cadre juridique.
- Déontologie.
- Recommandations.
- Référentiels.

Identification des systèmes de valeurs

- Dilemmes éthiques.

Phase de capitalisation

Recommandations de bonnes pratiques professionnelles, HAS :
- Formaliser les réflexions;
- Partager avec l'ensemble des acteurs de terrain;
- Interroger les pratiques et les écrits institutionnels.

DÉMARCHE D'ANALYSE D'UNE QUESTION ÉTHIQUE

RESPECT DES PRINCIPES

Bienfaisance
Non-malfaisance
Précaution
Justice

ANALYSE DE LA SITUATION

Recommandations HAS

Analyse du cheminement
Examen du contexte
Clarification des normes
Identification des systèmes de valeurs

ÉTAPES

Questionnement
Réunion de l'équipe
Analyse
Prise de décision
Application de la décision
Évaluation

PHASE DE CAPITALISATION

Formaliser les réflexions
Partager avec l'ensemble des acteurs de terrain
Interroger les pratiques et les écrits institutionnels

SEMESTRE 4
UE 2.7
Défaillances organiques et processus dégénératifs

Déséquilibres hydro-électrolytiques

L'équilibre hydro-électrolytique de l'organisme repose sur la quantité d'eau et les concentrations des ions dans cette eau.

Eau (H_2O)

L'eau représente 60 % de la masse corporelle chez l'adulte (= 40 L pour un adulte de 70 kg).
- Eau extracellulaire : 20 % (1/3) de la masse corporelle.
- Eau intracellulaire : 40 % (2/3) de la masse corporelle.

L'entrée d'eau est régulée par la sensation de soif et d'appétit pour le sel : apport par l'alimentation et les boissons.
Les sorties d'eau se font par la transpiration, les urines et les matières fécales. Ces sorties sont notamment régulées par la sécrétion d'hormone antidiurétique (ADH) sécrétée par la post-hypophyse qui entraîne la réabsorption d'eau au niveau rénal et diminue l'élimination urinaire.
L'eau diffuse entre les compartiments extra- et intracellulaire selon la loi de l'osmose, c'est-à-dire que l'eau va vers le milieu le plus concentré.

Sodium (Na^+)

Le sodium est présent en majorité dans le secteur extracellulaire.

$$Na^+ = 135 - 145 mmol / L$$

Apport quotidien nécessaire (d'origine alimentaire) = 6 g par jour (voire plus selon les alimentations)
Les sorties de sodium se font par la sueur, les urines et les pertes digestives.
Le sodium suit l'eau : quand l'eau est éliminée, le sodium l'est aussi et inversement.
Le taux de sodium est régulé par l'aldostérone, hormone qui réabsorbe le sodium au niveau rénal.

Hyponatrémie = hyperhydratation intracellulaire

- Causes : pertes rénales ou extrarénales, hypothyroïdie, insuffisance rénale, insuffisance cardiaque, cirrhose…
- Traitement : restriction hydrique, apport d'électrolytes, favoriser l'excrétion d'eau sans électrolytes (diurétique), antagoniste de l'ADH.

Hypernatrémie = déshydratation intracellulaire

- Signes : soif, perte de poids, coma, convulsions.
- Causes : pertes rénales ou extrarénales, diabète insipide, pertes insensibles excessives, excès de sel.
- Traitement : traitement de la cause.

Potassium (K^+)

Le potassium est présent en majorité dans le secteur intracellulaire.

$$K^+ = 3{,}5 - 4{,}5 \text{mmol} / \text{L}$$

Les apports de potassium se font par l'alimentation (4 à 8 g par jour) et par lyse cellulaire.
L'élimination se fait par les selles et les urines.

Hyperkaliémie

- Clinique : troubles sensitifs, troubles moteurs, convulsions, collapsus, syncope, arrêt cardiorespiratoire.
- Contexte : traitement hyperkaliémiant, insuffisance rénale, acidose, nécroses cellulaires.
- ECG modifié : élargissement QRS, aplatissement voire absence d'onde P...
- Traitement : arrêt de traitement hyperkaliémiant, Kayexalate, sels de calcium, ß2-mimétiques, insuline (fait rentrer le K^+ dans les cellules), épuration extrarénale.

Hypokaliémie

- Signes : asthénie, crampes, tétanie, troubles du rythme.
- Étiologies : vomissements, diarrhée, aspiration gastrique, diurétiques, corticoïdes.
- ECG : anomalies de repolarisation, troubles de conduction, troubles du rythme.
- Traitement : potassium intraveineux ou *per os*.

Examen biologique

L'examen biologique qui évalue l'équilibre hydro-électrolytique au niveau plasmatique est le ionogramme sanguin :

- Sodium = 135–145 mmol/L;
- Potassium = 3,5–4,5 mmol/L;
- Chlore = 95–105 mmol/L;
- Bicarbonates = 22–26 mmol/L;
- Calcium = 2,25–2,62 mmol/L;
- Magnésium = 0,75–1 mmol/L.

DÉSÉQUILIBRES HYDRO-ÉLECTROLYTIQUES

SODIUM

Secteur extracellulaire

Na^+ = 135–145 mmol/L

Apport alimentaire

Sueur, urines, pertes digestives

Suit l'eau

Aldostérone

Hyponatrémie	Hypernatrémie
Hyperhydratation intracellulaire	Déshydratation intracellulaire
Pertes rénales, hypothyroïdie, insuffisance rénale/cardiaque	Soif, perte de poids, coma, convulsions
	Pertes rénales, diabète insipide, excès de sel
Restriction hydrique, électrolytes, diurétiques	Traitement de la cause

EAU

60 % masse corporelle
20 % extra/ 40 % intracellulaire

Soif, appétit, sel

Transpiration, urines, selles

ADH

Osmose

POTASSIUM

Secteur intracellulaire

K^+ = 3,5–4,5 mmol/L

Apport alimentaire + lyse cellulaire

Selles, urines

Hyperkaliémie	Hypokaliémie
Troubles sensitifs, moteurs, convulsions, ACR	Asthénie, crampes, troubles du rythme
Insuffisance rénale, acidose, nécrose cellulaire, traitement	Vomissements, diarrhée, aspiration gastrique, diurétiques, corticoïdes
ECG modifié	ECG modifié
Kayexalate, sels de calcium, β2-mimétiques, insuline, EER	Potassium IV ou *per os*

Fiche
100

Déséquilibres acido-basiques

pH

pH ≈ bicar/PCO_2
Le pH reflète la concentration d'une solution en acide et en base d'un milieu, il est lié à la concentration des ions H+.

- Solution acide = pH entre 0 et 7.
- Solution basique = pH entre 7 et 14.
- Solution neutre = pH égal à 7.

Chez l'homme, le pH est maintenu entre 7,38 et 7,42.
On parle d'acidose si le pH est inférieur à 7,38 et d'alcalose si le pH est supérieur à 7,42.

Systèmes tampons

Ce sont des mécanismes de compensation pour rétablir l'équilibre acido-basique. Les systèmes tampons s'opposent aux variations du pH.
La régulation du pH nécessite l'intervention des systèmes tampons et de deux organes : le poumon et le rein.
Les tampons sanguins et tissulaires agissent à court terme (immédiatement). Le système tampon le plus important dans l'organisme est le couple bicarbonate (HCO_{3-})/acide carbonique.
Le poumon agit à moyen terme (quelques minutes); la ventilation permet de réguler la quantité de CO_2 plasmatique :

- Si acidose = hyperventilation pour éliminer le CO_2 en excès = le pH va augmenter;
- Si alcalose = hypoventilation pour conserver le CO_2 = le pH va diminuer.

Le rein agit à long terme (quelques heures) en ajustant la quantité de protons excrétée :

- élimination des ions H+ qui seront retenus dans l'urine;
- Réabsorption ou excrétion des ions bicarbonates.

Déséquilibres acido-basiques respiratoires

Acidose respiratoire = pH < 7,38 avec variations de PCO_2

- Cause = hypoventilation (ex. : BPCO, obstruction des voies aériennes…).
- Conséquences = hypercapnie.
- Compensation rénale (excrétion de H+ et réabsorption de HCO_{3-}), sinon traitement par ventilation artificielle.

Alcalose respiratoire = pH > 7,42 avec variations de PCO_2

- Cause = hyperventilation (ex. : hypoxie, anxiété, douleur...).
- Conséquences = hypocapnie.
- Compensation rénale (excrétion de HCO_3 et réabsorption de H+), sinon traitement par diminution de l'hyperventilation (sédation voire traitement de la cause).

Déséquilibres acido-basiques métaboliques

Acidose métabolique = pH < 7,38 avec variations de HCO_{3-}

- Cause = exemple : acido-cétose diabétique, insuffisance rénale aiguë...
- Conséquences = diminution de la concentration plasmatique en HCO_{3-}.
- Compensation pulmonaire par hyperventilation.

Alcalose métabolique = pH > 7,42 avec variations de HCO_{3-}

- Cause = exemple : vomissements, diurétiques au long cours...
- Conséquences = augmentation de la concentration plasmatique en HCO_{3-}.
- Compensation pulmonaire par hypoventilation.

pH

Reflet de la concentration d'une solution en acide et en base d'un milieu, il est lié à la concentration des ions H+

Solution acide = 0 < pH < 7
Solution basique = 7 < pH < 14
Solution neutre = pH à 7

pH entre 7,38 et 7,42

Acidose = pH < 7,38
Alcalose = pH > 7,42

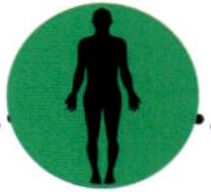

RÉGULATION DE L'ÉQUILIBRE ACIDO-BASIQUE

DÉSÉQUILIBRES ACIDO-BASIQUES RESPIRATOIRES

Acidose respiratoire
pH < 7,38 + variations de PCO_2
Due à une hypoventilation (BPCO)

Alcalose respiratoire
pH > 7,42 + variations de PCO_2
Due à une hyperventilation (hypoxie, anxiété)

SYSTÈMES TAMPONS

Mécanismes de compensation s'opposant aux variations du pH

Court terme = tampons sanguins et tissulaires

Moyen terme = poumon

Long terme = rein

DÉSÉQUILIBRES ACIDO-BASIQUES MÉTABOLIQUES

Acidose métabolique
pH < 7,38 + variations de HCO_{3-}
ex : acido-cétose diabétique

Alcalose métabolique
pH > 7,42 + variations de HCO_{3-}
ex : vomissements

Surdité

Définitions

La surdité est une défaillance auditive correspondant à une diminution de la capacité à percevoir les sons (à entendre).
- **Presbyacousie** : surdité liée à l'âge.
- **Hypoacousie** : baisse des capacités auditives.

On distingue plusieurs degrés de surdité :
- Léger : 20–40 dB ;
- Moyen : 40–70 dB ;
- Sévère : 70–90 dB ;
- Profond : 90–120 dB ;
- Complet : > 120 dB.

Facteurs de risque

- Antécédents familiaux.
- Infection materno-fœtale.
- Pathologie néo-natale.
- Malformation congénitale.
- Méningite bactérienne.
- Traitement ototoxique.
- Exposition au bruit.
- Perforation tympanique.
- Traumatisme crânien.
- Âge.

Différents types

Surdité de transmission :
- Atteinte de l'oreille externe/moyenne ;
- Interruption de la transmission ;
- **Causes** : otites, otospongiose, traumatisme, congénitale, tumeur, corps étranger, bouchon de cérumen.

Surdité de perception (ou neurosensorielle) :
- Atteinte irréversible de l'oreille interne ;
- Atteinte cochlée ou voies nerveuses ;
- **Causes** : médicament, traumatisme, exposition au bruit, congénitale, tumeur, infection.

Surdité mixte.

Signes

Enfant

- Retard de langage (voire absence).
- Absence de réaction aux stimuli verbaux.
- Troubles de l'articulation.
- Troubles du comportement.

Adulte

- Ton de la voix élevé.
- Besoin de faire répéter.

Examens complémentaires

- Examen clinique de l'oreille.
- Audiométrie.
- Acoumétrie.
- Scanner des rochers.
- IRM.

Complications

- Troubles du comportement et du développement chez l'enfant.
- Isolement social.
- Dépression.
- Anxiété.

Traitements

Traitement de la cause pour les surdités de transmission
Différents types de prothèses auditives :

- Contour d'oreille (toutes les sévérités);
- Intra-auriculaire (perte <80 dB);
- Implant cochléaire (surdité de perception sévère).

Traitement chirurgical
Parfois orthophoniste nécessaire pour les enfants.

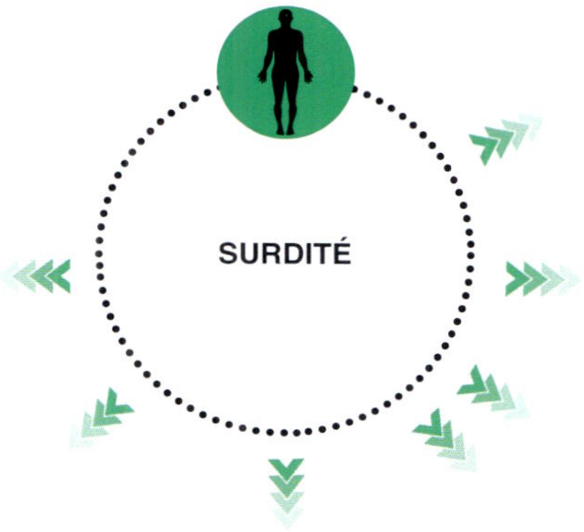

DÉFINITIONS

Défaillance auditive
Diminution de la capacité à percevoir les sons

Presbyacousie : surdité liée à l'âge
Hypoacousie : baisse capacités auditives

Plusieurs degrés
Léger : 20–40 dB
Moyen : 40–70 dB
Sévère : 70–90 dB
Profond : 90–120 dB
Complet : > 120 dB

FACTEURS DE RISQUE

ATCD familiaux
Infection materno-fœtale
Pathologie néo-natale
Malformation congénitale
Méningite bactérienne
Traitement ototoxique
Exposition au bruit
Perforation tympanique
Traumatisme crânien
Âge

DIFFÉRENTS TYPES

Surdité de transmission
Oreille externe/moyenne
Otites, otospongiose, traumatisme, congénitale, tumeur, corps étranger, bouchon de cérumen

Surdité de perception ou neurosensorielle
Irréversible, oreille interne
Médicament, traumatisme, exposition bruit, congénitale, tumeur, infection

Surdité mixte

SIGNES

Enfant : retard de langage, absence de réaction aux stimuli verbaux, troubles de l'articulation et du comportement

Adulte : ton de la voix élevé, besoin de faire répéter

EXAMENS COMPLÉMENTAIRES

Examen clinique de l'oreille
Audiométrie, acoumétrie
Scanner des rochers
IRM

COMPLICATIONS

Troubles du comportement et du développement chez l'enfant
Isolement social, dépression, anxiété

TRAITEMENTS

De la cause pour les surdités de transmission

Prothèses auditives

Traitement chirurgical

Parfois orthophoniste pour les enfants

Fiche 102

Cataracte

Définition

La cataracte correspond à une opacification progressive du cristallin entraînant une baisse de la vision (les lunettes ne sont plus suffisantes). Elle touche un œil ou les deux yeux et est d'évolution lente.
C'est la 1re cause de cécité dans le monde.

Facteurs de risque

- Vieillissement (majoritairement).
- Maladies des yeux.
- Traumatisme.
- Tabac, alcool.
- Exposition au soleil.
- Corticoïdes au long cours.
- Certaines maladies chroniques comme le diabète.

Signes

- Perte progressive de la vision, myopie.
- Couleurs d'apparence terne.
- Vision qui se voile.
- Sensibilité à la lumière.
- Diplopie.

Examens complémentaires

Mesure de l'acuité visuelle.
Densitométrie.
Fond d'œil après dilatation pupillaire.

Complications

Les complications apparaissent en l'absence de traitement :
- Altération de la qualité de vie;
- Baisse progressive et irréversible de la vue jusqu'à la cécité;
- Glaucome;
- Uvéite.

Traitement

Traitement chirurgical par phacoémulsification : mise en place d'un implant pour remplacer le cristallin.

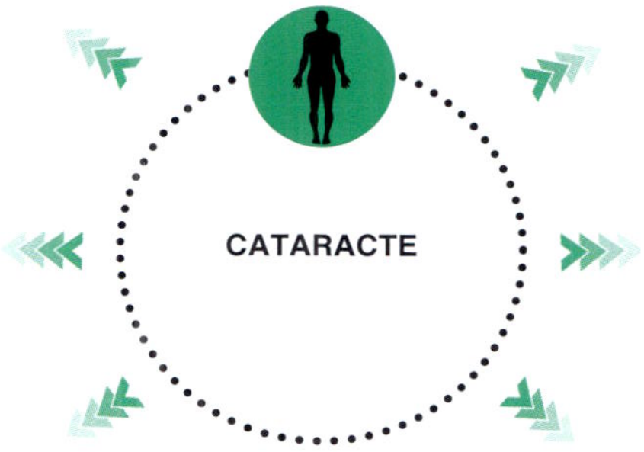

DÉFINITION

Opacification progressive du cristallin entraînant une baisse de la vision

Un œil ou les deux

1re cause de cécité dans le monde

FACTEURS DE RISQUE

Vieillissement
Maladies des yeux
Traumatisme
Tabac, alcool
Exposition au soleil
Corticoïdes au long cours
Certaines maladies chroniques comme le diabète

SIGNES

Perte progressive de la vision
Myopie
Couleurs d'apparence terne
Vision qui se voile
Sensibilité à la lumière
Diplopie

EXAMENS COMPLÉMENTAIRES

Mesure de l'acuité visuelle
Densitométrie
Fond d'œil après dilatation pupillaire

COMPLICATIONS

Apparaissent en l'absence de traitement

Altération de la qualité de vie
Baisse progressive et irréversible jusqu'à la cécité
Glaucome
Uvéite

TRAITEMENT

Traitement chirurgical par phacoémulsification : mise en place d'un implant pour remplacer le cristallin

Fiche
103

Glaucome

Définition

Le glaucome correspond à la destruction progressive du nerf optique, le plus souvent causée par une hypertonie oculaire.
C'est la seconde cause de cécité dans les pays développés.
On distingue 3 types de glaucome :
- Aigu par fermeture de l'angle;
- Chronique à angle ouvert;
- Congénital.

Facteurs de risque

- Hérédité.
- Âge.
- Myopie.
- Diabète.
- Hypertension artérielle.
- Apnée du sommeil.
- Corticoïdes au long cours.

Origine ethnique : Antillais, Afrique noire.

Signes

À angle ouvert : asymptomatique

- Rarement : céphalées, larmoiement, douleur.
- Stade avancé : perte de vision.

À angle fermé

- Douleur violente au niveau de l'œil.
- Céphalées périorbitaires.
- Rougeur de l'œil.
- Baisse brutale de l'acuité visuelle.
- Nausées/vomissements.

Congénital (chez l'enfant)

- Larmoiement.
- Photophobie.

Examens complémentaires

- Mesure de la pression intraoculaire.
- Fond d'œil.
- Examen du champ visuel.

Complications

Dégénérescence des fibres nerveuses.
En absence de traitement :
- Cécité totale et définitive;
- Atrophie du nerf optique.

Traitement

Le traitement permet de stopper l'évolution de la pathologie mais pas de restaurer la vision une fois que la maladie est déjà évoluée.

Glaucome à angle ouvert

- Collyres.
- Laser et/ou chirurgie si échec du traitement.

Glaucome à angle fermé

- Urgence médicale : Diamox® IV, Mannitol® 25 %, collyres.
- Urgence chirurgicale après la crise pour éviter la récidive.

Glaucome congénital

- Traitement chirurgical dès diagnostic.

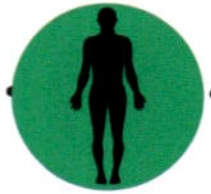

GLAUCOME

DÉFINITION

Destruction progressive du nerf optique
Hypertonie oculaire

2de cause de cécité dans les pays développés

3 types
Aigu par fermeture de l'angle
Chronique à angle ouvert
Congénital

FACTEURS DE RISQUE

Hérédité
Âge
Myopie
Diabète, HTA
Apnée du sommeil
Corticoïdes au long cours
Origine ethnique

SIGNES

À angle ouvert : asymptomatique
Rarement : céphalées, larmoiement, douleur
Stade avancé : perte de vision

À angle fermé : douleur, céphalées, rougeur de l'œil, baisse brutale de l'acuité visuelle, nausées/vomissements

Congénital (chez l'enfant) : larmoiement, photophobie

EXAMENS COMPLÉMENTAIRES

Mesure de la pression intraoculaire
Fond d'œil
Examen du champ visuel

COMPLICATIONS

Dégénérescence des fibres nerveuses

En absence de traitement
Cécité totale et définitive
Atrophie du nerf optique

TRAITEMENT

Permet de stopper l'évolution

À angle ouvert : collyres, laser et/ou chirurgie

À angle fermé : urgence : Diamox IV, Mannitol, collyres, traitement chirurgical après la crise

Congénital : traitement chirurgical

Myopie, hypermétropie, astigmatisme, presbytie

Myopie

Mécanismes

- Œil trop long.
- Image formée en avant de la rétine.
- Parfois puissance trop importante du cristallin.

Causes

- Génétique.
- Manque d'exposition à la lumière.
- Carence en vitamines D, E et A.
- Exposition prolongée aux écrans.

Signes

- Vision de loin diminuée, voire floue.
- Céphalées.

Traitement

- Correction par des lunettes ou des lentilles de contact.
- Chirurgie réfractive au laser si myopie stable.

Hypermétropie

Mécanismes

- Œil trop court.
- Accommodation permanente du cristallin.
- Rare anomalie dans la forme de la cornée ou du cristallin.

Causes

- Génétique.

Signes

- Asymptomatique si les yeux la compensent.
- Fatigue visuelle.
- Difficulté à voir de près.
- Vision de loin +/– floue.
- Céphalées.

Traitement

- Correction par des lunettes ou des lentilles cornéennes.
- Chirurgie de la cornée.

Astigmatisme

Mécanismes

- Déformation ou irrégularité de la cornée.
- Parfois défaut de courbure du cristallin.

Causes

- Génétique.
- Fatigue visuelle.

Signes

- Parfois asymptomatique si léger.
- Contours et lignes troubles de près comme de loin.
- Sensibilité à la lumière augmentée.
- Céphalées.
- Picotement des yeux.

Traitement

- Correction par des lunettes.
- Chirurgie pour modifier la courbure de la cornée au laser.

Presbytie

Mécanismes

- Diminution de la capacité d'accommodation du cristallin.

Causes

- Âge.

Signes

- Difficulté à voir les objets de près.
- Tenir les objets à distance pour les voir.
- Exemple : difficulté pour la lecture.

Traitement

- Correction par des lunettes.
- Chirurgie par laser non curative, mais pour améliorer le confort visuel.

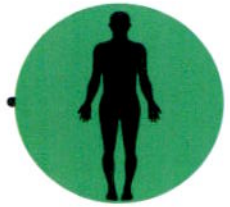

MYOPIE, HYPERMÉTROPIE, ASTIGMATISME, PRESBYTIE

MYOPIE

Mécanismes : œil trop long, image formée en avant de la rétine, parfois puissance trop importante du cristallin

Causes : génétique, manque d'exposition à la lumière, carence en vitamines, exposition prolongée aux écrans

Signes : vision de loin diminuée voire floue, céphalées

Traitement : lunettes, lentilles de contact, chirurgie réfractive au laser

HYPERMÉTROPIE

Mécanismes : œil trop court, accommodation permanente du cristallin, rare anomalie dans la forme de la cornée ou du cristallin

Causes : génétique

Signes : asymptomatique si les yeux la compensent, fatigue visuelle, difficulté à voir de près, vision de loin +/– floue, céphalées

Traitement : lunettes, lentilles cornéennes, chirurgie de la cornée

ASTIGMATISME

Mécanismes : déformation ou irrégularité de la cornée, parfois défaut de courbure du cristallin

Causes : génétique, fatigue visuelle

Signes : parfois asymptomatique si léger, contours et lignes troubles, sensibilité à la lumière, céphalées, picotements des yeux

Traitement : lunettes, chirurgie pour modifier la courbure de la cornée au laser

PRESBYTIE

Mécanismes : diminution de la capacité d'accommodation du cristallin

Causes : âge

Signes : difficulté à voir les objets de près, tenir les objets à distance pour les voir

Traitement : lunettes, chirurgie par laser pour améliorer le confort visuel

Fiche
105

Dégénérescence maculaire liée à l'âge (DMLA)

Définition

La DMLA correspond à une dégénérescence de la partie centrale de la rétine (macula) pouvant mener à la perte de la vision centrale. C'est la 1re cause de handicap visuel chez les plus de 50 ans.
2 types :
- Forme sèche;
- Forme humide;

Facteurs de risque

- Âge > 50 ans.
- Génétique.
- Tabac.
- Obésité.
- Hypertension artérielle.
- Exposition prolongée au soleil.

Signes

- Déformation des images.
- Baisse de l'acuité visuelle.
- Apparition de taches sombres au centre du champ visuel.
- Diminution de la perception des contrastes.
- Gêne en vision nocturne.
- Sensation d'éblouissement.
- Modification de la vision des couleurs.

Examens complémentaires

- Mesure de l'acuité visuelle.
- Fond d'œil.
- Angiographie à la fluorescéine.
- Tomographie en cohérence optique.

Complications

Pas de cécité totale.
Perte de la vision centrale.
Diminution de la qualité de vie.

Traitements

- Pas de traitement pour la forme sèche.
- Injection par voie intravitréenne d'un inhibiteur de l'angiogenèse.
- Photocoagulation au laser.
- Compléments alimentaires (antioxydants, minéraux, etc.).
- Systèmes optiques grossissants.
- Rééducation par orthoptiste parfois nécessaire.

DÉFINITION

Dégénérescence de la partie centrale
de la rétine
1re cause de handicap visuel chez + 50 ans

2 types
Forme sèche
Forme humide

FACTEURS DE RISQUE

Âge
Génétique
Tabac
Obésité
HTA
Exposition prolongée au soleil

SIGNES

Déformation images
Baisse acuité visuelle
Taches sombres au centre du champ visuel
Diminution perception des contrastes
Gêne vision nocturne
Éblouissement
Modification vision couleurs

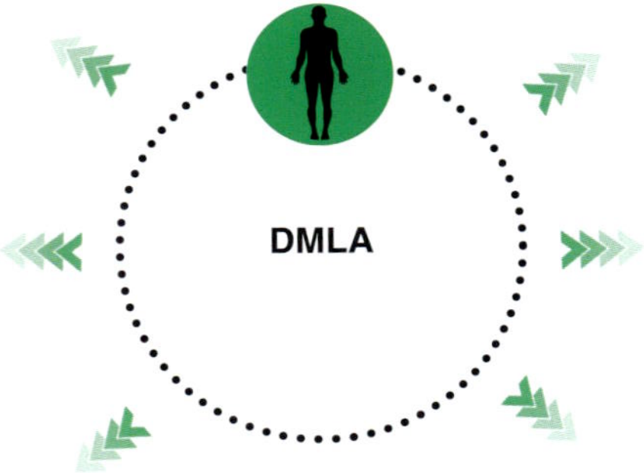

EXAMENS COMPLÉMENTAIRES

Mesure acuité visuelle
Fond d'œil
Angiographie
Tomographie en cohérence optique

COMPLICATIONS

Pas de cécité totale
Perte vision centrale
Diminution qualité de vie

TRAITEMENTS

Aucun pour la forme sèche

Injection inhibiteur de l'angiogenèse
Photocoagulation
Compléments alimentaires
Systèmes optiques grossissants

Rééducation orthoptiste

Insuffisance rénale aiguë

Définition

L'insuffisance rénale aiguë correspond à une altération de la fonction rénale de façon brutale et souvent réversible.

Caractéristiques

- Diminution du débit de filtration glomérulaire.
- Augmentation brutale de la créatininémie.
- Rein de taille normale.

3 types

- Prérénale ou fonctionnelle.
- Rénale, parenchymateuse ou organique.
- Postrénale ou obstructive.

Étiologies

Fonctionnelle

- Hypovolémie.
- Déshydratation extracellulaire.
- Certains médicaments.

Parenchymateuse

- Nécrose tubulaire ou glomérulonéphrite aiguë.
- Origine vasculaire.
- État de choc, rhabdomyolyse.
- Infections.

Obstructive

- Obstacles.

Signes

- Oligo-anurie ou anurie.
- Nausées/vomissements.
- Tachycardie.
- Hypotension ou hypertension artérielle.
- Œdème des membres inférieurs.
- Hématurie si insuffisance rénale obstructive.

Examens complémentaires

- Ionogramme urinaire et sanguin.
- ECBU.
- Électrophorèse des protéines urinaires.
- Protéinurie des 24 h.
- Échographie rénale.

Complications

- Lésions rénales.
- Hyperkaliémie sévère.

Traitements

Traitement symptomatique

Arrêt des médicaments néphrotoxiques.

Fonctionnelle

- Expansion volémique rapide.

Parenchymateuse

- Normaliser la volémie.
- Relancer la diurèse.

Obstructive

- Retirer ou contourner l'obstacle.

Épuration extrarénale

Si surcharge hydrosodée, encéphalopathie, hémorragie digestive, néphrotoxique dialysable, hyperkaliémie menaçante, acidose métabolique sévère.

INSUFFISANCE RÉNALE AIGUË

DÉFINITION

Altération de la fonction rénale brutale et souvent réversible

Caractéristiques
Diminution du DFG
Augmentation brutale créatininémie
Rein de taille normale

3 types : prérénale, rénale, postrénale

ÉTIOLOGIES

Prérénale : hypovolémie, déshydratation extracellulaire, certains médicaments

Parenchymateuse : nécrose tubulaire ou glomérulonéphrite, origine vasculaire, état de choc, rhabdomyolyse, infections

Obstructive : obstacles

SIGNES

Oligo-anurie ou anurie
Nausées/vomissements
Tachycardie
Hypo ou hyperTA
Œdèmes membres inférieurs
Hématurie si obstructive

EXAMENS COMPLÉMENTAIRES

Ionogramme urinaire et sanguin
ECBU
Électrophorèse des protéines urinaires
Protéinurie des 24 h
Échographie rénale

COMPLICATIONS

Lésions rénales
Hyperkaliémie sévère

TRAITEMENTS

Traitement symptomatique
Arrêt médicaments néphrotoxiques

Fonctionnelle : expansion volémique rapide

Parenchymateuse : normaliser volémie, relancer diurèse

Obstructive : retirer ou contourner l'obstacle

EER si : surcharge hydrosodée, encéphalopathie, hémorragie digestive, néphrotoxique dialysable, hyperkaliémie menaçante, acidose métabolique sévère

Fiche
107

Insuffisance rénale chronique

Définition

L'insuffisance rénale chronique correspond à une réduction permanente et irréversible de la fonction rénale.

Caractéristiques

- Diminution progressive du débit de filtration glomérulaire.
- Irréversible.

5 stades

1 : DFG > à 90 mL/min/1,73 m^2 : maladie rénale sans insuffisance rénale.
2 : DFG entre 60 et 89 mL/min/1,73 m^2 : maladie rénale chronique avec DFG légèrement diminué.
3 : DFG entre 30 et 59 mL/min/1,73 m^2 : insuffisance rénale chronique (IRC) modérée.
4 : DFG entre 15 et 29 mL/min/1,73 m^2 : IRC sévère.
5 : DFG < 15 mL/min/1,73 m^2 : IRC terminale.

Étiologies/facteurs de risque

Hypertension artérielle.
Diabète.
Obésité.
Antécédents familiaux.
Pathologies rénales.
Certains médicaments.

Signes

- Début silencieux.
- Hypertension artérielle.
- Asthénie.
- Amaigrissement.
- Troubles neurologiques.
- Troubles cardiovasculaires.
- Troubles digestifs.

Examens complémentaires

- Ionogramme urinaire et sanguin.
- BU, ECBU.
- Échographie rénale.
- Abdomen sans préparation (ASP).
- Scanner, IRM.

Complications

- Hypertension artérielle.
- Acidose métabolique.
- Hyperkaliémie.
- Œdèmes.
- Anémie.
- Cardiopathies.
- Insuffisance rénale chronique terminale.
- Décès.

Traitements

Médicamenteux

- Antihypertenseurs.
- Diurétiques.
- Vitamine D.
- Stimulants de l'érythropoïèse.

Conseils hygiéno-diététiques

Hémodialyse.

Dialyse péritonéale.

Transplantation rénale.

INSUFFISANCE RÉNALE CHRONIQUE

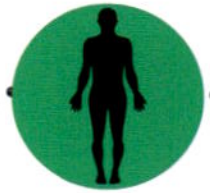

DÉFINITION

Réduction permanente et irréversible de la fonction rénale

Caractéristiques
Diminution progressive du DFG
Irréversible

ÉTIOLOGIES

HTA
Diabète
Obésité
ATCD familiaux
Pathologies rénales
Certains médicaments

SIGNES

Début silencieux

HTA
Asthénie
Amaigrissement
Troubles neurologiques
Troubles cardiovasculaires
Troubles digestifs

EXAMENS COMPLÉMENTAIRES

Ionogramme urinaire et sanguin
BU, ECBU
Échographie rénale
Abdomen sans préparation (ASP)
Scanner, IRM

COMPLICATIONS

HTA
Acidose métabolique
Hyperkaliémie
Œdèmes
Anémie
Cardiopathies
Ins. rénale chronique terminale
Décès

TRAITEMENTS

Médicamenteux : antiHTA, diurétiques, vitamine D, stimulants érythropoïèse

Conseils hygiéno-diététiques

Hémodialyse
Dialyse péritonéale

Transplantation rénale

Insuffisance cardiaque

Définition

L'insuffisance cardiaque correspond à l'incapacité du cœur à assurer une circulation sanguine efficace.
2 types d'insuffisance cardiaque :
- Insuffisance cardiaque gauche;
- Insuffisance cardiaque droite;

Classification NYHA

- I. Pas de limitation d'activité physique, absence de dyspnée et de fatigue, dans les actes de la vie courante.
- II. Limitation modérée des activités physiques, gêne lors d'activités physiques importantes, mais absence de gêne au repos.
- III. Limitation franche des activités physiques, gêne lors des activités mêmes modérées de la vie courante mais sans gêne au repos.
- IV. Incapacité d'effectuer la plupart des actes de la vie courante avec une gêne au repos.

Étiologies

Insuffisance cardiaque gauche

- Surcharge ventricule gauche.
- Trouble de la contractilité.
- Débit cardiaque élevé.

Insuffisance cardiaque droite

- Hypertension artérielle pulmonaire (HTAP) primitive.
- Cœur pulmonaire.
- Infarctus du myocarde du ventricule droit.
- Valvulopathies, cardiopathies.
- Péricardites.

Signes

Insuffisance cardiaque gauche

- Dyspnée, orthopnée, polypnée.
- Hémoptysie.
- Cyanose, hypoxie.
- Tachycardie, troubles du rythme.
- Sueurs, angoisse.

- Crépitants à l'auscultation.
- Toux sèche.

Insuffisance cardiaque droite

- Prise de poids.
- Hépatalgie, ascite.
- Œdèmes périphériques.
- Asthénie.
- Turgescence jugulaire.
- Cyanose des extrémités.
- Oligurie.

Examens complémentaires

- Électrocardiogramme.
- Radio du thorax.
- Échographie transthoracique.
- IRM cardiaque.
- Angiographie, scintigraphie.
- Bilan sanguin.

+/– coronarographie, holter tensionnel, épreuve d'effort.

Complications

- Œdème aigu du poumon pour l'insuffisance cardiaque gauche.
- Œdèmes périphériques pour l'insuffisance cardiaque droite.
- État de choc cardiogénique.

Traitements

Médicamenteux

- Bêtabloquants.
- Inhibiteurs de l'enzyme de conversion (IEC).
- ARA II.
- Antagonistes de l'aldostérone.
- Diurétiques.

Oxygénothérapie

Non médicamenteux

- Ventilation non invasive (VNI).
- Assistance ventriculaire.
- Greffe cardiaque.

Conseils hygiéno-diététiques

INSUFFISANCE CARDIAQUE

DÉFINITION

Incapacité du cœur à assurer une circulation sanguine efficace

2 types
Insuffisance cardiaque gauche
Insuffisance cardiaque droite

ÉTIOLOGIES

Gauche : surcharge ventricule gauche, trouble de la contractilité, débit cardiaque élevé

Droite : HTAP, cœur pulmonaire, infarctus du myocarde du ventricule droit, valvulopathies, cardiopathies, péricardites

SIGNES

Gauche : dyspnée, orthopnée, polypnée, hémoptysie, cyanose, hypoxie, tachycardie, troubles du rythme, sueurs, angoisse, crépitants à l'auscultation, toux sèche

Droite : prise de poids, hépatalgie, ascite, œdèmes périphériques, asthénie, turgescence jugulaire, cyanose des extrémités, oligurie

EXAMENS COMPLÉMENTAIRES

Électrocardiogramme
Radio du thorax
Échographie transthoracique
IRM cardiaque
Angiographie, scintigraphie
Bilan sanguin

+/– coronarographie, holter, épreuve d'effort

COMPLICATIONS

Œdème aigu du poumon
Œdèmes périphériques
État de choc cardiogénique

TRAITEMENTS

Médicamenteux : bêtabloquants, IEC, ARA II, antagonistes de l'aldostérone, diurétiques

Oxygénothérapie

Non médicamenteux : VNI, assistance ventriculaire, greffe cardiaque

Conseils hygiéno-diététiques

Fiche
109

Insuffisance artérielle

Définition

L'insuffisance artérielle correspond à un rétrécissement ou une occlusion d'une artère entraînant une diminution du débit sanguin. Pathologie correspondante : artériopathie oblitérante des membres inférieurs (AOMI).

Étiologies

- Athérosclérose dans 95 % des cas.
- Maladies inflammatoires artérielles.
- Artérites postradiothérapie.

Facteurs de risque

- Âge.
- Hypertension artérielle.
- Diabète.
- Dyslipidémie.
- Sédentarité.

Signes

- Parfois maladie silencieuse.
- Douleur.
- Claudication intermittente.
- Crampes.
- Ulcères.
- Gangrènes.

Examens complémentaires

- Mesure de l'index de pression systolique.
- Échographie doppler.
- Scanner.
- IRM.

Complications

- Ischémie aiguë.
- Nécrose, gangrène, amputation.

- Retard de cicatrisation.
- Risque infectieux.

Traitements

Correction des facteurs de risque.

Médicamenteux

- Antalgiques.
- Antiagrégants plaquettaires.
- Vasodilatateurs artériels.
- Fibrinolytiques.

Chirurgicaux

- Angioplastie, pose de stents.
- Pontage.
- Endartériectomie.
- Amputation.

INSUFFISANCE ARTÉRIELLE

DÉFINITION

Rétrécissement ou occlusion d'une artère
Diminution du débit sanguin

Pathologie : AOMI

ÉTIOLOGIES

Athérosclérose dans 95 % des cas
Maladies inflammatoires artérielles
Artérites postradiothérapie

Facteurs de risque : âge, HTA, diabète, dyslipidémie, sédentarité

SIGNES

Parfois maladie silencieuse

Douleur
Claudication intermittente
Crampes
Ulcères
Gangrènes

EXAMENS COMPLÉMENTAIRES

Mesure de l'index de pression systolique
Échographie doppler
Scanner
IRM

COMPLICATIONS

Ischémie aiguë
Nécrose, gangrène, amputation
Retard de cicatrisation
Risque infectieux

TRAITEMENTS

Correction facteurs de risque

Médicamenteux : antalgiques, antiagrégants plaquettaires, vasodilatateurs artériels, fibrinolytiques

Chirurgicaux : angioplastie, stents, pontage, endartériectomie, amputation

Insuffisance veineuse

Définition

L'insuffisance veineuse correspond à une altération du retour veineux au niveau des membres inférieurs.

Caractéristiques

- Perte d'élasticité des veines.
- Dysfonctionnement des valvules sur les parois veineuses.
- Difficulté pour le sang de remonter vers le cœur.

Facteurs de risque

- Surpoids, obésité.
- Sédentarité.
- Hérédité.
- Tabac.
- Grossesse.
- Position debout prolongée.
- Voyages en avion.
- Post-thrombose.

Signes

Parfois asymptomatique.
- Sensation de jambes lourdes.
- Fourmillements.
- Crampes musculaires nocturnes.
- Œdèmes.
- Varices.
- Démangeaisons.

Examens complémentaires

- Examen clinique.
- Échographie doppler pour éliminer une thrombose.

Complications

- Troubles trophiques.
- Thrombose veineuse.
- Embolie pulmonaire.

Traitements

Traitement non médicamenteux

- Contention veineuse.
- Surélévation des jambes.
- Correction des facteurs de risque.

Traitement médicamenteux

- Veino-toniques.
- Soins locaux.

Traitement chirurgical

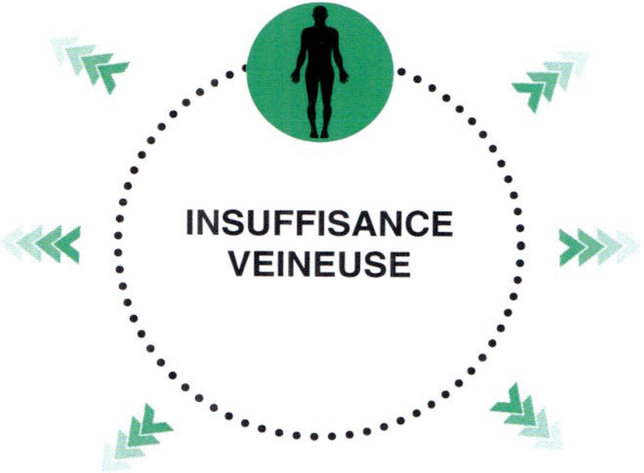

DÉFINITION

Altération du retour veineux au niveau des membres inférieurs

Caractéristiques
Perte élasticité des veines
Dysfonctionnement des valvules
Difficulté pour le sang de remonter vers le cœur

FACTEURS DE RISQUE

Surpoids, obésité
Sédentarité
Hérédité
Tabac
Grossesse
Position debout prolongée
Voyages en avion
Post-thrombose

SIGNES

Parfois asymptomatique

Sensation de jambes lourdes
Fourmillements
Crampes musculaires nocturnes
Œdèmes
Varices
Démangeaisons

EXAMENS COMPLÉMENTAIRES

Examen clinique
Échographie doppler

COMPLICATIONS

Troubles trophiques
Thrombose veineuse
Embolie pulmonaire

TRAITEMENTS

Non médicamenteux
Contention veineuse
Surélévation des jambes
Correction facteurs de risque

Médicamenteux
Veino-toniques
Soins locaux

Traitement chirurgical

Fiche 111

Insuffisance respiratoire

Définition

L'insuffisance respiratoire est caractérisée par une insuffisance des poumons à maintenir un taux d'oxygène dans le sang normal.
On distingue :
- Insuffisance respiratoire aiguë;
- Insuffisance respiratoire chronique.

Facteurs de risque

BPCO
Asthme

Aiguë

- Tumeur.
- Atteintes des voies respiratoires.
- Traumatisme thoracique.
- Pneumopathie.
- Insuffisance cardiaque.
- Œdème aigu des poumons.

Chronique

- Atteinte neuromusculaire.
- Lésions pulmonaires (tuberculose, fibrose).
- Mucoviscidose.
- Cancer.
- Sarcoïdose.

Signes

- Dyspnée, cyanose.
- Toux.
- Distension thoracique, tirage.
- Tachycardie, hypertension artérielle.
- Œdème des membres inférieurs.
- Troubles neurologiques, agitation.

Examens complémentaires

- Radio du thorax.
- Gaz du sang.
- Épreuves fonctionnelles respiratoires.

Complications

- Troubles de la conscience.
- Coma.
- État de choc.
- Décès.

Traitements

Traitement de la cause

Oxygénothérapie.
Assistance ventilatoire.

Traitement médicamenteux

- Corticoïdes.
- Bronchodilatateurs.
- Fluidifiants bronchiques.

Conseils hygiéno-diététiques

Kinésithérapie respiratoire

DÉFINITION

Insuffisance des poumons à maintenir un taux d'oxygène dans le sang normal

Insuffisance respiratoire aiguë
Insuffisance respiratoire chronique

FACTEURS DE RISQUE

BPCO, asthme

Aiguë : tumeur, atteinte des voies respiratoires, traumatisme thoracique, pneumopathie, insuffisance cardiaque, OAP

Chronique : atteinte neuromusculaire, lésions pulmonaires, mucoviscidose, cancer, sarcoïdose

SIGNES

Dyspnée, cyanose
Toux
Distension thoracique, tirage
Tachycardie, HTA
Œdème des membres inférieurs
Troubles neurologiques, agitation

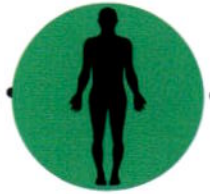

INSUFFISANCE RESPIRATOIRE

EXAMENS COMPLÉMENTAIRES

Radio du thorax
Gaz du sang
Épreuves fonctionnelles respiratoires

COMPLICATIONS

Troubles de la conscience, coma
État de choc
Décès

TRAITEMENTS

Traitement de la cause

O_2

Assistance ventilatoire

Médicamenteux : corticoïdes, bronchodilatateurs, fluidifiants bronchiques

Conseils hygiéno-diététiques

Kiné respiratoire

Insuffisance hépatique

Définition

L'insuffisance hépatique correspond à une altération de la fonction des hépatocytes.
2 types :
- Insuffisance hépatique aiguë;
- Insuffisance hépatique chronique.

Étiologies

- Hépatite toxique (ex. : Paracétamol, alcool).
- Hépatite virale.
- Cirrhose.

Autres

- Troubles vasculaires.
- Troubles métaboliques.
- Hépatite auto-immune.

Signes

- Asthénie, anorexie.
- Ictère, ascite.
- *Foetor hepaticus.*
- Tachycardie.
- Hypotension artérielle.
- Troubles moteurs.
- Signes cutanés.

Examens complémentaires

- Bilan sanguin.
- Échographie abdominale.
- Scanner abdominal.

Complications

- Hypertension portale.
- Coagulopathie.
- Ascite.

- Encéphalopathie hépatique.
- Varices œsophagiennes.
- Infections.

Traitements

- Traitement de la cause.
- Conseils hygiéno-diététiques.
- Transplantation hépatique.

INSUFFISANCE HÉPATIQUE

DÉFINITION

Altération de la fonction des hépatocytes

Insuffisance hépatique aiguë
Insuffisance hépatique chronique

ÉTIOLOGIES

Hépatite toxique
Hépatite virale
Cirrhose

Autres
Troubles vasculaires
Troubles métaboliques
Hépatite auto-immune

SIGNES

Asthénie, anorexie
Ictère, ascite
Foetor hepaticus
Tachycardie
Hypotension artérielle
Troubles moteurs
Signes cutanés

EXAMENS COMPLÉMENTAIRES

Bilan sanguin
Échographie abdominale
Scanner abdominal

COMPLICATIONS

Hypertension portale
Coagulopathie
Ascite
Encéphalopathie hépatique
Varices œsophagiennes
Infections

TRAITEMENTS

Traitement de la cause

Conseils hygiéno-diététiques

Transplantation hépatique

Fiche 113

Polyarthrite rhumatoïde

Définition

La polyarthrite correspond à une inflammation chronique des articulations d'origine auto-immune.

Caractéristiques

- Surproduction du liquide synovial.
- Destruction progressive des articulations.
- Évolution sous forme de poussées.

Elle est plus fréquente chez les femmes.

Facteurs de risque

- Génétique.
- Pollution, tabac.
- Âge.
- Facteurs hormonaux.

Signes

- Arthrites bilatérales et symétriques.
- Douleurs nocturnes et au réveil.
- Œdème et déformation des articulations.
- Impotence fonctionnelle.
- Asthénie, altération de l'état général.
- Nodules rhumatoïdes.
- Fièvre.

Examens complémentaires

- Bilan sanguin.
- Radiographies.
- Échographie.
- Ponction articulaire.
- IRM articulaire.

Complications

- Destruction, déformations articulaires.
- Destructions tendineuses.

- Troubles fonctionnels, handicap.
- Manifestations extra-articulaires.
- Risques cardiovasculaires.

Traitements

Traitement de fond

- Méthotrexate.
- Traitement ciblé si le Méthotrexate ne fonctionne pas.

Traitement symptomatique

- Repos.
- Antalgiques.
- AINS.
- Corticoïdes.

Traitement chirurgical

- Synovectomie.
- Prothèses.
- Correction de certaines déformations.

Kinésithérapie

Ergothérapie

Podologue

Orthèses, attelles

Autres traitements :

- Kinésithérapie.
- Ergothérapie.
- Podologue.
- Orthèses, attelles.

POLYARTHRITE RHUMATOÏDE

DÉFINITION

Inflammation chronique des articulations d'origine auto-immune

Caractéristiques

Surproduction liquide synovial
Destruction progressive des articulations
Évolution sous forme de poussées

+ fréquent chez les femmes

FACTEURS DE RISQUE

Génétique
Pollution, tabac
Âge
Facteurs hormonaux

SIGNES

Arthrites bilatérales, symétriques
Douleurs nocturnes, au réveil
Œdèmes, déformation articulations
Impotence fonctionnelle
Asthénie, AEG
Nodules rhumatoïdes
Fièvre

EXAMENS COMPLÉMENTAIRES

Bilan sanguin
Radiographie
Échographie
Ponction articulaire
IRM articulaire

COMPLICATIONS

Destruction, déformation articulaires
Destructions tendineuses
Troubles fonctionnels, handicap
Manifestations extra-articulaires
Risques cardiovasculaires

TRAITEMENTS

De fond : méthotrexate ou traitement ciblé

Symptomatique : repos, antalgiques, AINS, corticoïdes

Chirurgical : synovectomie, prothèses, correction déformations

Kinésithérapie
Ergothérapie
Podologue
Orthèses, attelles

Arthrose

Définition

L'arthrose correspond à une maladie chronique articulaire entraînant la destruction du cartilage. Toutes les articulations peuvent être touchées.

Articulations les plus concernées

- Colonne vertébrale.
- Doigts.
- Genou.
- Hanche.

Facteurs de risque

- Âge.
- Diabète, obésité.
- Maladies de l'articulation.
- Surcharge de l'articulation.
- Hérédité.
- Anomalies anatomiques.
- Séquelles de traumatisme.
- Fragilité du cartilage.

Signes

Peut être asymptomatique au début.

- Douleur.
- Raideur ou gonflement des articulations.
- Difficulté à la mobilisation.
- Troubles fonctionnels.
- Excroissances osseuses.

Examens complémentaires

- Examen clinique.
- Radiographies de l'articulation.
- IRM.

Complications

- Handicap fonctionnel.
- Altération de la vie quotidienne.
- Nécrose osseuse.

Traitements

Traitements symptomatiques

- Antalgiques.
- AINS.
- Infiltration de corticoïdes.

Autres traitements

- Conseils hygiéno-diététiques.
- Activité physique régulière.
- Kinésithérapie.
- Ergothérapie.
- Attelle de repos.

Traitement chirurgical

ARTHROSE

DÉFINITION

Maladie chronique articulaire entraînant la destruction du cartilage

Articulations les + concernées : colonne vertébrale, doigts, genou, hanche

FACTEURS DE RISQUE

Âge
Diabète, obésité
Maladies de l'articulation
Surcharge de l'articulation
Hérédité
Anomalies anatomiques
Séquelles de traumatisme
Fragilité du cartilage

SIGNES

Peut être asymptomatique au début

Douleur
Raideur, gonflement articulations
Difficulté à la mobilisation
Troubles fonctionnels
Excroissances osseuses

EXAMENS COMPLÉMENTAIRES

Examen clinique
Radiographies de l'articulation
IRM

COMPLICATIONS

Handicap fonctionnel
Altération de la vie quotidienne
Nécrose osseuse

TRAITEMENTS

Symptomatiques : antalgiques, AINS, infiltration de corticoïdes

Conseils hygiéno-diététiques
Activité physique régulière

Kinésithérapie
Ergothérapie
Attelle de repos

Traitement chirurgical

Fiche 115

Ostéoporose

Définition

L'ostéoporose correspond à une maladie du squelette caractérisée par une diminution de la masse osseuse et une détérioration du tissu osseux.

Caractéristiques

- Densité osseuse insuffisante.
- Qualité osseuse insuffisante.
- Augmentation du risque de fracture.

Elle concerne principalement les femmes.

Facteurs de risque

- Âge.
- Déficit en vitamine D, en calcium.
- Hérédité.
- Tabac, alcool.
- Diabète.
- Maladie de Cushing.
- Ménopause.
- Hyperthyroïdie.
- Pancréatite, cirrhose.
- Corticoïdes au long cours.

Signes

Asymptomatique.
Fractures ostéoporotiques.
Parfois :

- Douleurs vertébrales;
- Gêne fonctionnelle;
- Douleurs liées aux fractures;
- Déformation du rachis.

Examens complémentaires

- Bilan sanguin.
- Ostéodensitométrie.
- Radiographies.

Complications

- Fractures multiples.
- Tassement vertébral.

Traitements

Il n'existe pas de traitement curatif.

Traitement préventif

- Adaptation de l'environnement pour éviter les chutes.
- Calcium et vitamine D.
- Traitement hormonal.
- Exercice physique.

Traitement symptomatique

- Antalgiques.
- Immobilisation.
- Chirurgie si fracture.

Traitement médicamenteux pour limiter le risque de fractures

- Calcithérapie.
- Vitaminothérapie D.
- Biphosphonates.
- Tériparatide.
- Ranélate de strontium.
- Desonumab.

OSTÉOPOROSE

DÉFINITION

Maladie du squelette caractérisée par une diminution de la masse osseuse et une détérioration du tissu osseux

Caractéristiques

Densité et qualité osseuse insuffisantes

Augmentation du risque de fracture

Principalement chez les femmes

FACTEURS DE RISQUE

Âge

Déficit vitamine D, calcium

Hérédité

Tabac, alcool

Diabète, maladie de Cushing

Ménopause, hyperthyroïdie

Pancréatite, cirrhose

Corticoïdes au long cours

SIGNES

Asymptomatique

Fractures ostéoporotiques

Douleurs vertébrales

Gêne fonctionnelle

Douleurs liées aux fractures

Déformation du rachis

EXAMENS COMPLÉMENTAIRES

Bilan sanguin

Ostéodensitométrie

Radiographies

COMPLICATIONS

Fractures multiples

Tassement vertébral

TRAITEMENTS

Pas de traitement curatif

Préventif : adaptation de l'environnement, calcium, vitamine D, traitement hormonal, exercice physique

Symptomatique : antalgiques, immobilisation, chirurgie si fracture

Médicamenteux pour limiter le risque de fractures : calcithérapie, vitaminothérapie D, Biphosphonates, Tériparatide, Ranélate de strontium, Desonumab

Hypertension artérielle

Définition

L'hypertension artérielle correspond à une augmentation de la pression exercée par le sang sur les artères.
Elle est définie par :
- Une pression artérielle systolique > 140 mmHg ;
- Et/ou une pression artérielle diastolique > 90 mmHg.

Facteurs de risque

Non modifiables : âge, sexe masculin, maladie rénale chronique, naissance prématurée, catégorie socio-économique défavorisée, apnée du sommeil, stress psychosocial, antécédents familiaux.
Modifiables : sédentarité, tabac, alcool, surpoids, obésité, hypercholestérolémie, alimentation riche en sel.

Signes

Parfois asymptomatique.
Céphalées.
Vertiges.
Acouphènes.
Bourdonnements d'oreille.
Troubles visuels.
Palpitations.
Sueurs.
Épistaxis.

Examens complémentaires

- Bilan sanguin.
- Électrocardiogramme.
- Test d'effort.
- Holter tensionnel.

Complications

- Accident vasculaire cérébral.
- Insuffisance cardiaque.
- Dissection aortique.
- Infarctus du myocarde.

- AOMI.
- Insuffisance rénale.
- Troubles de la vision.

Traitements

Traitement de la cause

- Conseils hygiéno-diététiques.
- Activité physique régulière.
- Perte de poids.

Traitement médicamenteux

- Inhibiteurs calciques.
- Diurétiques.
- Inhibiteurs de l'enzyme de conversion.
- Antagonistes des récepteurs de l'angiotensine II.
- Bêtabloquants.
- Antihypertenseurs centraux.

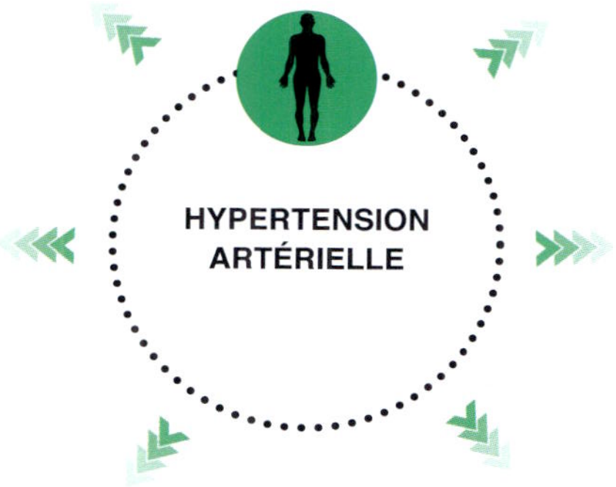

DÉFINITION

Augmentation de la pression exercée par le sang sur les artères

Définie par :
PAS > 140 mmHg
PAD > 90 mmHg

FACTEURS DE RISQUE

Non modifiables : âge, masculin, maladie rénale chronique, naissance prématurée, catégorie socio-économique défavorisée, apnée du sommeil, stress psychosocial, ATCD familiaux

Modifiables : sédentarité, tabac, alcool, surpoids, obésité, hypercholestérolémie, alimentation riche en sel

SIGNES

Parfois asymptomatique

Céphalées, vertiges, acouphènes, bourdonnements d'oreille, troubles visuels, palpitations, sueurs, épistaxis

EXAMENS COMPLÉMENTAIRES

Bilan sanguin
Électrocardiogramme
Test d'effort
Holter tensionnel

COMPLICATIONS

AVC
Insuffisance cardiaque
Dissection aortique
Infarctus du myocarde
AOMI
Insuffisance rénale
Troubles de la vision

TRAITEMENTS

Traitement de la cause

Conseils hygiéno-diététiques
Activité physique régulière
Perte de poids

Inhibiteurs calciques
Diurétiques
IEC
ARA II
Bêtabloquants
Antihypertenseurs centraux

Fiche 117

Hyperthyroïdie

Définition

L'hyperthyroïdie est un dysfonctionnement de la thyroïde correspondant à une sécrétion excessive d'hormones thyroïdiennes.

Caractéristiques

- Accélération des fonctions de l'organisme.

Elle est plus fréquente chez la femme que chez l'homme.

Étiologies

- Maladie de Basedow.
- Nodules thyroïdiens.
- Surcharge iodée.
- Iatrogénie.
- Hypophyse hyperactive.
- Thyroïdite.
- Certains médicaments.

Signes

- Amaigrissement.
- Asthénie, insomnie.
- Agitation.
- Hypersudation.
- Tachycardie, palpitations.
- Dyspnée.
- Diarrhée.
- Troubles de l'humeur.
- Tremblements.
- Goitre.

Signes biologiques

- TSH diminuée.
- T3 et T4 élevées.

Examens complémentaires

- Dosage des hormones et des anticorps thyroïdiens.
- Échographie de la thyroïde.
- Scintigraphie de la thyroïde.

Complications

- Troubles du rythme.
- Insuffisance cardiaque et/ou coronarienne.
- Agitation, confusion.
- Dépression.
- Crise aiguë thyrotoxique.

Traitements

Traitement de la cause

Traitement médicamenteux

- Antithyroïdiens.
- Iode radioactif.
- Bêtabloquants.
- Anxiolytiques.

Traitement chirurgical

- Ablation nodule.
- Lobectomie.
- Thyroïdectomie totale.

HYPERTHYROÏDIE

DÉFINITION

Dysfonctionnement de la thyroïde correspondant à une sécrétion excessive d'hormones thyroïdiennes

Accélération des fonctions de l'organisme

+ fréquente chez la femme

ÉTIOLOGIES

Maladie de Basedow
Nodules thyroïdiens
Surcharge iodée
Iatrogénie
Hypophyse hyperactive
Thyroïdite
Certains médicaments

SIGNES

Amaigrissement, asthénie, insomnie, agitation, hypersudation, tachycardie, palpitations, dyspnée, diarrhée, troubles de l'humeur, tremblements, goitre

Biologiques : TSH diminuée, T3 et T4 élevées

EXAMENS COMPLÉMENTAIRES

Dosage des hormones, anticorps thyroïdiens
Échographie/scintigraphie de la thyroïde

COMPLICATIONS

Troubles du rythme
Insuffisance cardiaque et/ou coronarienne
Agitation, confusion
Dépression
Crise aiguë thyrotoxique

TRAITEMENTS

Traitement de la cause

Médicamenteux : antithyroïdiens, iode radioactif, bêtabloquants, anxiolytiques

Chirurgical : ablation nodule, lobectomie, thyroïdectomie totale

Hypothyroïdie

Définition

L'hypothyroïdie correspond à une incapacité de la thyroïde à produire suffisamment d'hormones thyroïdiennes.

Caractéristiques

- Ralentissement des fonctions de l'organisme.

Étiologies

- Thyroïdite d'Hashimoto.
- Inflammation de la thyroïde.
- Carence en iode.
- Hypothyroïdies auto-immunes.
- Iatrogénie.
- Hypothyroïdie congénitale.
- Adénome de l'hypophyse.
- Hérédité.

Signes

- Asthénie.
- Prise de poids.
- Constipation.
- Crampes musculaires.
- Peau sèche.
- Troubles de l'attention.
- Dépression.

Signes biologiques

- TSH élevée.

Examens complémentaires

- Dosage des hormones thyroïdiennes.
- Échographie de la thyroïde.

Complications

- Insuffisance cardiaque.
- Confusion.
- Coma myxœdémateux.

Traitements

- Hormones thyroïdiennes (ex. : Lévothyroxine).
- Conseils hygiéno-diététiques.

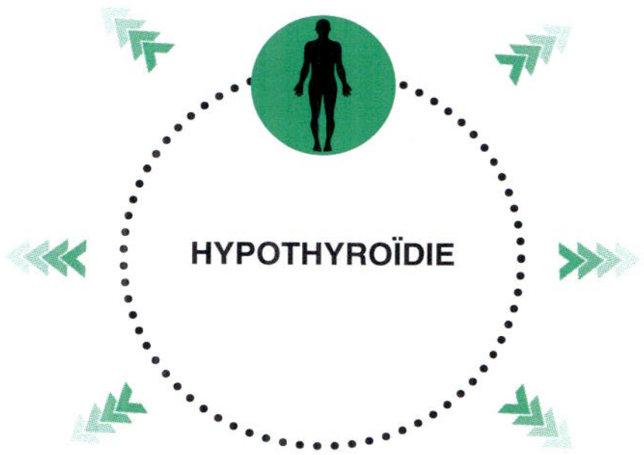

DÉFINITION

Incapacité de la thyroïde à produire suffisamment d'hormones thyroïdiennes

Ralentissement des fonctions de l'organisme

ÉTIOLOGIES

Thyroïdite d'Hashimoto
Inflammation thyroïde
Carence en iode
Hypothyroïdies auto-immunes
Iatrogénie
Hypothyroïdie congénitale
Adénome hypophyse
Hérédité

SIGNES

Asthénie, prise de poids, constipation, crampes musculaires, peau sèche, troubles de l'attention, dépression

Biologiques : TSH élevée

EXAMENS COMPLÉMENTAIRES

Dosage des hormones thyroïdiennes
Échographie de la thyroïde

COMPLICATIONS

Insuffisance cardiaque
Confusion
Coma myxœdémateux

TRAITEMENTS

Hormones thyroïdiennes

Conseils hygiéno-diététiques

Fiche
119

Diabète

Définition

Le diabète correspond à une hyperglycémie chronique.
Soit glycémie à jeun > 1,26 g/L à deux reprises.
Ou glycémie > 2 g/L à n'importe quel moment.
On distingue :
- Diabète type 1 (insulino-dépendant);
- Diabète type 2 (non insulino-dépendant);
- Diabète gestationnel : pendant la grossesse.

Étiologies

Diabète type 1 : génétique, sujet jeune, facteur déclenchant.
Diabète type 2 : > 40 ans, hérédité, surpoids, obésité, alimentation déséquilibrée, sédentarité, certains médicaments.
Diabète gestationnel : grossesse tardive, obésité, surpoids, antécédents familiaux, antécédents de macrosomie fœtale.

Signes

- **Diabète type 1** : polyurie, polydipsie, amaigrissement, polyphagie, asthénie.
- **Diabète type 2** : symptomatologie pauvre, souvent découvert lors d'un bilan de contrôle.
- **Diabète gestationnel** : souvent asymptomatique.

Examens complémentaires

- Bilan sanguin.
- Glycémie à jeun.
- Bilan cardiovasculaire.
- Grossesse : test d'hyperglycémie provoquée par voie orale.

Complications

- Acidocétose.
- Coma hyperosmolaire.
- Acidose lactique.
- Hypoglycémie.
- Micro et macro angiopathies diabétiques.
- Pied diabétique.

- Infections.
- Troubles dermatologiques.

Traitements

- Conseils hygiéno-diététiques.
- Activité physique.
- Surveillance glycémie.
- Éducation thérapeutique.

Diabète type 1 : insuline.
Diabète type 2 : antidiabétiques oraux, insuline parfois nécessaire quand les antidiabétiques ne suffisent plus.
Diabète gestationnel : insuline quand les conseils hygiéno-diététiques ne suffisent plus.

DÉFINITION

Hyperglycémie chronique

Glycémie à jeun > 1,26 g/L à 2 reprises
Glycémie > 2 g/L à n'importe quel moment

ÉTIOLOGIES

Type 1 : génétique, sujet jeune, facteur déclenchant

Type 2 : > 40 ans, hérédité, surpoids, obésité, alimentation déséquilibrée, sédentarité, certains médicaments

Diabète gestationnel : grossesse tardive, obésité, surpoids, ATCD familiaux, ATCD macrosomie fœtale

SIGNES

Type 1 : polyurie, polydipsie, amaigrissement, polyphagie, asthénie

Type 2 : symptomatologie pauvre, souvent découvert lors d'un bilan de contrôle

Diabète gestationnel : souvent asymptomatique

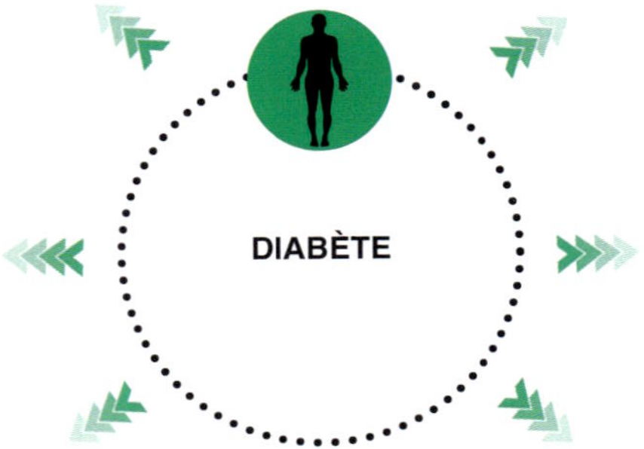

EXAMENS COMPLÉMENTAIRES

Bilan sanguin
Glycémie à jeun
Bilan cardiovasculaire

Grossesse : test d'hyperglycémie provoquée par voie orale

COMPLICATIONS

Acidocétose
Coma hyperosmolaire
Acidose lactique
Hypoglycémie
Macro/micro angiopathies
Pied diabétique
Infections
Troubles dermatologiques

TRAITEMENTS

Conseils hygiéno-diététiques
Activité physique
Surveillance glycémie
Éducation thérapeutique

Type 1 : insuline

Type 2 : antidiabétiques oraux voire insuline si ça ne suffit pas

Gestationnel : insuline quand les conseils ne suffisent plus

Maladie d'Alzheimer

Définition

La maladie d'Alzheimer est une maladie neurodégénérative du système nerveux central.

Caractéristiques

- Dégénérescence neurofibrillaire.
- Dépôts amyloïdes.
- Troubles de la neurotransmission.

2 formes

- Forme sporadique.
- Forme familiale.

Facteurs de risque

- Âge.
- Environnement.
- Diabète, hyperlipidémie.
- Hypertension artérielle.
- Sédentarité.
- Facteurs génétiques.

Signes

Début insidieux et évolution progressive.

- Troubles de mémoire (faits récents).
- Troubles fonctions exécutives.
- Désorientation temporo-spatiale.
- Aphasie, apraxie, agnosie.
- Troubles du comportement.
- Perte de la marche.
- Perte de la communication verbale.
- Troubles de la déglutition.

Examens complémentaires

- Tests de fonctions cognitives.
- IRM cérébrale.
- TEP Scan.
- Ponction lombaire.

Complications

- Aggravation de la dépendance.
- Durée de vie diminuée.
- Aggravation des troubles de mémoire.
- Troubles du comportement.
- Dépression.

Traitements

Il n'existe pas de traitement curatif.

Traitement médicamenteux

- Inhibiteurs de l'acétylcholinestérase.
- Antagonistes du glutamate.

Traitements non médicamenteux

- Prise en charge pluridisciplinaire.
- Stimulation cognitive.
- Rééducation.
- Protection juridique.

MALADIE D'ALZHEIMER

DÉFINITION

Maladie neurodégénérative du SNC

Caractéristiques
Dégénérescence neurofibrillaire
Dépôts amyloïdes
Troubles neurotransmission

2 formes : sporadique et familiale

FACTEURS DE RISQUE

Âge
Environnement
Diabète, hyperlipidémie
Hypertension artérielle
Sédentarité
Facteurs génétiques

SIGNES

Début insidieux et évolution progressive

Troubles de mémoire
Troubles fonctions exécutives
Désorientation temporo-spatiale
Aphasie, apraxie, agnosie
Troubles du comportement
Perte de la marche
Perte de la communication verbale
Troubles déglutition

EXAMENS COMPLÉMENTAIRES

Tests de fonctions cognitives
IRM cérébrale
TEP Scan
Ponction lombaire

COMPLICATIONS

Aggravation de la dépendance
Durée de vie diminuée
Aggravation troubles de mémoire
Troubles du comportement
Dépression

TRAITEMENTS

Pas de traitement curatif

Médicamenteux : inhibiteurs de l'acétylcholinestérase, antagonistes de glutamate

Non médicamenteux : prise en charge pluridisciplinaire, stimulation cognitive, rééducation, protection juridique

Fiche
121

Maladie de Parkinson

Définition

La maladie de Parkinson est une maladie dégénérative du système nerveux central.

Caractéristiques

- Dégénérescence progressive des neurones à Dopamine.
- Présence d'amas pathogènes « corps de Lewy ».

Facteurs de risque

- Causes incertaines.
- Âge.
- Hérédité.
- Facteurs environnementaux.

Signes

Triade parkinsonienne : tremblements de repos, akinésie, hypertonie extrapyramidale.

Signes secondaires

- Troubles cognitifs.
- Troubles affectifs.
- Troubles végétatifs.
- Troubles du sommeil.
- Dépression.
- Douleurs.

Examens complémentaires

Aucun examen paraclinique de référence.

Complications

- Complications motrices.
- Dyskinésies.
- Diminution de la qualité de vie.
- Perte d'autonomie.

Traitements

Il n'existe pas de traitement curatif.

Antiparkinsoniens

- Levodopa.
- Agonistes dopaminergiques.
- Anticholinergiques.
- Inhibiteurs de la COMT.

Stimulation neurologique profonde

Rééducation

Kinésithérapie

MALADIE DE PARKINSON

DÉFINITION

Maladie dégénérative du SNC

Caractéristiques
Dégénérescence progressive des neurones à Dopamine
Présence de « corps de Lewy »

FACTEURS DE RISQUE

Causes incertaines
Âge
Hérédité
Facteurs environnementaux

SIGNES

Triade parkinsonienne : tremblements de repos, akinésie, hypertonie extrapyramidale

Signes secondaires : troubles cognitifs, affectifs, végétatifs, du sommeil, dépression, douleurs

EXAMENS COMPLÉMENTAIRES

Aucun examen paraclinique de référence

COMPLICATIONS

Complications motrices
Dyskinésies
Diminution qualité de vie
Perte d'autonomie

TRAITEMENTS

Pas de traitement curatif

Antiparkinsoniens : Levodopa, agonistes dopaminergiques, anticholinergiques, inhibiteurs COMT

Stimulation neurologique profonde

Rééducation
Kinésithérapie

Épilepsie

Définition

L'épilepsie est une maladie neurologique chronique caractérisée par la survenue de crises épileptiques ou crises convulsives.

Crises d'épilepsie

- Décharges excessives d'influx nerveux.
- Excitation anormale d'un groupe de neurones.

Il existe plusieurs types d'épilepsies.

Étiologies

- Génétique.
- Environnement.
- Troubles métaboliques.
- Lésions cérébrales.

Causes d'une crise d'épilepsie en dehors de l'épilepsie :
- Troubles métaboliques;
- Certains médicaments;
- Intoxications;
- Prise excessive d'alcool.

Signes

Crises épileptiques.
- Crise généralisée.
- Crise focale ou partielle.
- Troubles cognitifs.
- Troubles du sommeil.
- Troubles du langage.

Crises d'épilepsie : convulsions, perte d'urine, morsure de langue, perte de conscience.

Examens complémentaires

- Examen clinique.
- Électroencéphalogramme.
- IRM cérébrale.

Complications

- État de mal épileptique.
- Chutes.
- Risque de fractures.
- Traumatismes.

Traitements

- Antiépileptiques.
- Neurostimulation.
- Traitement chirurgical dans certaines conditions.

DÉFINITION

Maladie neurologique chronique caractérisée par la survenue de crises épileptiques

Caractéristiques
Décharges excessives d'influx nerveux
Excitation anormale d'un groupe de neurones

Plusieurs types d'épilepsies

ÉTIOLOGIES

Génétique
Environnemental
Troubles métaboliques
Lésions cérébrales

SIGNES

Crises épileptiques
Troubles cognitifs
Troubles du sommeil
Troubles du langage

Crise d'épilepsie : convulsions, perte d'urine, morsure de langue, perte de conscience

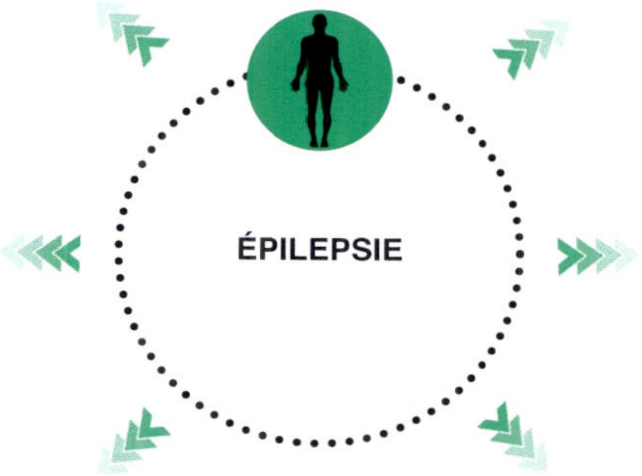

EXAMENS COMPLÉMENTAIRES

Examen clinique
Électroencéphalogramme
IRM cérébrale

COMPLICATIONS

État de mal épileptique
Chutes
Risque de fractures
Traumatismes

TRAITEMENTS

Antiépileptiques
Neurostimulation
Traitement chirurgical

Fiche
123

Sclérose en plaques

Définition

La sclérose en plaques est une maladie auto-immune inflammatoire du système nerveux central.

Caractéristiques

- Altération des gaines de myéline.
- Perturbation de la conduction nerveuse motrice et sensitive.
- Dégénérescence axonale.

Elle est plus répandue chez les femmes que chez les hommes.
2 formes : forme rémittente et forme progressive.

Facteurs de risque

- Mal connus.
- Susceptibilité génétique.
- Manque d'ensoleillement.
- Carence en vitamine D.
- Tabac.

Signes

- Faiblesse musculaire.
- Ralentissement psychomoteur.
- Troubles de la concentration.
- Troubles visuels, troubles de l'équilibre.
- Paresthésies.
- Douleurs.
- Troubles urinaires, sexuels.
- Fatigue extrême.

Examens complémentaires

- IRM cérébrale et/ou médullaire.
- Ponction lombaire.

Complications

- Handicap irréversible.
- Altération de la vie quotidienne.

Traitements

Il n'existe pas de traitement curatif.

Traitement des poussées

- Corticoïdes.

Traitement de fond

- Immunomodulateurs.
- Immunosuppresseurs.

Traitement symptomatique

- Antalgiques.
- Antispastiques.

Rééducation

SCLÉROSE EN PLAQUES

DÉFINITION

Maladie auto-immune inflammatoire
du système nerveux central

Caractéristiques
Altération gaines de myéline
Perturbation conduction nerveuse
Dégénérescence axonale

Plus répandue chez les femmes

2 formes : rémittente et progressive

FACTEURS DE RISQUE

Mal connus

Susceptibilité génétique
Manque soleil
Carence vitamine D
Tabac

SIGNES

Faiblesse musculaire
Ralentissement psychomoteur
Troubles concentration, visuel, équilibre
Paresthésies, douleurs
Troubles urinaires, sexuels
Fatigue extrême

EXAMENS COMPLÉMENTAIRES

IRM cérébrale et/ou médullaire
Ponction lombaire

COMPLICATIONS

Handicap irréversible
Altération vie quotidienne

TRAITEMENTS

Pas de traitement curatif

Poussées : corticoïdes

Fond : immunomodulateurs, immunosuppresseurs

Symptomatique : antalgiques, antispastiques

Rééducation

Sclérose latérale amyotrophique

Définition

La sclérose latérale amyotrophique ou maladie de Charcot est une maladie neurodégénérative.

Caractéristiques

- Atteinte des neurones moteurs périphériques et centraux.
- Atrophie musculaire.

2 formes : début bulbaire et début spinal.

Facteurs de risque

- Mal définis.
- Facteurs environnementaux ?
- Prédisposition génétique ?

Signes

- Troubles de l'élocution, troubles de déglutition.
- Troubles de la motricité.
- Asthénie.
- Spasticité, crampes.
- Amyotrophie, amaigrissement.
- Douleurs.
- Stade avancé : atteinte des muscles respiratoires.

Examens complémentaires

- Bilan sanguin.
- Électromyogramme.
- IRM.
- Ponction lombaire.

Complications

- Paralysie progressive.
- Décès.

Traitements

Il n'existe pas de traitement curatif.

Traitement de fond

- Antiglutamate pour ralentir l'évolution des symptômes.

Traitement symptomatique

- Assistance ventilatoire.
- Myorelaxants.
- Antalgiques.
- Anti-inflammatoires.

Soins palliatifs au stade avancé

SCLÉROSE LATÉRALE AMYOTROPHIQUE

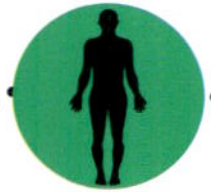

DÉFINITION

Maladie neurodégénérative

Caractéristiques
Atteinte neurones moteurs
Atrophie musculaire

2 formes
Début bulbaire
Début spinal

FACTEURS DE RISQUE

Mal définis

Facteurs environnementaux
Prédisposition génétique

SIGNES

Troubles de l'élocution, déglutition
Troubles de la motricité
Asthénie
Spasticité, crampes
Amyotrophie, amaigrissement
Douleurs

Stade avancé
Atteinte muscles respiratoires

EXAMENS COMPLÉMENTAIRES

Bilan sanguin
Électromyogramme
IRM
Ponction lombaire

COMPLICATIONS

Paralysie progressive
Décès

TRAITEMENTS

Pas de traitement curatif

Fond : antiglutamate

Symptomatique : assistance ventilatoire, myorelaxants, antalgiques, anti-inflammatoires

Stade avancé : soins palliatifs

Fiche 125

Escarres

Définition

L'escarre est une lésion cutanée d'origine ischémique liée à une compression entre un plan dur et des saillies osseuses. Elle est favorisée par un frottement ou un cisaillement.

Le mécanisme de formation est le suivant :

- Pression excessive et prolongée;
- Hypoxie tissulaire;
- Apparition brutale;
- Cisaillement.

Types d'escarre

Il existe 3 types d'escarre :

- Escarre accidentelle;
- Escarre neurologique;
- Escarre plurifactorielle.

Facteurs de risque

Facteurs de risque intrinsèques

- Immobilité.
- État général.
- Maigreur, dénutrition, obésité.
- Incontinence urinaire et fécale.
- Pathologies neurologiques.
- Pathologies vasculaires.
- Âge.

Facteurs de risque extrinsèques

- Pression.
- Cisaillement.
- Macération.
- Friction.

Classification

On distingue plusieurs stades :

- Stade 1 : érythème;
- Stade 2 : phlyctène;

• Stade 3 : nécrose;
• Stade 4 : ulcère.
Les principales localisations sont les talons et le sacrum.

Moyen de prévention

La prévention est indispensable et reste le meilleur traitement de l'escarre.
Il existe plusieurs moyens de prévention pour éviter l'apparition des escarres :
• Identifier les facteurs de risque;
• Diminuer la pression et favoriser la mobilité du patient autonome;
• Changer de position le patient mobile toutes les 2 à 3 heures;
• Maintenir l'hygiène de la peau;
• Utiliser du matériel anti-escarres;
• Assurer l'équilibre nutritionnel.
L'effleurage est également un moyen de prévention; il consiste à masser sans appuyer sur la peau. Il permet de favoriser la micro-vascularisation cutanée.
Parmi le matériel de prévention on trouve des supports statiques comme le matelas à air, des supports dynamiques comme le matelas à air à pression alternée ou encore des bottes talonnières.

Traitements

Stade 1 : surveillance.
Stade 2 :
• Si phlyctène : vider sans découper + hydrocolloïde;
• Si ouvert : selon nature de l'exsudat.
Stades 3 et 4 :
• Si nécrose : détersion mécanique.
L'évaluation de la douleur fait également partie intégrante du traitement.
Traitement chirurgical pour nécrose étendue ou greffe cutanée.

PRÉVENTION DES ESCARRES

DÉFINITION

Lésion cutanée d'origine ischémique liée à une compression entre un plan dur et des saillies osseuses

Pression excessive prolongée
Hypoxie tissulaire
Apparition brutale
Cisaillement

TYPES D'ESCARRE

Accidentelle
Neurologique
Plurifactorielle

FACTEURS DE RISQUE

Intrinsèques
Immobilité, état général, maigreur, dénutrition, obésité, incontinence urinaire et fécale, pathologies neurologiques ou vasculaires, âge

Extrinsèques
Pression, cisaillement, macération, friction

CLASSIFICATION

Stade 1 : érythème
Stade 2 : phlyctène
Stade 3 : nécrose
Stade 4 : ulcère

MOYENS DE PRÉVENTION

Identifier les facteurs de risque
Diminuer la pression et favoriser la mobilité
Changer de position
Maintenir l'hygiène de la peau
Utiliser du matériel anti-escarres
Assurer l'équilibre nutritionnel

TRAITEMENTS

Stade 1 : surveillance

Stade 2
Phlyctène : vider, hydrocolloïde
Selon exsudat si ouvert

Stades 3 et 4
Si nécrose détersion mécanique

Évaluation douleur

Traitement chirurgical parfois nécessaire

Ulcères

Définition

L'ulcère est une plaie chronique secondaire à une insuffisance vasculaire. Il atteint les couches profondes de la peau.
3 types selon l'étiologie :
- Insuffisance veineuse (la plus fréquente);
- Insuffisance artérielle;
- Mixte.

Facteurs de risque

- Insuffisance veineuse ou artérielle.
- Surpoids, obésité.
- Alcool, tabac.
- Hypertension artérielle.
- Diabète.

Signes

- Sensation de lourdeur dans les jambes.
- Rougeur.
- Crampes des membres inférieurs.
- Plaie localisée.
- Nécrose cutanée.
- Œdème de la jambe.
- Douleur (surtout pour l'ulcère artériel).

Examens complémentaires

- Échographie doppler veineux et artériel.
- Index de pression systolique.
- Radiographie du membre inférieur.

Complications

- Récidives.
- Amputation.
- Ostéite.
- Infections.
- Altération de la vie quotidienne.

Traitements

Traitement de la cause

- Soins locaux et pansements.
- Conseils hygiéno-diététiques.
- Traitement antalgique si besoin.

Ulcères veineux

- Bas de contention.

Ulcères artériels

- Vasodilatateurs.
- Traitement chirurgical pour revascularisation.

ULCÈRES

DÉFINITION

Plaie chronique secondaire
à une insuffisance vasculaire

Atteinte des couches profondes de la peau

3 types : veineux, artériel, mixte

FACTEURS DE RISQUE

Insuffisance veineuse ou artérielle
Surpoids, obésité
Alcool, tabac
Hypertension artérielle
Diabète

SIGNES

Sensation de lourdeur dans les jambes
Rougeur
Crampes membres inférieurs
Plaie localisée
Nécrose cutanée
Œdème de la jambe
Douleur (surtout artériel)

EXAMENS COMPLÉMENTAIRES

Échodoppler veineux et artériel
Index de pression systolique
Radiographie membre inférieur

COMPLICATIONS

Récidives
Amputation
Ostéite
Infections
Altération vie quotidienne

TRAITEMENTS

Traitement de la cause
Soins locaux et pansements
Conseils hygiéno-diététiques
Antalgiques si besoin

Veineux : bas de contention

Artériels : vasodilatateurs, traitement chirurgical pour revascularisation

Fiche 127

Brûlures

Généralités

Les brûlures sont causées par différents types d'agents :
- Thermiques (90 %);
- Chimiques;
- Électriques;
- Radiations.

Causes : accidents domestiques fréquents, accidents de travail ou de la voie publique.

Physiopathologie

Les brûlures peuvent entraîner différentes conséquences physiopathologiques :
- Une réaction inflammatoire;
- Une baisse de la volémie;
- Une fuite d'eau et d'électrolytes;
- Une consommation d'énergie;
- Une diminution de l'immunité;
- Une dénutrition.

Bilan lésionnel

Le bilan lésionnel correspond surtout au calcul de la surface corporelle brûlée.
Pour les adultes, on utilise la règle des 9 de Wallace.

Tête et cou	9 %
Face antérieure thorax	18 %
Face postérieure thorax	18 %
Chaque jambe	18 %
Chaque bras	9 %
Périnée	1 %

Pour les enfants, on utilise la table de Lund et Browders (fonction de l'âge et la localisation).
Le bilan lésionnel doit permettre d'estimer la gravité des brûlures; notamment leur étendue, leur profondeur et les lésions associées.

La gravité d'une brûlure est proportionnelle à l'âge, la température, la profondeur, l'étendue et la surface exposée (la face et le cou étant des localisations à risque).

Profondeur des brûlures

Premier degré

- Atteinte de l'épiderme superficiel.
- Érythème douloureux (ex. : coup de soleil).
- Guérison spontanée en 4–5 jours, sans laisser de cicatrice.

Second degré superficiel

- Atteinte de tout l'épiderme et de la membrane basale (partiellement).
- Érythème douloureux avec phlyctènes.
- Guérison spontanée en 1 à 2 semaines.

Second degré profond

- Atteinte de l'épiderme et d'une partie du derme.
- Érythème douloureux, phlyctènes avec fond blanc.
- Cicatrisation plus longue en plusieurs semaines, cicatrices résiduelles.

Troisième degré

- Atteinte de tout l'épiderme et du derme.
- Peau cartonnée, blanche ou grise, pouvant aller jusqu'au noir.
- Cicatrisation impossible sans chirurgie, cicatrisation longue et de mauvaise qualité.

Complications

Précoces

- Inhalation de fumée, intoxication au monoxyde de carbone (CO).
- Lésions associées : lésions respiratoires, lésions oculaires.
- Troubles hydro-électrolytiques.
- Troubles métaboliques.
- Troubles nutritionnels.
- Hypothermie.
- Infection.

Tardives

- Hypertrophies.
- Rétraction cutanée.
- Destruction tissulaire.
- Dyschromies.
- Complications fonctionnelles et esthétiques.

Traitements

Brûlures superficielles et du second degré

- **Soins locaux** : pansement gras antiseptique, excision des phlyctènes si nécessaire.

Brûlures graves

- Réanimation hydro-électrolytique.
- **Traitement chirurgical** : excision cutanée, incision de décharge (si brûlure circonférentielle), greffe.

BRÛLURES

GÉNÉRALITÉS

Thermiques, chimiques, électriques, radiations

Accidents domestiques, travail ou voie publique

PHYSIOPATHOLOGIE

Réaction inflammatoire
↓ volémie
Fuite eau, électrolytes
Consommation énergie
↓ immunité
Dénutrition

BILAN LÉSIONNEL

Adulte : règle des 9 de Wallace
Enfant : table de Lund et Browders

Gravité : âge, température, profondeur, étendue et surface exposée

COMPLICATIONS

Précoces
Lésions associées
Troubles hydro-électrolytiques, métaboliques, nutritionnels
Hypothermie, infection

Tardives
Hypertrophies
Rétraction cutanée
Destruction tissulaire
Dyschromies
Fonctionnelles, esthétiques

PROFONDEUR DES BRÛLURES

1er
Épiderme superficiel
Érythème douloureux
4-5 j

2d superficiel
Tout épiderme, membrane basale partielle
Érythème douloureux + phlyctènes
1-2 semaines

2d profond
Épiderme, partie derme
Érythème douloureux, phlyctènes fond blanc
Plusieurs semaines

3e
Épiderme, derme
Peau cartonnée, blanche, grise ou noire
Chirurgie

TRAITEMENT

Soins locaux
Réanimation hydro-électrolytique
Chirurgie

SEMESTRE 4
UE 3.4
Initiation à la démarche de recherche

Fondements de la recherche, notion de paradigme

Généralités

> *Les soins infirmiers revendiquent leur statut de profession et de discipline s'adossant sur un corpus de connaissances spécifiques : la science des soins infirmiers. Cette science appliquée, produit de la recherche en soins infirmiers, a pour objet d'informer et de guider l'exercice infirmier dans les différents champs d'activités couverts par la discipline.*
>
> Christophe Debout. Sciences des soins infirmiers : réflexions épistémologiques sur le projet d'une discipline. Recherche en soins infirmiers. 2008;93(2):72.

Caractéristiques

- Approche réflexive.
- Évaluation des pratiques professionnelles.
- Données probantes.

Législation

La recherche s'inscrit dans la formation initiale des étudiants infirmiers.

Arrêté du 31 juillet 2009 relatif au diplôme d'État d'infirmier :
- UE 3.4.S4 – Initiation à la démarche de recherche;
- UE 3.4.S6 – Initiation à la démarche de recherche;
- UE 5.6.S6 – Analyse de la qualité et traitement des données scientifiques et professionnelles.

Il est demandé aux étudiants infirmiers de produire un travail de recherche en dernière année en s'appuyant sur la méthodologie de recherche en soins infirmiers.

Types de recherche et types d'études

Recherche :
- Recherche fondamentale;
- Recherche appliquée;
- Recherche fondamentale et appliquée.

Études :
- Étude exploratoire;
- Étude descriptive;

- Étude descriptive corrélationnelle ;
- Étude corrélationnelle prédictive ;
- Étude comparative ;
- Étude prédictive ;
- Étude expérimentale ;
- Étude évaluative.

Notions de paradigme

Paradigme : manière de modéliser un domaine.

> *L'adhésion à un paradigme est un phénomène sociologique, qui implique la genèse d'une communauté de pensée, de méthodes et d'objectifs, autour d'outils communs.*
>
> Patrick Juignet. Les paradigmes scientifiques selon Thomas Kuhn. Philosophie, science et société. 2015.

Selon Pepin, Kérouac et Ducharme. L'enseignement des sciences infirmières en France, 2014 :

- Paradigme de la catégorisation ;
- Paradigme de l'intégration ;
- Paradigme de la transformation.

FONDEMENTS DE LA RECHERCHE, NOTION DE PARADIGME

GÉNÉRALITÉS

« Les soins infirmiers revendiquent leur statut de profession et de discipline s'adossant sur un corpus de connaissances spécifiques : la science des soins infirmiers. Cette science appliquée, produit de la recherche en soins infirmiers, a pour objet d'informer et de guider l'exercice infirmier dans les différents champs d'activités couverts par la discipline »

Approche réflexive

Évaluation des pratiques professionnelles

Données probantes

LÉGISLATION

Recherche inscrite dans la formation

UE 3.4.S4 – Initiation à la démarche de recherche

UE 3.4.S6 – Initiation à la démarche de recherche

UE 5.6.S6 – Analyse de la qualité et traitement des données scientifiques et professionnelles

Production d'un travail de recherche en dernière année

TYPES DE RECHERCHE

Recherche fondamentale
Recherche appliquée
Recherche fondamentale et appliquée

TYPES D'ÉTUDES

Exploratoire
Descriptive
Descriptive corrélationnelle
Comparative
Prédictive
Expérimentale
Évaluative

NOTIONS DE PARADIGME

Manière de modéliser un domaine

« L'adhésion à un paradigme est un phénomène sociologique, qui implique la genèse d'une communauté de pensée, de méthodes et d'objectifs, autour d'outils communs »

Paradigmes
Catégorisation
Intégration
Transformation

Fiche 129

Recherche sur l'homme

Généralités

Le travail de recherche nécessite le respect des règles éthiques. Ces dernières varient selon la nature du projet de recherche.
Une question à se poser : « Mon travail de recherche implique-t-il la prise de risque pour les sujets impliqués ? »
Il est fréquent que le travail demandé en institut de formation n'exige pas la soumission du travail à un comité d'éthique.

Instances

Comité d'éthique

- Comité interdisciplinaire veillant à assurer la sécurité et le bien-être des participants d'une recherche. Il donne un avis consultatif.

CNIL : Commission nationale de l'informatique et des libertés

- Elle accompagne les professionnels dans leur mise en conformité et aide les particuliers à maîtriser leurs données personnelles et à exercer leurs droits.

CPP : comité de protection des personnes

- En principe, toute recherche portant sur la personne humaine et visant à augmenter les connaissances médicales ou biologiques est considérée comme une recherche impliquant la personne humaine et doit passer devant un CPP.

Loi Jardé, 2012

Loi n° 2012-300 du 5 mars 2012 relative aux recherches impliquant la personne humaine

Il est courant dans les travaux de recherche demandés en institut de formation en soins infirmiers qu'il n'y ait pas de conflit avec la loi Jardé, car il s'agit d'évaluation des pratiques professionnelles.
Décret n° 2017-884 du 9 mai 2017 : « Ne sont pas des recherches impliquant la personne humaine [...] et qui visent à évaluer des modalités d'exercice des professionnels de santé ou des pratiques d'enseignement dans le domaine de la santé. »

Quelques points à respecter

- Ne pas engager la sécurité du patient, ni des professionnels de santé.
- Demander l'autorisation si enquête dans un établissement, un service, etc.
- Si entretien, penser à la demande de consentement d'enregistrement.
- Respecter l'anonymat et la protection des données.

RECHERCHE SUR L'HOMME

GÉNÉRALITÉS

Respect des règles éthiques
Selon nature du projet de recherche

Mon travail de recherche implique-t-il la prise de risque pour les sujets impliqués ?

INSTANCES

Comité d'éthique
Comité interdisciplinaire veillant à assurer la sécurité et le bien-être des participants d'une recherche. Donne un avis consultatif

CNIL
Accompagne les professionnels dans leur mise en conformité et aide les particuliers à maîtriser leurs données personnelles et à exercer leurs droits

CPP
Toute recherche portant sur la personne humaine et visant à augmenter les connaissances médicales ou biologiques est considérée comme une recherche impliquant la personne humaine et doit passer devant un CPP

LOI JARDÉ, 2012

Loi relative aux recherches impliquant la personne humaine

Décret n° 2017-884 du 9 mai 2017 :
« Ne sont pas des recherches impliquant la personne humaine […] et qui visent à évaluer des modalités d'exercice des professionnels de santé ou des pratiques d'enseignement dans le domaine de la santé »

POINTS À RESPECTER

Ne pas engager la sécurité des patients, ni des professionnels de santé

Demander l'autorisation si enquête dans un établissement, un service, etc.

Penser à la demande de consentement d'enregistrement si entretien

Respecter anonymat et protection des données

Méthodologies spécifiques de recherche

Quantitative

La méthode quantitative s'intéresse à la fréquence des phénomènes.

Caractéristiques

- Taille de l'échantillon importante.
- Outil le plus répandu : questionnaire.
- Données sous forme de chiffres.
- Analyse statistique.

Qualitative

La méthode qualitative s'intéresse à la signification des phénomènes.
On s'intéresse à la personne et à ses expériences.

Caractéristiques

- Effectif restreint.
- Outil le plus répandu : entretien.
- Données sous forme de mots.
- Analyse des données longue.

3 critères de rigueur

- Crédibilité.
- Transférabilité.
- Fiabilité.

Descriptive

La méthode descriptive s'intéresse à la description détaillée d'un phénomène.
Elle utilise des méthodologies quantitatives et qualitatives et répond à : « ce qui est ».

Expérimentale

La méthode expérimentale permet d'observer et de décrire des phénomènes en intervenant sur les conditions dans lesquelles ils se déroulent.
Elle utilise des méthodologies principalement quantitatives et répond à : « et si ».

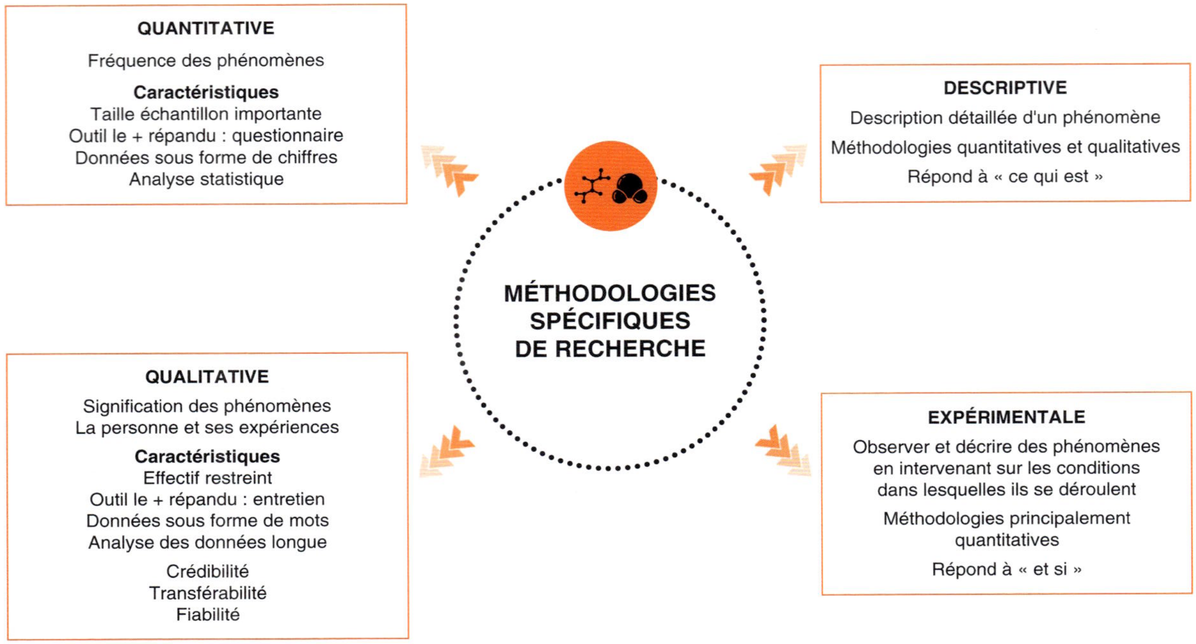
MÉTHODOLOGIES SPÉCIFIQUES DE RECHERCHE
QUANTITATIVE
Fréquence des phénomènes
Caractéristiques
Taille échantillon importante
Outil le + répandu : questionnaire
Données sous forme de chiffres
Analyse statistique
DESCRIPTIVE
Description détaillée d'un phénomène
Méthodologies quantitatives et qualitatives
Répond à « ce qui est »
QUALITATIVE
Signification des phénomènes
La personne et ses expériences
Caractéristiques
Effectif restreint
Outil le + répandu : entretien
Données sous forme de mots
Analyse des données longue
Crédibilité
Transférabilité
Fiabilité
EXPÉRIMENTALE
Observer et décrire des phénomènes en intervenant sur les conditions dans lesquelles ils se déroulent
Méthodologies principalement quantitatives
Répond à « et si »

Outils de recherche

Échantillonnage

L'échantillonnage correspond à la sélection d'un groupe de personnes à l'intérieur d'une population.
C'est une méthode de sélection d'un échantillon.

Exemples d'échantillonnage

- Aléatoire.
- Stratifié.
- Par grappes.

Objectif : choisir un échantillon représentatif.

Observations

L'observation est une technique de collecte de données. Elle permet d'observer les comportements non verbaux.
Attention au biais causé par la présence de l'observateur :
- Influence positive ;
- Influence négative.

On appelle aussi observations les mesures réalisées en statistiques.

Hypothèses

En recherche, l'hypothèse permet de proposer une piste de réponse à la question de recherche. Elle est présente au début du travail de recherche et s'appuie sur la problématique.
On distingue :
- Hypothèse descriptive ;
- Hypothèse explicative.

Variables

La variable est une caractéristique d'un phénomène qui varie. Elle change de valeur selon différents facteurs.
On distingue :
- Variable indépendante ;
- Variable dépendante.

Outils de recueil de données

Il existe plusieurs outils pour recueillir les données, parmi lesquels on peut citer :

- Entretiens (directifs ou semi-directifs, libres);
- Questionnaires;
- *Focus group*;
- Recueil d'informations existantes;
- Observations.

OUTILS DE RECHERCHE

ÉCHANTILLONNAGE

Sélection d'un groupe de personnes à l'intérieur de la population

Méthode de sélection d'un échantillon

Exemples : aléatoire, stratifié, par grappes

Objectif : choisir un échantillon représentatif

OBSERVATIONS

Technique de collecte de données
Permet d'observer les comportements non verbaux

Biais par la présence de l'observateur
Influence positive ou négative

On appelle aussi observations les mesures réalisées en statistiques

HYPOTHÈSES

Permet de proposer une piste de réponse à la question de recherche

Présente au début du travail
S'appuie sur la problématique

Hypothèse descriptive ou explicative

VARIABLES

Caractéristique d'un phénomène qui varie
Change de valeur selon différents facteurs

Variables indépendante ou dépendante

OUTILS DE RECUEIL DE DONNÉES

Entretiens

Questionnaires

Focus group

Recueil d'informations existantes

Observations

Fiche 132

Analyse des résultats de recherche

La méthode d'analyse des données va dépendre du type de méthode choisie : méthode qualitative ou méthode quantitative.

Méthode qualitative

Les données recueillies sont sous forme de texte.
L'analyse des données des résultats d'une étude qualitative est longue. Elle nécessite un codage des verbatims ligne après ligne.
3 étapes :

- Retranscription;
- Codage;
- Identification des thèmes.

Retranscription

- Écrire mot pour mot ce qui a été dit lors des entretiens = verbatim.

Codage

- Regroupement des idées des verbatims en catégories.
- Association d'un « code ».

Identification des thèmes

- Regroupement des catégories ayant le même thème.

Mémo de Julie
Construire un tableau de synthèse peut aider à l'analyse.

Méthode quantitative

Les données recueillies sont sous forme de chiffres, généralement classés dans un tableau de synthèse.

- Une ligne par sujet.
- Une colonne par variable.

Il est conseillé de solliciter un statisticien pour l'analyse des données.
2 étapes :

- Description des données;
- Utilisation de tests statistiques.

L'utilisation de tests statistiques permet de déterminer s'il existe un lien entre différentes variables.

ANALYSE DES RÉSULTATS DE RECHERCHE

MÉTHODE QUALITATIVE

Données recueillies sous forme de texte

Analyse longue
Codage ligne après ligne

3 étapes
Retranscription
Codage
Identification des thèmes

Retranscription
Écrire mot pour mot ce qui a été dit

Codage
Regroupement des idées en catégories

Identification des thèmes
Regroupement des catégories avec même thème

Tableau de synthèse

MÉTHODE QUANTITATIVE

Données recueillies sous forme de chiffres

Sollicitation d'un statisticien conseillée

2 étapes
Description des données
Utilisation de tests statistiques

L'utilisation de tests statistiques permet de déterminer s'il existe un lien entre différentes variables

Fiche 133

Démarche de construction d'un travail de recherche

Différentes étapes

Un travail de recherche (ou mémoire) est réalisé selon 5 étapes, selon Thierry Pelaccia, *Comment réussir son mémoire*, De Boeck, 2019 :

Trouver un sujet de mémoire

- A l'IFSI, il faut généralement partir d'une situation d'appel (ex. : situation vécue en stage qui suscite des questionnements).

Problématiser le sujet

- Lire ce que d'autres auteurs ont déjà écrit sur le sujet.
- Cette étape se conclut par la formation d'une question spécifique (appelée aussi question de recherche).

Recueillir et analyser des données

- Répondre à la question de recherche en utilisant une méthode et des outils, puis en les analysant.

Discuter des résultats

- Discuter des résultats en lien avec la question de recherche et les autres études réalisées sur le sujet.

Rédiger, présenter et valoriser le mémoire

Plan du travail de recherche

Le plan à respecter est souvent imposé par l'institut de formation. En voici un possible :

1. Remerciements ;
2. Introduction ;
3. Situation d'appel ;
4. Question de départ ;
5. Revue de littérature ;
6. Problématique ;
7. Question de recherche ;
8. Méthodologie ;
9. Présentation des résultats ;
10. Analyse des résultats ;

11. Limites;
12. Préconisations;
13. Conclusion;
14. Références bibliographiques;
15. Annexes.

DIFFÉRENTES ÉTAPES

Selon Thierry Pelaccia :

Trouver un sujet de mémoire
Partir d'une situation d'appel

Problématiser le sujet
Lire les autres études
Question spécifique

Recueillir et analyser des données
Méthode
Outil de recueil de données

Discuter des résultats
En lien avec la question spécifique
En lien avec les autres études

Rédiger, présenter et valoriser le mémoire

DÉMARCHE DE CONSTRUCTION D'UN TRAVAIL DE RECHERCHE

PLAN

Remerciements
Introduction
Situation d'appel
Question de départ
Revue de littérature
Problématique
Question de recherche
Méthodologie
Présentation résultats
Analyse résultats
Limites
Préconisations
Conclusion
Bibliographie
Annexe

Utilisation de méthodes statistiques

Les méthodes statistiques sont utilisées dans les travaux de recherche ayant opté pour une méthodologie quantitative.

Statistiques descriptives

Les statistiques descriptives permettent de décrire les données recueillies.

Variables quantitatives

- Indicateurs de position : moyenne, médiane, minimum, maximum, etc.
- Indicateurs de dispersion : écart-type, variance, étendue, etc.

Variables qualitatives

- Effectif.
- Proportion.

Généralités sur les tests statistiques

Objectif

- Déterminer s'il existe des liens entre les différentes variables.

Le test statistique va permettre de calculer un « petit p » :

- Plus il est faible, plus le test est significatif ;
- Le seuil en santé est généralement de 0,05.

Interprétation

- $p > 0{,}05$: test non significatif, on ne peut pas conclure à un lien entre les 2 variables.
- $p < 0{,}05$: test significatif, il est probable qu'il y ait un lien entre les 2 variables.

L'aide d'un statisticien est fortement recommandée.

Exemples de tests statistiques

Il existe plusieurs tests statistiques pour calculer « p », en voici quelques exemples.

Préalable

- Respect des conditions d'application du test.

Exemples de tests

- Test du Khi2.
- Test de Student.
- Test de corrélation de Pearson.
- Test de McNemar.

Critères de rigueur

Validité interne : reflet de la réalité.
Validité externe : généralisation des résultats.
Fidélité : les résultats seront similaires si l'étude est répliquée.

UTILISATION DE MÉTHODES STATISTIQUES

Utilisées dans les travaux de recherche avec méthodologie quantitative

STATISTIQUES DESCRIPTIVES

Décrire les données recueillies

Variables quantitatives
Indicateurs de position
Indicateurs de dispersion

Variables qualitatives
Effectif
Proportion

GÉNÉRALITÉS

Déterminer s'il existe des liens entre les différentes variables

Calcul de « p »
Seuil à 0,05

> 0,05 test non significatif
< 0,05 test significatif

EXEMPLES DE TESTS

Calcul de « p »

Respect des conditions d'application du test

Test du Khi2
Test de Student
Test de corrélation de Pearson
Test de McNemar

CRITÈRES DE RIGUEUR

Validité interne
Reflet de la réalité

Validité externe
Généralisation des résultats

Fidélité
Résultats similaires si étude répliquée

Fiche 135

Présentation des résultats de la recherche

Généralités

Les résultats répondent à l'hypothèse énoncée et à la question de recherche du travail. Ils doivent être triés, sélectionnés, hiérarchisés et décrits sans interprétation.
Il existe différents formats possibles pour présenter les résultats :

- Des tableaux;
- Des graphiques;
- Des histogrammes;
- Des diagrammes.

Résultats des études qualitatives

Les résultats sont présentés sous forme de paragraphe expliquant les données obtenues.
Un tableau peut être utilisé pour regrouper et classer les principales données.

Résultats des études quantitatives

Les résultats sont généralement présentés sous forme de divers graphiques ou dans des tableaux.

Variables quantitatives

- Histogramme.
- Boîte à moustache.

Variables qualitatives

- Diagramme en barre.
- Diagramme circulaire (camembert).

Soutenance orale

Après le travail écrit demandé par l'institut de formation, il est demandé de présenter son travail devant un jury lors d'un oral appelé soutenance.

Valorisation

Le travail de recherche réalisé mérite une valorisation allant plus loin que la présentation à son institut de formation.

- Vous pouvez présenter vos résultats de recherche lors d'un congrès.
- Vous pouvez soumettre votre travail à une revue scientifique connue par la profession.

PRÉSENTATION DES RÉSULTATS DE LA RECHERCHE

GÉNÉRALITÉS

Répondre à l'hypothèse et à la question de recherche énoncées

Trier, sélectionner, hiérarchiser et décrire sans interprétation

Différents formats possibles

SOUTENANCE ORALE

Présentation du travail devant un jury lors d'un oral appelé soutenance

SELON LE TYPE D'ÉTUDE

Variables qualitatives
Paragraphe expliquant les données
Ou tableau pour regrouper/classer les données

Variables quantitatives
Graphiques ou tableaux
Variables quantitatives : histogramme, boîte à moustache
Variables qualitatives : diagramme en barre ou circulaire

VALORISATION

Présenter son travail lors d'un congrès

Publier dans une revue scientifique

SEMESTRE 4
UE 3.5
Encadrement de professionnels de soins

Accompagnement

Généralités

Définition du Larousse : « Mener, conduire quelque part, servir de guide. »
Objectifs :
- Aider l'étudiant à développer ses compétences;
- Aider l'étudiant à s'autonomiser.

Synonyme de : « être avec »

> *L'accompagnement […] est une mission centrale chez les superviseurs et constitue l'un des principaux objectifs de la formation en milieu de stage*
>
> Sue Kilminster, David Cottrell, Janet Grant, Brian Jolly. AMEE guide N° 27 : Effective educational and clinical supervision. Medical Teacher. 2007;29:2-19.

> *L'accompagnement est donc un acte au bénéfice du développement du professionnalisme de l'étudiant. Elle constitue une opportunité similaire pour le superviseur, en particulier si celui-ci s'engage dans une démarche réflexive concernant ses activités d'accompagnement.*
>
> Jean-Marie De Ketele JM. Former et accompagner les pratiques professionnelles des enseignants en formation initiale, en insertion et en cours de carrière. In: Van Nieuwenhoven C, Colognesi S, Beausaert S. Accompagner les pratiques des enseignants. Presses universitaires de Louvain; 2018.

Caractéristiques

- Relation à l'autre.
- Démarche relationnelle.
- Proximité.
- Respect.
- Non-jugement.
- Préservation de l'autonomie.
- Utilisation des ressources de l'autre.

Acte d'accompagnement

L'acte d'accompagnement est associé à 4 idées selon Paul (Maela P. Autour du mot accompagnement. L'accompagnement dans la formation. Recherche et formation. 2009;62:91-108) :

- L'idée de secondarité;
- L'idée de cheminement;
- L'idée d'effet d'ensemble;
- L'idée de transition.

Différents types

- Accompagnement psychologique.
- Accompagnement professionnel.
- Accompagnement pédagogique.
- Accompagnement formatif.

Autres dimensions

On distingue 2 autres dimensions :

- **Guider** : orienter;
- **Aider** : composante plus affective.

ACCOMPAGNEMENT

GÉNÉRALITÉS

« Mener, conduire quelque part, servir de guide »

Aider l'étudiant à développer ses compétences

Aider l'étudiant à s'autonomiser

Être avec

ACTE D'ACCOMPAGNEMENT

4 idées selon Paul (2009)

Secondarité
Cheminement
Effet d'ensemble
Transition

DIFFÉRENTS TYPES

Accompagnement :
Psychologique
Professionnel
Pédagogique
Formatif

CARACTÉRISTIQUES

Relation à l'autre
Démarche relationnelle
Proximité
Respect
Non-jugement
Préservation de l'autonomie
Utilisation des ressources de l'autre

AUTRES DIMENSIONS

Guider
Aider

Fiche 137

Tutorat

Généralités

Le tutorat représente un dispositif d'accompagnement et d'aide aux étudiants, qui s'opère en situation de travail.
Selon André Geay (Geay A. L'alternance dans l'enseignement supérieur. L'Harmattan; 2005), le tutorat va ainsi permettre :

- « La socialisation professionnelle »;
- « La transmission des pratiques professionnelles ».

Cadre législatif

Le rôle du tuteur est explicité dans l'instruction du 4 novembre 2016 relative à la formation des tuteurs de stages paramédicaux.
« Le tuteur est responsable de l'encadrement pédagogique en stage et il :

- Facilite l'intégration de l'étudiant;
- Assure un accompagnement pédagogique;
- Reçoit l'étudiant, évalue sa progression et les prérequis;
- Réalise des entretiens réguliers et des moments de réflexion avec l'étudiant;
- Répond aux questions de l'étudiant;
- Assure l'évaluation des compétences acquises;
- Identifie les points forts et les axes d'amélioration;
- Aide l'étudiant à s'autoévaluer;
- Évalue ou fait évaluer les acquis au fur et à mesure et suit la progression de l'étudiant, notamment à l'aide du portfolio;
- Donne des objectifs de progression. »

Points clés du tutorat

Développement de la métacognition.
Transfert des apprentissages de l'étudiant :

- Contextualisation;
- Décontextualisation;
- Recontextualisation.

Gestion des émotions de l'étudiant.
Maintien de la motivation de l'étudiant.

Compétences

Prérequis nécessaires à la mission de tuteur de stage :
- Compétences sociales et relationnelles;
- Compétences pédagogiques;
- Compétences réflexives;
- Compétences organisationnelles.

TUTORAT

GÉNÉRALITÉS

Dispositif d'accompagnement
et d'aide aux étudiants

Permet
Socialisation professionnelle
Transmission des pratiques
professionnelles

POINTS CLÉS

Développement de la métacognition
Transfert des apprentissages
Gestion des émotions
Maintien de la motivation

CADRE LÉGISLATIF

Instruction du 4 novembre 2016
relative à la formation des tuteurs
de stages paramédicaux

Facilitation de l'intégration de l'étudiant
Accompagnement pédagogique
Accueil, évaluation de l'étudiant

Identification points forts
et axes d'amélioration
Aide à l'autoévaluation
Suivi de la progression
Donne des objectifs

COMPÉTENCES

Compétences sociales et relationnelles
Compétences pédagogiques
Compétences réflexives
Compétences organisationnelles

Apprentissage

Voir fiche 87.

APPRENTISSAGE

DÉFINITIONS

Beillerot : « *L'apprentissage est un processus qui permet à l'apprenant de créer des savoirs pour pouvoir penser et agir* »

Vienneau : « *Processus interne, interactif, cumulatif et multidirectionnel par lequel l'apprenant construit activement ses savoirs* »

THÉORIES DE L'APPRENTISSAGE

Behaviorisme
Apprendre c'est transmettre des savoirs en renforçant des comportements

Cognitivisme
Apprendre c'est traiter de l'information

Constructivisme
Apprendre c'est construire ses connaissances

Socio-constructivisme
Apprendre c'est échanger et co-construire ses connaissances

MODÈLES

Styles d'enseignement
- Associatif
- Permissif
- Incitatif
- Transmissif

CONDITIONS FAVORABLES

- Bienveillance
- Encouragement
- Climat de confiance
- Réciprocité
- Interactions et échanges
- Respect

TYPES DE CONNAISSANCES

- Déclaratives
- Procédurales
- Conditionnelles

Encadrement

Définition

L'encadrement correspond à l'action d'encadrer, de poser un cadre. **Dictionnaire des soins infirmiers** : « Action pédagogique visant à organiser les conditions d'accueil en stage, à diriger et accompagner un stagiaire, afin d'assurer au mieux l'apprentissage de sa future fonction. Cet encadrement est effectué conjointement par les personnels soignants et enseignants. »

Caractéristiques

- Importance de l'accueil.
- Favoriser l'apprentissage.
- Accompagnement bienveillant.
- Autonomisation.
- Construction des compétences.

Acteurs de l'encadrement

- Formateurs en institut de formation.
- Maîtres de stage.
- Tuteurs.
- Professionnels de terrain (professionnels de proximité).
- Cadres de santé.
- Il concerne aussi bien les étudiants du service que les nouveaux arrivants.

Outils

- Portfolio.
- Livret d'accueil de l'étudiant.
- Livret de suivi de l'étudiant.
- Référentiel de compétences.
- Démarches de soins.
- Planifications.
- Situations prévalentes.

Contrat d'encadrement

- = Contrat pédagogique.
- = Charte de collaboration.

Caractéristiques

- Valeur morale.
- Engagement réciproque : étudiants et formateurs.
- Définit le parcours de formation.
- Diffère du règlement de l'institut.

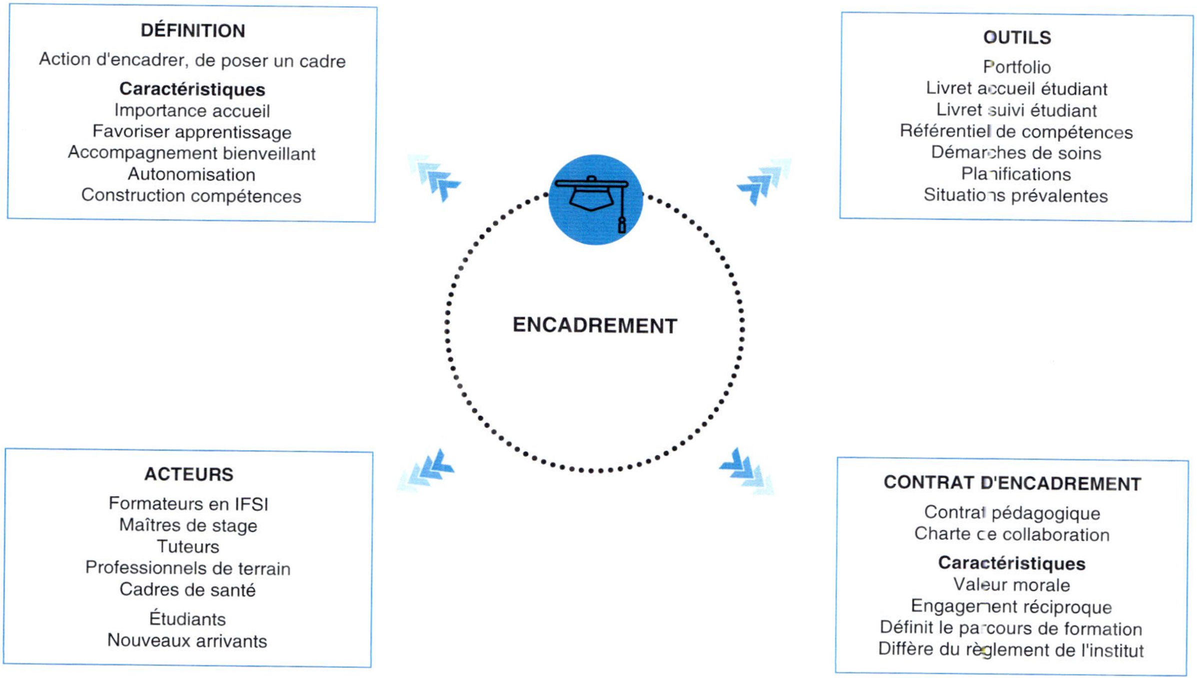
DÉFINITION
Action d'encadrer, de poser un cadre
Caractéristiques
Importance accueil
Favoriser apprentissage
Accompagnement bienveillant
Autonomisation
Construction compétences
OUTILS
Portfolio
Livret accueil étudiant
Livret suivi étudiant
Référentiel de compétences
Démarches de soins
Planifications
Situations prévalentes
ENCADREMENT
ACTEURS
Formateurs en IFSI
Maîtres de stage
Tuteurs
Professionnels de terrain
Cadres de santé
Étudiants
Nouveaux arrivants
CONTRAT D'ENCADREMENT
Contrat pédagogique
Charte de collaboration
Caractéristiques
Valeur morale
Engagement réciproque
Définit le parcours de formation
Diffère du règlement de l'institut

Fiche
140

Coaching

Définitions

Accompagnement d'une personne destiné à favoriser une meilleure expression de ses qualités, de ses ressources ou de ses compétences.

Encyclopédie des ressources humaines

Le coaching est défini comme un processus de changement destiné à favoriser un environnement de croissance et d'optimisation du potentiel de la personne.

Pascal Barreau. Le coaching : une forme d'accompagnement à part entière. I2D – Information, données & documents. 2017 ;54(4):30–2.

Caractéristiques

- Approfondissement des connaissances.
- Amélioration des performances.
- Optimisation des compétences.
- Répondre aux besoins du coaché.
- Respect.
- Confidentialité.

Acteurs

Celui qui accompagne : le coach.
Celui qui apprend : le coaché.
Il n'y a aucune hiérarchie entre les 2 protagonistes.
Le coach possède des compétences spécifiques.

4 axes

Selon Pascal Barreau, le coaching repose sur 4 axes :
- La dimension de la relation ;
- La dimension contractuelle ;
- La direction ;
- La co-élaboration.

3 paramètres doivent être réunis : la confiance, la complicité et la concrescence.

Coaching des étudiants

Application de stratégies de communication et de management des comportements dans un contexte de difficultés scolaires en vue d'accompagner des étudiantes dans le développement de leur potentiel, de leur savoir-faire et savoir-être, et cela, dans le cadre d'objectifs professionnels.

Margot Phaneuf

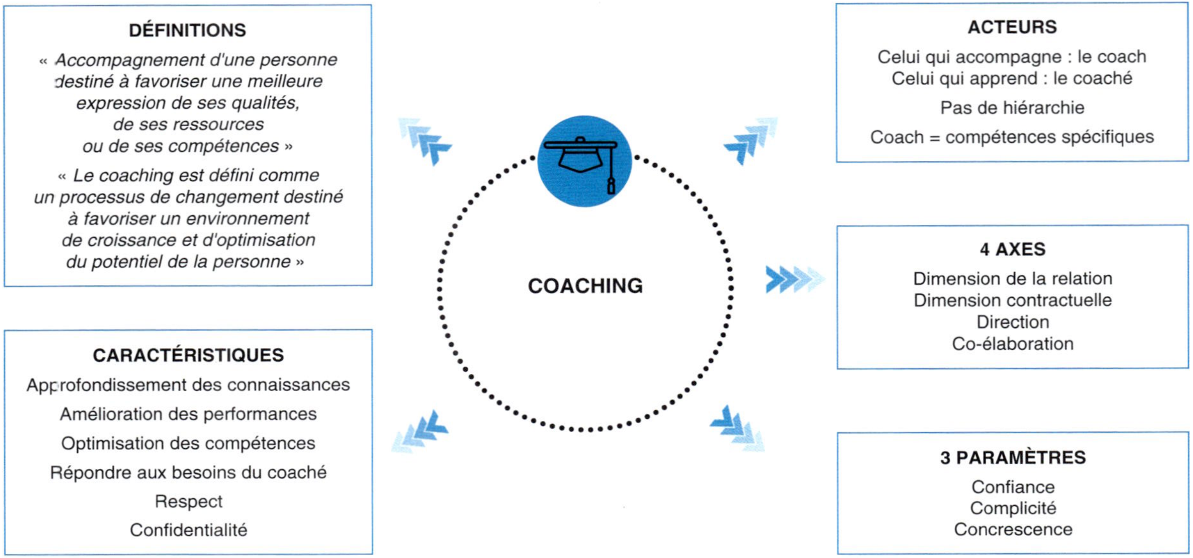
DÉFINITIONS
« Accompagnement d'une personne destiné à favoriser une meilleure expression de ses qualités, de ses ressources ou de ses compétences »
« Le coaching est défini comme un processus de changement destiné à favoriser un environnement de croissance et d'optimisation du potentiel de la personne »
CARACTÉRISTIQUES
Approfondissement des connaissances
Amélioration des performances
Optimisation des compétences
Répondre aux besoins du coaché
Respect
Confidentialité
COACHING
ACTEURS
Celui qui accompagne : le coach
Celui qui apprend : le coaché
Pas de hiérarchie
Coach = compétences spécifiques
4 AXES
Dimension de la relation
Dimension contractuelle
Direction
Co-élaboration
3 PARAMÈTRES
Confiance
Complicité
Concrescence

Délégation

Voir fiche 70.

DÉLÉGATION

DÉFINITION

Donner le droit à quelqu'un de faire à sa place

Déléguer la responsabilité

Transmettre et confier la responsabilité à un autre

CARACTÉRISTIQUES

Transmettre
Transfert de compétence
Transfert de responsabilité
Légiférée par un texte, une loi ou un décret
Valable le temps de l'exécution
Compétences déléguées précises

LÉGISLATION

Article R. 4312-32 du Code de déontologie des infirmiers

« L'infirmier est personnellement responsable de ses décisions ainsi que des actes professionnels qu'il est habilité à effectuer »

LIMITES

L'infirmier ne délègue pas à l'aide-soignant
Ils collaborent

Attention au glissement de tâches

PROTOCOLE DE COOPÉRATION

Document décrivant les activités ou les actes pouvant être transférés d'un professionnel de santé à un autre

Validé par l'ARS et la HAS

Article L. 4011-1 du CSP

« Par dérogation, les professionnels de santé peuvent s'engager, à leur initiative, dans une démarche de coopération ayant pour objet d'opérer entre eux des transferts d'activités ou d'actes de soins ou de réorganiser leur mode d'intervention auprès du patient »

Contrôle

Définitions

Le contrôle correspond à une vérification. D'après le Larousse, c'est l'action « de contrôler quelque chose, quelqu'un, de vérifier leur état ou leur situation au regard d'une norme ».

> *Contrôler n'est pas évaluer, le contrôle fait partie de l'évaluation.*
>
> Jacques Ardoino, Guy Berger. Fondements de l'évaluation et démarche critique. AECSE. 1989;6:3–11.

> *« Contrôler une situation signifie être capable de la maîtriser et de la diriger dans le sens voulu. »*
>
> Claude Alazard, Sabine Separi. Contrôle de gestion. Manuel & applications. DEFC épreuve n° 7. 5e éd. Dunod;2001. p. 15.

Caractéristiques

- Garantit la qualité et la sécurité des soins.
- Adaptabilité.
- Singularité.
- Création de repères.
- Stabilité des pratiques.

Acteurs

Les acteurs du contrôle sont :
- Formateurs en institut de formation;
- Cadres de santé;
- Professionnels de terrain;
- Étudiants.

Outils

Les outils utilisés pour le contrôle sont :
- Examens;
- Questionnaires;
- Enquête;

- Observation;
- Dossier de soins;
- Portfolio.

Roue de Deming

Plan, Do, Check, Act.
La roue de Deming est une démarche qualité de l'amélioration continue.
Plan : planifier et préparer le travail à effectuer.
Do : faire les tâches prévues.
Check : vérifier les résultats.
Act : agir, prendre les décisions.

CONTRÔLE

DÉFINITIONS

Vérification

« *Action de contrôler quelque chose, quelqu'un, de vérifier leur état ou leur situation au regard d'une norme* »

CARACTÉRISTIQUES

Garantit la qualité et la sécurité des soins

Adaptabilité

Singularité

Création de repères

Stabilité des pratiques

ACTEURS

Formateurs en institut de formation
Cadres de santé
Professionnels de terrain
Étudiants

OUTILS

Examens
Questionnaires
Enquête
Observation
Dossier de soins
Portfolio

ROUE DE DEMING

Plan, Do, Check, Act

Démarche qualité de l'amélioration continue

Plan : planifier, préparer
Do : faire
Check : vérifier
Act : agir, prendre décisions

Fiche
143
Collaboration

Voir fiche 68.

COLLABORATION

LÉGISLATION

Article L. 4011-1 du CSP

« Par dérogation, les professionnels de santé peuvent s'engager, à leur initiative, dans une démarche de coopération ayant pour objet d'opérer entre eux des transferts d'activités ou d'actes de soins ou de réorganiser leur mode d'intervention auprès du patient »

Article R. 4311-4 du CSP

Collaboration avec les aides-soignants, les auxiliaires de puériculture ou les aides médico-psychologiques

CARACTÉRISTIQUES

Respect des compétences de chacun
Co-responsabilité
Implication
Travail en équipe
Travailler ensemble
Complémentarité
Partenariat
Communication
Planification

DÉFINITIONS

« Action de participer à une œuvre commune avec d'autres »

« Lorsque de nombreux travailleurs de la santé ayant différentes formations professionnelles offrent des services complets en travaillant avec les patients, leurs familles, leurs soignants et les collectivités, afin de prodiguer les soins de la plus grande qualité possible dans différents milieux d'intervention »

COLLABORATION INTERPROFESSIONNELLE

Soins centrés sur la personne, ses proches et la communauté
Communication interprofessionnelle
Clarification des rôles
Leadership collaboratif
Travail d'équipe
Résolution des conflits interprofessionnels

Fiche 144

Théories de l'apprentissage et de l'évaluation

Théories de l'apprentissage

Behaviorisme

- Skinner (1904–1990).
- Apprendre c'est transmettre des savoirs en renforçant des comportements.
- Renforcement positif.
- Intérêt pour le résultat.
- Pédagogie par objectifs.

Cognitivisme

- Apprendre c'est traiter de l'information.
- Se concentre sur les processus impliqués dans l'apprentissage.
- Connaissances déclaratives, procédurales et conditionnelles.

Constructivisme

- Piaget (1896–1980).
- Apprendre c'est construire ses connaissances.
- Notion de conflit cognitif.
- Capacité d'adaptation.
- Essais et erreurs constituent l'apprentissage.

Socio-constructivisme

- Vygotski (1896–1934).
- Apprendre c'est échanger.
- Interactions et échanges.
- Co-construction des connaissances.
- Notion de conflit socio-cognitif.
- Zone proximale de développement.

Théories de l'évaluation

> *« L'évaluation c'est recueillir un ensemble d'informations pertinentes, valides et fiables, puis examiner le degré d'adéquation entre cet ensemble d'informations et un ensemble de critères choisis adéquatement en vue de fonder la prise de décision. »*
>
> Jean-Marie De Ketele, Maurice Chastrette, Danièle Cros, et al. Guide du formateur. Pédagogie en développement. De Boeck : Université ; 1989.

3 moments pour évaluer

- Avant l'apprentissage.
- Pendant l'apprentissage.
- Après l'apprentissage.

Différents types d'évaluation

- Évaluation diagnostique.
- Évaluation formative.
- Évaluation certificative.
- Évaluation sommative.

Quoi évaluer ?

- Connaissances déclaratives.
- Connaissances procédurales.
- Connaissances conditionnelles.
- Savoir-faire.
- Savoirs pratiques.

THÉORIES DE L'APPRENTISSAGE ET DE L'ÉVALUATION

THÉORIES DE L'APPRENTISSAGE

BEHAVIORISME
Transmission des savoirs en renforçant des comportements
Renforcement positif
Intérêt pour le résultat

COGNITIVISME
Traiter de l'information
Processus impliqués dans l'apprentissage
Connaissances déclaratives, procédurales et conditionnelles

CONSTRUCTIVISME
Construire ses connaissances
Conflit cognitif
Capacité d'adaptation

SOCIO-CONSTRUCTIVISME
Échanger
Co-construction des connaissances
Zone proximale de développement

THÉORIES DE L'ÉVALUATION

3 moments
Avant, pendant ou après l'apprentissage

Différents types
Diagnostique, formative, certificative, sommative

Quoi ?
Connaissances déclaratives
Connaissances procédurales
Connaissances conditionnelles
Savoir-faire
Savoirs pratiques

Programme des études d'aide-soignant

Élaboré selon l'arrêté du 10 juin 2021 relatif à la formation conduisant au diplôme d'État d'aide-soignant et portant diverses dispositions relatives aux modalités de fonctionnement des instituts de formation paramédicaux.

Organisation de la formation

La formation comporte 44 semaines de formation théorique et clinique soit 1 540 heures, se répartissant en 770 heures de formation théorique et 770 heures de formation clinique.

Formation théorique

- 35 h d'accompagnement pédagogique individualisé.
- 7 h de suivi pédagogique individualisé.
- 35 h de travaux personnels guidés.
- 147 h du module 1.
- 21 h du module 2.
- 77 h du module 3.
- 182 h du module 4.
- 35 h du module 5.
- 70 h du module 6.
- 21 h du module 7.
- 35 h du module 8.
- 35 h du module 9.
- 70 h du module 10.

Formation clinique

- Stage A de 5 semaines.
- Stage B de 5 semaines.
- Stage C de 5 semaines.
- Stage D de 7 semaines.

Contenu des modules de formation

Bloc 1 – Accompagnement et soins de la personne dans les activités de sa vie quotidienne et de sa vie sociale

- Module 1 : accompagnement d'une personne dans les activités de sa vie quotidienne et de sa vie sociale.
- Module 2 : repérage et prévention des situations à risque.

Bloc 2 – Évaluation de l'état clinique et mise en œuvre de soins adaptés en collaboration

- Module 3 : évaluation de l'état clinique d'une personne.
- Module 4 : mise en œuvre des soins adaptés, évaluation et réajustement.
- Module 5 : accompagnement de la mobilité de la personne aidée.

Bloc 3 – Information et accompagnement des personnes et de leur entourage, des professionnels et des apprenants

- Module 6 : relation et communication avec les personnes et leur entourage.
- Module 7 : accompagnement des personnes en formation et communication avec les pairs.

Bloc 4 – Entretien de l'environnement immédiat de la personne et des matériels liés aux activités en tenant compte du lieu et des situations d'intervention

- Module 8 : entretien des locaux et des matériels et prévention des risques associés.

Bloc 5 – Travail en équipe pluriprofessionnelle et traitement des informations liées aux activités de soins, à la qualité/gestion des risques

- Module 9 : traitement des informations.
- Module 10 : travail en équipe pluriprofessionnelle, traitement des informations, qualité et gestion des risques.

Référentiel de compétences

1. Accompagner les personnes dans les actes essentiels de la vie quotidienne et de la vie sociale, personnaliser cet accompagnement à partir de l'évaluation de leur situation personnelle et contextuelle et apporter les réajustements nécessaires.
2. Identifier les situations à risque lors de l'accompagnement de la personne, mettre en œuvre les actions de prévention adéquates et les évaluer.
3. Évaluer l'état clinique d'une personne à tout âge de la vie pour adapter sa prise en soins.
4. Mettre en œuvre des soins adaptés à l'état clinique de la personne.
5. Accompagner la personne dans son installation et ses déplacements en mobilisant ses ressources et en utilisant les techniques préventives de mobilisation.
6. Établir une communication adaptée pour informer et accompagner la personne et son entourage.
7. Informer et former les pairs, les personnes en formation et les autres professionnels.
8. Utiliser des techniques d'entretien des locaux et du matériel adaptées en prenant en compte la prévention des risques associés.

9. Repérer et traiter les anomalies et dysfonctionnements en lien avec l'entretien des locaux et des matériels liés aux activités de soins.
10. Rechercher, traiter et transmettre, quels que soient l'outil et les modalités de communication, les données pertinentes pour assurer la continuité et la traçabilité des soins et des activités.
11. Organiser son activité, coopérer au sein d'une équipe pluri-professionnelle et améliorer sa pratique dans le cadre d'une démarche qualité/gestion des risques.

PROGRAMME DES ÉTUDES D'AIDE-SOIGNANT

CADRE LÉGISLATIF

Arrêté du 10 juin 2021 relatif à la formation conduisant au diplôme d'État d'aide-soignant et portant diverses dispositions relatives aux modalités de fonctionnement des instituts de formation paramédicaux

CONTENU DES MODULES DE FORMATION

Bloc 1 – Accompagnement et soins de la personne dans les activités de sa vie quotidienne et de sa vie sociale

Bloc 2 – Évaluation de l'état clinique et mise en œuvre de soins adaptés en collaboration

Bloc 3 – Information et accompagnement des personnes et de leur entourage, des professionnels et des apprenants

Bloc 4 – Entretien de l'environnement immédiat de la personne et des matériels liés aux activités en tenant compte du lieu et des situations d'intervention

Bloc 5 – Travail en équipe pluriprofessionnelle et traitement des informations liées aux activités de soins, à la qualité/gestion des risques

ORGANISATION DE LA FORMATION

44 semaines de formation théorique et clinique
770 heures de formation théorique
770 heures de formation clinique

Accompagnement pédagogique individualisé
Suivi pédagogique individualisé
Travaux personnels guidés
10 modules

3 stages de 5 semaines
1 stage de 7 semaines

RÉFÉRENTIEL DE COMPÉTENCES

11 compétences

Programme des études d'auxiliaire de puériculture

Élaboré selon l'arrêté du 10 juin 2021 relatif à la formation conduisant au diplôme d'État d'auxiliaire de puériculture.

Organisation de la formation

La formation comporte 44 semaines de formation théorique et clinique soit 1 540 heures, se répartissant en 770 heures de formation théorique et 770 heures de formation clinique.

Formation clinique

- Période A de 5 semaines.
- Période B de 5 semaines.
- Période C de 5 semaines.
- Période D de 7 semaines.
- Au moins une période auprès d'enfants en situation de handicap.

3 stages de 5 semaines, chacun vise à explorer les 3 missions suivantes :

- Accompagner l'enfant dans les activités de sa vie quotidienne et sociale;
- Collaborer aux projets de soins personnalisés dans son champ de compétences;
- Contribuer à la prévention des risques et au raisonnement clinique interprofessionnel.

Dispositif d'accompagnement des apprenants

- Accompagnement pédagogique individualisé 35 h.
- Suivi pédagogique individualisé 7 h.
- Travaux personnels guidés 35 h.

Contenu des modules de formation

Bloc 1 – Accompagnement et soins de l'enfant dans les activités de la vie quotidienne et de la vie sociale

- Module 1 : accompagnement de l'enfant dans les activités de sa vie quotidienne et de sa vie sociale.
- Module 1 bis : activités d'éveil, de loisirs, d'éducation et d'accompagnement à la vie sociale.
- Module 2 : repérage et prévention des situations à risque.

Bloc 2 – Évaluation de l'état clinique et mise en œuvre en collaboration de soins adaptés

- Module 3 : évaluation de l'état clinique d'une personne.
- Module 4 : mise en œuvre des soins adaptés, évaluation et réajustement.
- Module 5 : accompagnement de la mobilité de la personne aidée.

Bloc 3 – Information et accompagnement des personnes et de leur entourage, des professionnels et des apprenants

- Module 6 : relation et communication avec les personnes et leur entourage.
- Module 7 : accompagnement des personnes en formation et communication avec les pairs.

Bloc 4 – Entretien de l'environnement immédiat de la personne et des matériels liés aux activités en tenant compte du lieu et des situations d'intervention

- Module 8 : entretien des locaux et des matériels et prévention des risques associés.

Bloc 5 – Travail en équipe pluriprofessionnelle et traitement des informations liées aux activités de soins, à la qualité/gestion des risques

- Module 9 : traitement des informations.
- Module 10 : travail en équipe pluriprofessionnelle, qualité et gestion des risques.

Référentiel de compétences

1. Accompagner les personnes dans les actes essentiels de la vie quotidienne et de la vie sociale, personnaliser cet accompagnement à partir de l'évaluation de leur situation personnelle et contextuelle et apporter les réajustements nécessaires.
   1 bis. Élaborer et mettre en œuvre des activités d'éveil, de loisirs, d'éducation et d'accompagnement à la vie sociale adaptées à l'enfant ou au groupe.
2. Identifier les situations à risque lors de l'accompagnement de l'enfant et de son entourage, mettre en œuvre les actions de prévention adéquates et les évaluer.
3. Évaluer l'état clinique d'une personne à tout âge de la vie pour adapter sa prise en soins.
4. Mettre en œuvre des soins adaptés à l'état clinique de l'enfant.
5. Accompagner la personne dans son installation et ses déplacements en mobilisant ses ressources et en utilisant les techniques préventives de mobilisation.
6. Établir une communication adaptée pour informer et accompagner la personne et son entourage.
7. Informer et former les pairs, les personnes en formation et les autres professionnels.

8. Utiliser des techniques d'entretien des locaux et du matériel adaptées en prenant en compte la prévention des risques associés.
9. Repérer et traiter les anomalies et dysfonctionnements en lien avec l'entretien des locaux et des matériels liés aux activités de soins.
10. Rechercher, traiter et transmettre, quels que soient l'outil et les modalités de communication, les données pertinentes pour assurer la continuité et la traçabilité des soins et des activités.
11. Organiser son activité, coopérer au sein d'une équipe pluri-professionnelle et améliorer sa pratique dans le cadre d'une démarche qualité/gestion des risques.

PROGRAMME DES ÉTUDES D'AUXILIAIRE DE PUÉRICULTURE

CADRE LÉGISLATIF

Arrêté du 10 juin 2021 relatif à la formation conduisant au diplôme d'État d'auxiliaire de puériculture

CONTENU DES MODULES DE FORMATION

Bloc 1 – Accompagnement et soins de l'enfant dans les activités de la vie quotidienne et de la vie sociale

Bloc 2 – Évaluation de l'état clinique et mise en œuvre en collaboration de soins adaptés

Bloc 3 – Information et accompagnement des personnes et de leur entourage, des professionnels et des apprenants

Bloc 4 – Entretien de l'environnement immédiat de la personne et des matériels liés aux activités en tenant compte du lieu et des situations d'intervention

Bloc 5 – Travail en équipe pluriprofessionnelle et traitement des informations liées aux activités de soins, à la qualité/gestion des risques

ORGANISATION DE LA FORMATION

44 semaines de formation théorique et clinique
770 heures de formation théorique
770 heures de formation clinique

Accompagnement pédagogique individualisé
Suivi pédagogique individualisé
Travaux personnels guidés
11 modules

3 stages de 5 semaines
1 stage de 7 semaines

Exploration de 3 missions pendant les stages

RÉFÉRENTIEL DE COMPÉTENCES

11 compétences

Programme des études d'aide médico-psychologique

Élaboré selon l'arrêté du 11 avril 2006 relatif au diplôme d'État d'aide médico-psychologique.

Organisation de la formation

La formation préparant au diplôme d'État d'aide médico-psychologique est dispensée de manière continue ou discontinue, sur une amplitude de 12 à 24 mois.

- 495 heures d'enseignement théorique.
- 840 heures de formation pratique.

Domaines de formation

1. Connaissance de la personne.
2. Accompagnement éducatif et aide individualisée dans les actes de la vie quotidienne.
3. Animation de la vie sociale et relationnelle.
4. Soutien médicopsychologique.
5. Participation à la mise en place et au suivi du projet personnalisé.
6. Communication professionnelle et vie institutionnelle.

Compétences

1.1 Situer la personne aidée au stade de son développement.
1.2 Situer la personne aidée dans son contexte socioculturel.
1.3 Appréhender les incidences des pathologies, handicaps et dépendances dans la vie quotidienne des personnes.
2.1 Repérer les dimensions éducatives, affectives, sociales et culturelles des temps clés du quotidien.
2.2 Repérer et évaluer les besoins et les capacités de la personne aidée dans les actes de la vie quotidienne.
2.3 Établir une relation d'aide, dans les actes de la vie quotidienne, associant aspects éducatifs et/ou relationnels et techniques.
2.4 Satisfaire aux besoins fondamentaux et veiller au bien-être et au confort de la personne.
3.1 Participer à la dynamique du groupe et gérer les relations à l'intérieur de celui-ci.
3.2 Favoriser et accompagner les relations familiales, sociales et la participation citoyenne.

3.3 Concevoir, proposer, mettre en œuvre et évaluer des activités, pour un individu ou un groupe, contribuant au développement dans ses différentes dimensions.
4.1 Mettre en œuvre des aides adaptées aux différents âges de la vie et situations de handicap dans les dimensions physique, relationnelle, affective et cognitive.
4.2 Utiliser les activités quotidiennes comme support à la relation.
4.3 Détecter les signes révélateurs d'un problème de santé et de mal-être et prendre les dispositions adaptées.
4.4 Avoir une communication appropriée à la situation de la personne.
5.1 Observer, écouter et analyser les besoins et désirs de la personne dans tous les aspects de sa vie.
5.2 Appréhender les facteurs d'évolution ou de régression en fonction de la situation de la personne.
5.3 Utiliser les éléments recueillis lors de l'intervention de proximité pour participer à l'élaboration, la mise en œuvre et le suivi du projet personnalisé dans le respect du projet de soins et/ou éducatif et/ou pédagogique et du projet institutionnel.
   a. Connaître le projet institutionnel et situer son action dans ce projet.
   b. Travailler en équipe pluriprofessionnelle dans le contexte institutionnel et participer à la vie de l'institution ou du service.
   c. Déterminer et transmettre les informations utiles aux membres de l'équipe.

PROGRAMME DES ÉTUDES D'AIDE MÉDICO-PSYCHOLOGIQUE

CADRE LÉGISLATIF

Arrêté du 11 avril 2006 relatif au diplôme d'État d'aide médico-psychologique

DOMAINES DE FORMATION

Connaissance de la personne

Accompagnement éducatif et aide individualisée

Animation de la vie sociale et relationnelle

Soutien médicopsychologique

Participation à la mise en place et au suivi du projet

Communication professionnelle et vie institutionnelle

ORGANISATION DE LA FORMATION

Dispensée de manière continue ou discontinue, sur une amplitude de 12 à 24 mois

495 heures d'enseignement théorique
840 heures de formation pratique

COMPÉTENCES

Plusieurs compétences dans chaque domaine de formation
Exemples

1.1 Situer la personne aidée au stade de son développement

2.1 Repérer les dimensions éducatives, affectives, sociales et culturelles des temps clés du quotidien

Fiche 148

Contrat d'encadrement, tutorat et conduite du projet d'encadrement

Cadre législatif

Article R. 4312-36 du CSP : « L'infirmier chargé de toute fonction de coordination ou d'encadrement veille à la bonne exécution des actes accomplis par les personnes dont il coordonne ou encadre l'activité, qu'il s'agisse d'infirmiers, d'AS, d'AP, d'AMP, d'étudiants en soins infirmiers ou de toute autre placée sous sa responsabilité. »

Contrat d'encadrement

= Contrat pédagogique.
= Charte de collaboration.

Caractéristiques

- Valeur morale.
- Engagement réciproque : étudiants et formateurs.
- Définit le parcours de formation.
- Diffère du règlement de l'institut.

Étapes clés de l'encadrement

Accueil de l'étudiant : 1re étape importante

- Présentation du service.
- Présentation du personnel.
- Planning de l'étudiant.
- Objectifs de stage.
- Planification des bilans de mi-stage et de fin de stage.
- Délivrance d'un livret d'accueil.

Suivi de l'étudiant

- Il peut se faire à l'aide d'un carnet de suivi construit par l'équipe d'encadrement.
- Échanges avec les différents professionnels.

Évaluation de l'étudiant : 2 moments clés

- Bilan de mi-stage.
- Bilan de fin de stage.

Acteurs

Sont concernés :
- Les étudiants;
- Les nouveaux arrivants dans le service.

Ceux qui encadrent :
- Les cadres de santé;
- Les professionnels de terrain;
- Les tuteurs de stage;
- Les formateurs de l'IFSI.

CONTRAT D'ENCADREMENT, TUTORAT ET CONDUITE DU PROJET D'ENCADREMENT

CADRE LÉGISLATIF

Article R. 4312-32 du CSP : « *L'infirmier chargé d'un rôle de coordination et d'encadrement veille à la bonne exécution des actes accomplis par les infirmiers, aides-soignants, auxiliaires de puériculture et par les étudiants infirmiers placés sous sa responsabilité* »

ÉTAPES CLÉS DE L'ENCADREMENT

Accueil de l'étudiant
Suivi de l'étudiant
Évaluation de l'étudiant

CONTRAT D'ENCADREMENT

Contrat pédagogique
Charte de collaboration

Caractéristiques
Valeur morale
Engagement réciproque
Définit le parcours de formation
Diffère du règlement de l'institut

ACTEURS

Sont concernés
Étudiants
Nouveaux arrivants

Ceux qui encadrent
Cadres de santé
Professionnels de terrain
Tuteurs
Formateurs IFSI

Relation pédagogique et posture professionnelle adaptée aux différents types d'évaluation

Objectifs de l'évaluation

Certifier les acquis.
Certifier les compétences.
4 questions préalables à toute évaluation selon Thierry Pelaccia (Pelaccia T. Comment mieux former et évaluer les étudiants en médecine et en sciences de la santé ? De Boeck supérieur; 2016) :
- À quel moment et dans quel but évaluer les étudiants ?
- Quelle stratégie choisir pour évaluer les étudiants ?
- Quelle qualité essentielle devrait posséder un outil d'évaluation ?
- Quel type de rétro-information donner aux étudiants ?

Différents types d'évaluation

- **Évaluation diagnostique** : avant la formation.
- **Évaluation formative** : au cours de l'apprentissage.
- **Évaluation sommative** : en fin d'apprentissage.
- **Évaluation normative** : évaluation par rapport au groupe.
- **Évaluation critériée** : évaluation par rapport aux critères.

Exemple de l'évaluation formative

L'évaluation formative a un double effet :
- Renseignement sur la progression et le chemin à parcourir pour l'étudiant;
- Observation des progrès de l'étudiant par l'encadrant.

Caractéristiques

- Accompagner l'étudiant.
- Réguler les apprentissages de l'étudiant.
- Utilisation du portfolio.
- Importance du feedback de l'encadrant.

Posture professionnelle

La posture professionnelle de l'encadrant attendue lors d'une évaluation respecte les principes suivants :

- Respect de l'étudiant et de son rythme d'apprentissage ;
- Bienveillance ;
- Pas de jugement de valeur ;
- L'erreur est permise ;
- Évaluer pour aider l'étudiant à progresser ;
- Empathie.

RELATION PÉDAGOGIQUE ET POSTURE PROFESSIONNELLE ADAPTÉE AUX DIFFÉRENTS TYPES D'ÉVALUATION

OBJECTIFS DE L'ÉVALUATION

Certifier les acquis
Certifier les compétences

À quel moment et dans quel but ?
Quelle stratégie ?
Quelle qualité essentielle pour l'outil ?
Quel type de rétro-information ?

EXEMPLE DE L'ÉVALUATION FORMATIVE

Renseignement sur la progression et le chemin à parcourir pour l'étudiant

Observation des progrès de l'étudiant par l'encadrant

Caractéristiques
Accompagner l'étudiant
Réguler ses apprentissages
Utilisation du portfolio
Importance du feedback

DIFFÉRENTS TYPES D'ÉVALUATION

Évaluation diagnostique
Avant la formation

Évaluation formative
Au cours de l'apprentissage

Évaluation sommative
En fin d'apprentissage

Évaluation normative
Évaluation par rapport au groupe

Évaluation critériée
Évaluation par rapport aux critères

POSTURE PROFESSIONNELLE

Respect
Bienveillance
Pas de jugement de valeur
Erreur permise
Évaluer pour aider et progresser
Empathie

Fiche
150

Encadrement et responsabilité professionnelle

Cadre législatif

Article R. 4312-36 du CSP.
« L'infirmier chargé de toute fonction de coordination ou d'encadrement veille à la bonne exécution des actes accomplis par les personnes dont il coordonne ou encadre l'activité, qu'il s'agisse d'infirmiers, d'[AS, d'AP, d'AMP], d'étudiants en soins infirmiers ou de toute autre personne placée sous sa responsabilité.
Il est responsable des actes qu'il assure avec la collaboration des professionnels qu'il encadre. »

Responsabilité de l'infirmier

Rappel sur les différentes responsabilités de l'infirmier :
- Responsabilité civile ou administrative;
- Responsabilité pénale;
- Responsabilité professionnelle.

Encadrement de l'étudiant infirmier

Les infirmiers sont responsables de l'encadrement direct de l'étudiant.
Les actes réalisés par l'étudiant doivent être en cohérence avec son niveau d'études et ses compétences.

Cas particulier du cadre de santé

Autorité hiérarchique.

Obligations d'organisation

- Gestion du personnel.
- Gestion du matériel et des locaux.

Obligations de contrôle de l'exécution des soins

- Respect de la réglementation par tous les membres de l'équipe.

Le cadre doit vérifier que les infirmiers encadrent le travail des aides-soignants qui collaborent aux actes de soins définis à l'article R 4311-5 du CSP.

ENCADREMENT ET RESPONSABILITÉ PROFESSIONNELLE

CADRE LÉGISLATIF

Article R. 4312-36 du CSP

« L'infirmier chargé de toute fonction de coordination ou d'encadrement veille à la bonne exécution des actes accomplis par les personnes dont il coordonne ou encadre l'activité, qu'il s'agisse d'infirmiers, d'[AS, d'AP, d'AMP], d'étudiants en soins infirmiers ou de toute autre placée sous sa responsabilité

Il est responsable des actes qu'il assure avec la collaboration des professionnels qu'il encadre »

ENCADREMENT DE L'ÉTUDIANT INFIRMIER

Les infirmiers sont responsables de l'encadrement direct de l'étudiant

Les actes réalisés par l'étudiant doivent être en cohérence avec son niveau d'études et ses compétences

RESPONSABILITÉS

Civile ou administrative
Pénale
Professionnelle

CAS PARTICULIER DU CADRE DE SANTÉ

Autorité hiérarchique

Organisation : gestion du personnel, du matériel, des locaux

Contrôle de l'exécution des soins : respect de la réglementation par tous les membres de l'équipe

Le cadre doit vérifier que les infirmiers encadrent le travail des aides-soignants qui collaborent aux actes de soins définis à l'article R. 4311-5 du CSP.

SEMESTRE 4
UE 4.3
Soins d'urgence

Hiérarchie des actions dans l'urgence

3 principes de base

- **Protéger** : se protéger soi, protéger la victime et les autres.
- **Alerter** : numéro d'alerte connu de tous (à l'hôpital ou à l'extérieur).
- **Secourir** : pratiquer les premiers soins d'urgence.

Évaluation immédiate par ABCDE

But : réaliser un bilan dans le but de transmettre des informations précises.
Origine : cette méthode vient d'Amérique avec le programme ACLS (*Advanced Cardiac Life Support*). Aujourd'hui, de nombreux pays l'utilisent.

A : ***airway*** : libération des voies aériennes.
B : ***breathing*** : ventilation pulmonaire.
C : ***circulation*** : circulation sanguine.
D : ***disability*** : état neurologique (score de Glasgow).
E : ***environnement.***

Chaîne de survie intra-hospitalière (CSIH)

À l'hôpital, la prise en charge des urgences vitales doit suivre les recommandations suivantes (recommandations SFMU) :

- Traitement de l'alerte (numéro d'appel dédié);
- Mise en œuvre de la réanimation cardiopulmonaire (RCP);
- Mise à disposition du chariot d'urgence;
- Mise à disposition d'un défibrillateur semi-automatique;
- Équipe dédiée si pas de médecin dans le secteur (équipe de réanimation ou des urgences selon protocole de l'établissement);
- Chaque intervention doit faire l'objet d'une traçabilité.

Cadre législatif

Article R. 4311-14 du CSP : « En l'absence de médecin, l'infirmier ou l'infirmière est habilité [...] à » :

- Reconnaître une situation d'urgence;
- Mettre en œuvre des protocoles de soins d'urgence;
- Accomplir les actes conservatoires nécessaires.

HIÉRARCHIE DES ACTIONS DANS L'URGENCE

PRINCIPES DE BASE

Protéger
Alerter
Secourir

CHAÎNE DE SURVIE INTRA-HOSPITALIÈRE

Traitement de l'alerte
Mise en œuvre RCP
Mise à disposition chariot d'urgence
Mise à disposition défibrillateur
Équipe dédiée
Traçabilité

ÉVALUATION ABCDE

A : *airway* : libération des voies aériennes

B : *breathing* : ventilation pulmonaire

C : *circulation* : circulation sanguine

D : *disability* : état neurologique

E : *environnement*

CADRE LÉGISLATIF

Article R. 4311-14 du CSP

« *En l'absence de médecin, l'infirmier ou l'infirmière est habilité [...] à* » :

Reconnaître une situation d'urgence
Mettre en œuvre des protocoles de soins d'urgence
Accomplir les actes conservatoires nécessaires

Démarche de soins auprès d'une personne en situation d'urgence

Exemple de prise en charge pour un patient conscient se présentant à l'accueil des urgences

Accueil du patient

Interrogatoire

- Motif d'entrée.
- Antécédents.
- Traitements en cours.
- Histoire de la maladie.
- Ne pas hésiter à solliciter l'entourage.

Prise des paramètres vitaux

Admission administrative

Rassurer le patient et son entourage

Transmissions écrites et orales

Évaluation

- À l'aide des données recueillies.
- Analyse des données.
- Définir le degré d'urgence.
- Trier, prioriser.
- Orienter le patient vers le secteur adapté.

Critères de gravité

L'accueil du patient permet une évaluation rapide des fonctions vitales :

- La respiration ;
- La circulation ;
- La conscience.

La prise des paramètres vitaux est systématiquement réalisée :

- Pouls ;

- Tension artérielle;
- Saturation pulsée en oxygène;
- Température;
- Si besoin : glycémie capillaire, électrocardiogramme.

Classification infirmière des malades aux urgences (CIMU)

CIMU 1 : Détresse vitale majeure

- Médecin < 1 min.
- Salle d'accueil des urgences vitales (SAUV).

CIMU 2 : Atteinte patente d'un organe vital ou lésion traumatique

- Médecin < 20 min.
- SAUV.

CIMU 3 : Atteinte fonctionnelle ou lésion instable ou complexe

- Médecin < 90 min.
- Box ou salle d'attente.

CIMU 4 : Atteinte fonctionnelle ou lésion stable

- Médecin < 120 min.
- Box ou salle d'attente.

CIMU 5 : Pas d'atteinte fonctionnelle ou lésionnelle évidente

- Médecin < 240 min.
- Box ou salle d'attente.

Soins infirmiers

Selon les protocoles de service, l'infirmier qui accueille le patient peut réaliser les soins suivants (liste non exhaustive) :

- Prélèvement sanguin;
- Pose d'une voie veineuse périphérique;
- Administration d'antalgiques;
- Électrocardiogramme;
- Bandelette urinaire.

DÉMARCHE DE SOINS AUPRÈS D'UNE PERSONNE EN SITUATION D'URGENCE

ACCUEIL DU PATIENT

Interrogatoire
Prise paramètres vitaux
Admission administrative
Rassurer le patient, son entourage
Transmissions écrites et orales

ÉVALUATION

À l'aide des données recueillies
Analyse des données
Définir le degré d'urgence
Trier, prioriser
Orienter le patient vers le secteur adapté

CRITÈRES DE GRAVITÉ

Évaluation rapide des fonctions vitales
Respiration
Circulation
Conscience

Prise de paramètres vitaux : FC, TA, SpO_2, T °C, si besoin dextro, ECG

CIMU

1 : détresse vitale majeure : Dr < 1 min
2 : atteinte patente ou lésion traumatique : Dr < 20 min
3 : atteinte fonctionnelle ou lésion instable : Dr < 90 min
4 : atteinte fonctionnelle ou lésion stable : Dr < 120 min
5 : pas d'atteinte fonctionnelle ou lésionnelle évidente : Dr < 240 min

SOINS INFIRMIERS ACCUEIL

Selon protocole de service

Prélèvement sanguin
Pose VVP
Antalgiques
Électrocardiogramme
Bandelette urinaire

Fiche 153

Techniques de soins lors de soins critiques

Intubation

L'intubation correspond à la mise en place d'une sonde dans la trachée permettant la ventilation artificielle.

Indications

- Détresse respiratoire aiguë.
- Anesthésie générale.
- Protection des voies aériennes.
- Suppléance de la respiration.

Personnel habilité à intuber : médecin, IADE.

Exemple de matériel nécessaire

- Sonde d'intubation.
- Seringue pour gonfler le ballonnet.
- Laryngoscope.
- Filtre antibactérien.
- Dispositif de fixation.
- Aspiration fonctionnelle et accessible.
- À proximité : mandrin souple, mandrin d'Eschmann, vidéolaryngoscope.

Ventilation

La ventilation artificielle est nécessaire en cas de détresse respiratoire sévère.

Modes de ventilation

- Ventilation contrôlée (VC).
- Ventilation assistée contrôlée (VAC).
- Ventilation spontanée (VS).
- Ventilation spontanée avec aide inspiratoire (VSAI).
- Pression contrôlée (PC).
- *Continuous Positive Airway Pressure* (CPAP).

On peut régler les paramètres suivants :

- Volume;
- Fréquence respiratoire;
- Fraction inspirée en oxygène (FiO_2);
- Pression expiratoire positive;
- Rapport I/E;
- Trigger.

Aspiration trachéale

L'aspiration trachéale correspond à l'aspiration des sécrétions bronchiques. Elle se réalise en introduisant une sonde d'aspiration dans le nez, la sonde d'intubation ou la trachéotomie.
Elle fait partie du rôle propre de l'infirmier.

Pose de sonde nasogastrique

La sonde nasogastrique est une sonde introduite par le nez ou la bouche et allant jusqu'à l'estomac.
Elle permet l'évacuation du contenu de l'estomac par aspiration mais elle permet également l'alimentation.
Elle fait partie du rôle sur prescription médicale de l'infirmier.

Dialyse péritonéale

La dialyse péritonéale utilise le péritoine comme membrane de dialyse. Elle élimine certains déchets comme l'urée, la créatinine en filtrant le sang.
Elle peut être indiquée en cas d'insuffisance rénale chronique terminale.

Voie veineuse centrale

Il s'agit de la mise en place d'un cathéter au niveau d'une veine profonde : veine jugulaire interne, subclavière ou fémorale. Seul le médecin est habilité à le poser.
La voie veineuse centrale permet notamment l'administration de médicaments qui seraient toxiques pour une veine périphérique.

Prélèvement artériel

Le prélèvement artériel permet l'analyse des gaz du sang. Il est généralement effectué au niveau de l'artère radiale ou de l'artère fémorale. L'infirmier est habilité à prélever sur l'artère radiale. Seul le médecin est habilité à prélever sur l'artère fémorale.
On peut également poser un cathéter artériel, permettant de mesurer la pression artérielle invasive et de réaliser des bilans sanguins réguliers en prélevant sur le cathéter. Les médecins et les IADE (artère radiale uniquement) sont habilités à le poser.

Lavage gastrique

Il s'agit du lavage d'estomac correspondant à une évacuation du contenu digestif.
Indication en cas d'ingestion de toxiques, mais de plus en plus rare.
Il est aujourd'hui remplacé par l'administration de charbon actif.

TECHNIQUES DE SOINS LORS DE SOINS CRITIQUES

INTUBATION

Mise en place d'une sonde dans la trachée permettant la ventilation artificielle

VENTILATION

Ventilation contrôlée
Ventilation assistée contrôlée
Ventilation spontanée
Ventilation spontanée avec aide inspiratoire
Pression contrôlée
CPAP

ASPIRATION TRACHÉALE

Aspiration des sécrétions bronchiques à l'aide d'une sonde d'aspiration dans le nez, la sonde d'intubation ou la trachéotomie

POSE SONDE NASOGASTRIQUE

Sonde introduite par le nez ou la bouche et allant jusqu'à l'estomac

Évacuation du contenu de l'estomac ou alimentation

DIALYSE PÉRITONÉALE

Utilisation du péritoine comme membrane de dialyse
Élimination des déchets en filtrant le sang

VOIE VEINEUSE CENTRALE

Cathéter au niveau d'une veine profonde : jugulaire interne, subclavière ou fémorale

Administration de médicaments toxiques pour une veine périphérique

PRÉLÈVEMENT ARTÉRIEL

Analyse des gaz du sang
Artère radiale ou fémorale

Pose d'un cathéter artériel possible pour PA invasive ou prélèvements réguliers

LAVAGE GASTRIQUE

Lavage d'estomac
Évacuation du contenu digestif

Indication si ingestion de toxiques
Mais de plus en plus rare

Remplacé par charbon actif

Chariot d'urgence

Généralités

Le chariot d'urgence est un chariot contenant le matériel nécessaire pour prendre en charge une urgence vitale comme l'arret cardiorespiratoire.

Principes

- Localisation connue de tous.
- Accessible.
- Disponible 24 h/24.

Caractéristiques

- Ergonome.
- Mobile.
- Fonctionnel.
- Pratique.
- Dotation uniforme.
- Contenu indiqué.

Contenu

Le chariot d'urgence contient les éléments suivants :
- Matériel d'oxygénation, d'intubation, de ventilation;
- Bouteille d'oxygène;
- Plan dur pour le massage cardiaque;
- Défibrillateur;
- Matériel pour poser une voie veineuse périphérique;
- Matériel pour préparer une perfusion;
- Aspiration;
- Médicaments d'urgence;
- Solutés de remplissage;
- Matériel d'hygiène et de protection du personnel.

En général, chaque tiroir a une fonction : un tiroir pour la ventilation, un tiroir pour la circulation, un tiroir pour les médicaments, etc.

Maintenance

La vérification du chariot d'urgence se fait régulièrement.

Vérification

- Péremptions du matériel et des médicaments.
- Présence et bon état du matériel.
- Autonomie de la bouteille d'oxygène.
- Conformité avec la dotation écrite sur la liste de contenu du chariot.

Après chaque utilisation, le chariot est également vérifié et complété au besoin.
Une traçabilité écrite est demandée pour chaque vérification.
Scellé mis en place après chaque vérification.

CHARIOT D'URGENCE

GÉNÉRALITÉS

Matériel pour prise en charge urgence vitale
Ex. : ACR

Principes : localisation connue, accessible, disponible 24 h/24

Caractéristiques : ergonome, mobile, fonctionnel, pratique, dotation uniforme, contenu indiqué

CONTENU

Matériel d'oxygénation, d'intubation, de ventilation
Bouteille o_2
Plan dur pour massage cardiaque
Défibrillateur
Matériel pour VVP
Matériel pour perfusion
Aspiration
Médicaments d'urgence
Solutés de remplissage
Matériel hygiène et protection

En général
Un tiroir = une fonction

MAINTENANCE

Vérification régulière

Péremptions
Présence et bon état matériel
Autonomie bouteille O_2
Conformité avec dotation écrite

Traçabilité écrite de la vérification
Scellé après chaque vérification

Fiche
155

Surveillance de la conscience et de la vigilance

Interrogatoire

Réaliser un interrogatoire si possible auprès du patient, sinon auprès de l'entourage :
- Antécédents;
- Traitements en cours;
- Début et circonstances d'apparition;
- Symptômes;
- Prise de toxiques.

Évaluation de l'état de conscience

L'infirmier peut :
- Prendre les paramètres vitaux;
- Établir le score de Glasgow;
- Faire une glycémie capillaire;
- Prévenir médecin;
- Mettre le patient en PLS si besoin;
- Poser une voie veineuse périphérique;
- Réaliser un électrocardiogramme;
- Évaluer la douleur.

On peut également observer :
- Les pupilles;
- La présence d'un déficit moteur au niveau d'un membre;
- La présence de troubles de la sensibilité.

Score de Glasgow

Ouverture des yeux	Réponse verbale	Réponse motrice
Spontanée = 4	Cohérente = 5	À la commande = 6
Au bruit = 3	Confuse = 4	Orientée = 5
À la douleur = 2	Inappropriée = 3	Évitement = 4
Jamais = 1	Incompréhensible = 2	Flexion stéréotypée = 3
	Pas de réponse = 1	Extension stéréotypée = 2
		Aucune réponse = 1

Critères de gravité

- Troubles de la respiration.
- Troubles de la circulation.
- Glasgow < 12.
- Température < 35° ou > 40°.
- Glycémie capillaire < 2,5 mmol/L.

Un score de Glasgow < 8 nécessite une intubation afin de protéger les voies aériennes.

Causes d'une altération de la conscience

Voici les causes possibles de troubles de la conscience (liste non exhaustive) :

- Hypothermie ;
- Traumatisme crânien ;
- Hémorragie cérébrale ;
- Méningite, encéphalite ;
- Hypoglycémie ;
- Hypercapnie ;
- État de mal épileptique postconvulsions ;
- Intoxication médicamenteuse ;
- Intoxication au CO ;
- Coma éthylique ;
- Accident vasculaire cérébral ;
- Coma métabolique ;
- Overdose.

Cadre législatif

Article R. 4311-5 du CSP, dans le cadre de son rôle propre, l'infirmier accomplit les actes suivants : « Recueil des observations de toute nature susceptibles de concourir à la connaissance de l'état de santé de la personne et appréciation des principaux paramètres servant à sa surveillance [...] **observations des manifestations de l'état de conscience**... »

SURVEILLANCE DE LA CONSCIENCE ET DE LA VIGILANCE

INTERROGATOIRE

Patient et entourage
ATCD
Traitement
Début, circonstances
Symptômes
Prise de toxiques

ÉVALUATION ÉTAT DE CONSCIENCE

Paramètres vitaux
Score de Glasgow
Glycémie capillaire
Prévenir médecin
Mettre patient en PLS
VVP
ECG
Évaluation douleur
Pupilles
Déficit moteur ou sensibilité

SCORE DE GLASGOW

Ouverture des yeux/4
Réponse verbale/5
Réponse motrice/6

CRITÈRES DE GRAVITÉ

Troubles respiration
Troubles circulation
Glasgow < 12
T °C < 35 ou > 40
Glycémie < 2,5 mmol/L

Si Glasgow < 8 : intubation recommandée

CAUSES ALTÉRATION DE LA CONSCIENCE

Hypothermie, hypoglycémie
Traumatisme crânien
Hémorragie cérébrale, AVC
Méningite, encéphalite
Hypercapnie
État de mal épileptique
Intoxication médicamenteuse, CO, drogues, OH
Coma métabolique

CADRE LÉGISLATIF

Article R. 4311-5 du CSP
Rôle propre de l'infirmier
« *Observations des manifestations de l'état de conscience* »

Traitements médicamenteux de l'urgence

Catécholamines

Les catécholamines sont des médicaments vasoactifs également appelés cardiotoniques.

Adrénaline (Épinéphrine)

- Arrêt circulatoire.
- Anaphylaxie.
- États de choc.

Noradrénaline

- Défaillance circulatoire.
- États de choc.

Dobutamine (Dobutrex®)

- Défaillances myocardiques sévères.
- États de choc.

Isuprel

- Bradycardie par bloc auriculoventriculaire.
- Torsade de pointe.

Solutés de remplissage

Cristalloïdes

- Hypotoniques : Glucosé® 2,5 %.
- Isotoniques : NaCl 0,9 %, Ringer Lactate®, Glucosé® 5 %.
- Hypertoniques : NaCl 7,5 %, 10 %, 20 %, Glucosé® 10 %, 30 %, Mannitol®.

Colloïdes

- Albumines.
- Gélatines (ex. : Gélofusine®).
- Hydroxyéthylamidons (HEA) (ex. : Voluven®).

Anesthésiques

Voir fiche 61.
- Propofol®.
- Kétamine®.
- Étomidate®.
- Thiopental®.

Midazolam®.

Curares

Voir fiche 63.

Curares dépolarisants : Célocurine®.

Curares non dépolarisants : Rocuronium®, Tracrium®, Nimbex®.

Principaux antidotes

- Antidote du Paracétamol : N-acétylcystéine®.
- Antidote de la Morphine (et des dérivés morphiniques) : Narcan® (Naloxone).
- Antidote des benzodiazépines : Anexate (Flumazénil®).
- Antidote de l'Héparine : Protamine®.
- Antidote des AVK : Vitamine K.

Autres médicaments

Dans l'urgence, on peut également avoir à utiliser d'autres familles de médicaments comme :
- Les dérivés nitrés;
- Les bêtabloquants;
- Les diurétiques;
- Les antihypertenseurs;
- Les bronchodilatateurs;
- Les antalgiques;
- Les morphiniques;
- Etc.

TRAITEMENTS MÉDICAMENTEUX DE L'URGENCE

CATÉCHOLAMINES

Adrénaline : arrêt circulatoire, anaphylaxie, état de choc

Noradrénaline : défaillance circulatoire, état de choc

Dobutamine : défaillances myocardiques sévères

Isuprel : bradycardie par BAV, torsade de pointe

SOLUTÉS DE REMPLISSAGE

Cristalloïdes

Hypotoniques : Glucosé 2,5 %
Isotoniques : NaCl 0,9 %, Ringer Lactate, Glucosé 5 %
Hypertoniques : NaCl 7,5 %, 10 %, 20 %, Glucosé 10 %, 30 %, Mannitol

Colloïdes

Albumines
Gélatines
HEA

ANESTHÉSIQUES

Voir fiche 61

Propofol
Kétamine
Étomidate
Thiopental
Midazolam

CURARES

Voir fiche 63

Dépolarisants : Célocurine
Non dépolarisants : Rocuronium, Tracrium, Nimbex

PRINCIPAUX ANTIDOTES

Antidote du Paracétamol : N-acétylcystéine

Antidote de la Morphine (et des dérivés morphiniques) : Narcan (Naloxone)

Antidote des benzodiazépines : Anexate (Flumazénil)

Antidote de l'Héparine : Protamine

Antidote des AVK : Vitamine K

AUTRES

Dérivés nitrés
Bêtabloquants
Diurétiques
Antihypertenseurs
Bronchodilatateurs
Antalgiques
Morphiniques
…

Fiche 157

Prise en charge des patients douloureux en situation d'urgence

Définition

La douleur est une « expérience sensorielle et émotionnelle désagréable liée à un dommage tissulaire réel ou potentiel ou décrite en ces termes », selon l'association internationale pour l'étude de la douleur.

Évaluation de la douleur

Échelles d'autoévaluation :
- Échelle numérique (EN);
- Échelle visuelle analogique (EVA);
- Échelle verbale simple (EVS).

Échelle d'hétéro-évaluation :
- Algoplus (échelle comportementale).

L'évaluation de la douleur doit être notée dans le dossier de soins (c'est un des paramètres à renseigner à l'accueil du patient aux urgences).

Classification de la douleur

- **Douleur faible** : EN < 4.
- **Douleur modérée** : EN entre 4 et 6.
- **Douleur sévère** : EN > 6.

Traitement médicamenteux

Avant toute administration de traitement, penser à demander au patient :
- S'il a déjà pris un traitement;
- S'il a des allergies (ou des intolérances);
- S'il a des contre-indications (ex. : grossesse).

Le traitement doit être individualisé et est fonction de l'évaluation de la douleur.

Il existe généralement un protocole à l'accueil des urgences indiquant le traitement à administrer selon l'échelle numérique[1].

[1] Peut différer selon les protocoles de service

Non morphiniques : utilisation si EN ≤ 5.
- Paracétamol.
- Anti-inflammatoires non stéroïdiens (AINS).
- MEOPA.
- Antalgiques de palier 2.

Morphiniques : utilisation si EN > 6.
- Morphine en titration.

Réévaluation de la douleur 60 minutes après l'administration du traitement.

Traitement non médicamenteux

Des moyens non médicamenteux peuvent être également utilisés :
- Application de froid;
- Immobilisation;
- Écoute, réassurance, explications données;
- Installation confortable.

PRISE EN CHARGE DES PATIENTS DOULOUREUX EN SITUATION D'URGENCE

DÉFINITION

Expérience sensorielle
et émotionnelle désagréable
liée à un dommage tissulaire réel
ou potentiel ou décrite
en ces termes

ÉVALUATION DE LA DOULEUR

Autoévaluation
Échelle numérique (EN)
Échelle visuelle analogique (EVA)
Échelle verbale simple (EVS)

Hétéro-évaluation
Algoplus

Traçabilité dans le dossier de soins

CLASSIFICATION

Douleur faible : EN < 4
Douleur modérée : EN entre 4 et 6
Douleur sévère : EN > 6

TRAITEMENTS MÉDICAMENTEUX

Auparavant
Prise de traitement
Allergies, intolérances
Contre-indications

Protocole selon évaluation de la douleur

Non morphiniques si EN < 5
Paracétamol
AINS
MEOPA
Antalgiques palier 2

Morphiniques si EN > 6
Morphine en titration

Évaluation de la douleur 60 minutes
après traitement

TRAITEMENTS NON MÉDICAMENTEUX

Froid
Immobilisation
Écoute, réassurance, explications données
Installation confortable

Prise en charge des familles lors d'une situation de soins critiques

Communication

La communication avec la famille est indispensable et doit etre faite dès le début de la prise en charge.
La famille peut aider à comprendre ce qu'il s'est passé. L'infirmière d'accueil peut poser des questions à l'entourage lors de l'entretien d'accueil du patient.
Cas particulier des parents lorsque l'enfant a du mal à s'exprimer.

Information

Le médecin a l'obligation d'informer régulièrement la famille présente sur l'état de santé et les soins dispensés à son proche. Il doit être disponible et pouvoir répondre à leurs questions.

- Information sur l'état exact du patient.
- Information sur les examens en cours.
- Information sur les moyens utilisés (surtout si invasifs).
- Information sur le diagnostic.
- Information sur le devenir du patient.

Prendre le temps pour délivrer les informations et s'assurer de leur bonne compréhension.
Attention au respect du secret professionnel.

Caractéristiques de la relation avec la famille

La relation avec la famille se doit de respecter quelques caractéristiques :

- Disponibilité du personnel;
- Bienveillance;
- Écoute active;
- Empathie;
- Relation de confiance;
- Information;
- Respect;
- Humanité;
- Authenticité;
- Adapter la communication.

Réactions de la famille

Les diverses réactions de la famille peuvent impacter la communication entre la famille et les soignants :

- Stress;
- Angoisse;
- Impuissance;
- Culpabilité;
- Tristesse;
- Souffrance;
- Impatience due à l'attente.

Principes à respecter

Savoir être – Savoir dire – Savoir faire.

Traçabilité

Il est conseillé d'écrire dans le dossier de soins les informations recueillies auprès de la famille et délivrées à la famille.

PRISE EN CHARGE DES FAMILLES LORS D'UNE SITUATION DE SOINS CRITIQUES

COMMUNICATION

Indispensable avec la famille
Dès le début de la prise en charge

La famille peut aider à comprendre ce qu'il s'est passé

Cas particulier de l'enfant

INFORMATION

Obligation d'informer la famille

État exact du patient
Examens en cours
Moyens utilisés
Diagnostic
Devenir du patient

Prendre le temps

Respect secret professionnel

PRINCIPES

Savoir être

Savoir dire

Savoir faire

CARACTÉRISTIQUES DE LA RELATION AVEC LA FAMILLE

Disponibilité du personnel
Bienveillance
Écoute active
Empathie
Relation de confiance
Information
Respect
Humanité
Authenticité
Adapter la communication

RÉACTIONS DE LA FAMILLE

Stress
Angoisse
Impuissance
Culpabilité
Tristesse
Souffrance
Impatience

TRAÇABILITÉ

Informations recueillies
Informations délivrées
Auprès de la famille

Fiche
159

Gestion des émotions en situation de soins urgents

6 émotions

Il existe 6 émotions selon Darwin :
- La peur;
- La colère;
- La tristesse;
- Le dégoût;
- La surprise;
- La joie.

Il existe également des émotions secondaires comme la honte.

Composantes de l'émotion

L'émotion est le résultat d'un évènement déclencheur.
Selon Sander et R. Scherer (Sander D, Scherer KR. Traité de psychologie des émotions. Dunod; 2019), les composantes de l'émotion sont :
- Le sentiment subjectif;
- Les modifications corporelles;
- L'expression motrice;
- La tendance à l'action;
- L'évaluation.

Mécanismes réactionnels

Il existe 2 mécanismes réactionnels :
- *Coping* ou faire face = mécanismes adaptatifs;
- Mécanismes de défense.

Utilisation des émotions

Chacun a sa manière de réagir selon les situations rencontrées.
3 façons d'utiliser les émotions selon Lydia Fernandez (Fernandez L. Émotion. In: Formarier M, Jovic L. Les concepts en sciences infirmières; 2009) :
- « Les émotions sont considérées comme nécessaires et elles sont un moteur pour le soin. »

- « Les émotions sont reconnues et régulées. Elles sont d'abord nommées et exprimées aux collègues puis elles peuvent être digérées. Ensuite on peut passer à autre chose. »
- « Les émotions sont réprimandées pour être professionnel : il faut se tenir en deçà des émotions. Il ne faut pas se laisser déborder et être soi-même et lutter avec ses propres émotions pour pouvoir écouter l'autre. »

GESTION DES ÉMOTIONS EN SITUATION DE SOINS URGENTS

6 ÉMOTIONS

Selon Darwin

Peur, colère, tristesse, dégoût, surprise, joie

MÉCANISMES RÉACTIONNELS

Coping ou faire face : mécanismes adaptatifs

Mécanismes de défense

COMPOSANTES DE L'ÉMOTION

Résultat d'un évènement déclencheur

Selon Sander et R. Scherer :
Sentiment subjectif
Modifications corporelles
Expression motrice
Tendance à l'action
Évaluation

UTILISATION DES ÉMOTIONS

Chacun a sa manière de réagir

3 façons d'utiliser ses émotions
Moteur
Reconnues et régulées
Réprimandées pour être professionnels

Rôle des SAMU, SMUR et CUMP

SAMU

SAMU = service d'aide médicale urgente

Le SAMU est un centre d'appels repondant 24 heures sur 24 aux besoins de santé de la population. Ce sont les appels effectués au numéro 15.
La régulation peut aller d'un simple conseil médical au téléphone à l'engagement de moyens comme une ambulance simple au SMUR.
Il est important de savoir qu'il existe un réel réseau de communication entre :
- Le 15 (SAMU);
- Le 17 (police);
- Le 18 (pompiers).

Principales missions (selon le décret n° 87-1005 du 16 décembre 1987) :
- Assurer 24 h/24 une écoute médicale permanente;
- Déterminer et déclencher une réponse adaptée à l'appel;
- S'assurer de la disponibilité des moyens d'hospitalisation;
- Organiser le transport en milieu hospitalier par le moyen le plus adapté;
- Organiser l'accueil hospitalier;
- Coordonner les interventions des SMUR.

Il existe un SAMU par département, en général implanté dans l'hôpital de la ville préfecture.

SMUR

SMUR = structures mobiles d'urgence et de réanimation

Le SMUR intervient à la demande du SAMU.
Il est composé :
- D'un médecin;
- D'un infirmier ou infirmier anesthésiste;
- D'un ambulancier;
- +/un étudiant (interne, étudiant infirmier, etc.).

On distingue :
- Les transports primaires : du lieu de prise en charge du patient jusqu'à l'établissement de santé;
- Les transports secondaires : d'un établissement de santé à un autre établissement de santé.

CUMP

CUMP = cellule d'urgence médico-psychologique

Elle est constituée de professionnels de santé volontaires sollicités pour une urgence médico-psychologique (évènement psycho-traumatisant) :

- Psychiatres;
- Psychologues;
- Infirmiers.

Elle doit garantir une prise en charge immédiate et postimmédiate des victimes afin d'éviter l'installation de troubles post-traumatiques.

Les interventions de la CUMP sont déclenchées par un médecin du SAMU.

Missions :

- Intervention immédiate sur un évènement collectif;
- Organisation de cellules d'écoute;
- Permanence téléphonique;
- Consultation après évènement;
- Orientation vers prise en charge adaptée.

RÔLE DES SAMU, SMUR ET CUMP

SAMU

Service d'aide médicale urgente

Centres d'appels 24 h/24
Numéro 15

Communication entre 15, 17 et 18

Missions
Écoute médicale permanente
Réponse adaptée à l'appel
Disponibilité des moyens d'hospitalisation
Transport en milieu hospitalier
Accueil hospitalier
Intervention des SMUR

En général un SAMU par département

SMUR

Structures mobiles d'urgence et de réanimation

Intervient à la demande du SAMU

Médecin
Infirmier (ou IADE)
Ambulancier

Transports primaires
Transports secondaires

CUMP

Cellule d'urgence médico-psychologique

Professionnels volontaires
Psychiatres
Psychologues
Infirmiers

Prise en charge immédiate et postimmédiate des victimes afin d'éviter l'installation de troubles post-traumatiques

Déclenchée par un médecin du SAMU

Missions
Intervention immédiate sur un évènement collectif
Organisation cellules d'écoute
Permanence téléphonique
Consultation après évènement
Orientation vers prise en charge adaptée

Fiche 161

Rôle de l'infirmier aux urgences

Rôle de l'IOA

Infirmier d'accueil et d'orientation ou infirmier organisateur de l'accueil.

Missions

- Accueil du patient.
- Prise de paramètres vitaux.
- Premiers soins.
- Tri et orientation du patient vers le secteur adapté.
- Installer en position d'attente.
- Répondre aux sollicitations des familles.
- Traçabilité des informations recueillies sur le dossier.

Différents secteurs

Généralement aux urgences, on retrouve plusieurs secteurs :

- L'accueil;
- Le SAUV ou déchocage;
- Les box de médecine;
- Les box de chirurgie/traumatologie;
- +/– les box de psychiatrie.

L'infirmier qui travaille aux urgences est donc habilité à travailler dans tous les secteurs.

Cadre législatif

Circulaire n° DHOS/O1/2003/195 du 16 avril 2003 relative à la prise en charge des urgences :

- Diminution des délais d'attente;
- Renforcement de l'évaluation;
- Fluidité de l'aval;
- Informatisation des données;
- Permanence des soins.

Situations prévalentes

Situations rencontrées aux urgences (liste non exhaustive) :

- Douleur (thoracique, abdominale, etc.);
- Hémorragie;
- Malaise;
- Difficulté respiratoire;
- Traumatisme;
- État de choc;
- Trouble de la conscience;
- Trouble du comportement;
- Diarrhées/vomissements;
- Intoxication.

RÔLE DE L'INFIRMIER AUX URGENCES

CADRE LÉGISLATIF

Circulaire du 16 avril 2003

Diminution délais d'attente
Renforcement évaluation
Fluidité de l'aval
Informatisation données
Permanence soins

SITUATIONS PRÉVALENTES

Douleur
Hémorragie
Malaise
Difficulté respiratoire
Traumatisme
État de choc
Trouble conscience
Trouble comportement
Diarrhées/vomissements
Intoxication

RÔLE DE L'IOA

Infirmier d'accueil et d'orientation
Infirmier organisateur de l'accueil

Missions
Accueil du patient
Paramètres vitaux
Premiers soins
Tri, orientation
Installer
Répondre aux familles
Traçabilité

DIFFÉRENTS SECTEURS

Accueil
SAUV/déchocage
Box médecine
Box chirurgie
Box psychiatrie

Protocoles de soins d'urgence

Protocole

Définition : « Guide d'application des procédures, centré sur une cible, présenté sous forme synthétique, élaboré selon une méthodologie précise. » (*Guide du service de soins infirmiers*)

Caractéristiques

- Clair, synthétique et ordonné.
- Légiféré.
- Daté, signé par l'auteur.
- Aide à la prise de décision.
- Considéré comme un référentiel (= outil de référence pour tous).
- Souvent présenté sous forme de logigramme.

Cadre législatif

Décret du 29 juillet 2004, article R. 4311-14 du CSP.
« En l'absence d'un médecin, l'infirmier ou l'infirmière est habilité, après avoir reconnu une situation comme relevant de l'urgence ou de la détresse psychologique, à mettre en œuvre des protocoles de soins d'urgence, préalablement écrits, datés et signés par le médecin responsable.
Dans ce cas, l'infirmier ou l'infirmière accomplit les actes conservatoires nécessaires jusqu'à l'intervention d'un médecin. Ces actes doivent obligatoirement faire l'objet de sa part d'un compte rendu écrit, daté, signé, remis au médecin et annexé au dossier du patient. »

Exemples de protocole

Chaque service possède ses propres protocoles, ils doivent être accessibles à tous.
Exemples de protocoles infirmiers de soins d'urgence selon la SFMU :
- Arrêt cardiaque adulte;
- Arrêt cardiaque enfant;
- Hémorragie sévère;
- Réaction allergique grave;
- Hypoglycémie;
- État de mal convulsif;
- Brûlure grave;
- Asthme aigu;
- Prise en charge de la douleur.

On peut également retrouver des protocoles pour la prise en charge de la douleur thoracique, les troubles de la conscience ou encore la détresse respiratoire.

PROTOCOLES DE SOINS D'URGENCE

PROTOCOLE

Guide d'application des procédures, centré sur une cible, présenté sous forme synthétique, élaboré selon une méthodologie précise

Caractéristiques

Clair, synthétique, ordonné
Légiféré
Daté, signé
Aide à la prise de décision
Considéré comme un référentiel
Souvent logigramme

CADRE LÉGISLATIF

Décret du 29 juillet 2004, article R. 4311-14 du CSP

« En l'absence de médecin, l'infirmier ou l'infirmière est habilité, après avoir reconnu une situation comme relevant de l'urgence […] à mettre en œuvre des protocoles de soins d'urgence »

EXEMPLES DE PROTOCOLES

Exemples selon la SFMU

Arrêt cardiaque adulte
Arrêt cardiaque enfant
Hémorragie sévère
Réaction allergique grave
Hypoglycémie
État de mal convulsif
Brûlure grave
Asthme aigu
Prise en charge de la douleur

On peut également trouver

Douleur thoracique
Troubles de la conscience
Détresse respiratoire

SEMESTRE 4

UE 4.4

Thérapeutiques et contribution au diagnostic médical

Généralités sur la transfusion sanguine

Transfusion sanguine

La transfusion sanguine est un acte du rôle sur prescription médicale de l'infirmier correspondant à l'administration de produits dérivés du sang par voie veineuse.
Selon l'EFS : « La transfusion est un acte thérapeutique complexe qui consiste à apporter à un patient, appelé receveur, les éléments du sang par perfusion intraveineuse qui lui font provisoirement défaut. »

Indications

- Seuil transfusionnel de 7 g/dL pour les patients sans antécédents.
- Seul transfusionnel de 10 g/dL si mauvaise tolérance clinique ou patient coronarien/insuffisant cardiaque.

Un peu d'histoire

1670 : 1re expérience de transfusion sanguine.
1902 : découverte des groupes sanguins.
1914 : 1er transfusé français.
1928 : création d'un centre de transfusion sanguine.
1940 : découverte du système Rhésus.
1949 : création du Centre national de transfusion sanguine (CNTS) et 1re collecte mobile.
1950 : création de la Fédération française pour le don bénévole (FFDSB).
1952 : la loi reconnaît le don éthique.
1993 : renforcement de la sécurité des donneurs et des receveurs.
2000 : création de l'Établissement français du sang (EFS).
2004 : création de la Journée mondiale des donneurs de sang (JMDS).
2009 : don de sang possible jusqu'à 70 ans.
2016 : évolution des conditions d'accès au don.

Établissement français du sang (EFS)

Source : efs.sante.fr
Opérateur civil unique de la transfusion sanguine dans notre pays, l'EFS a pour mission principale l'autosuffisance nationale en produits sanguins. Il s'investit par ailleurs dans de nombreuses

activités, comme les analyses de biologie médicale, la thérapie cellulaire et tissulaire ou la recherche.
Sous tutelle du ministère des Solidarités et de la Santé.
En quelques chiffres :
- 1 siège national à Saint-Denis (93);
- 13 établissements régionaux;
- 119 sites fixes de collecte;
- 40 000 collectes mobiles chaque année.

GÉNÉRALITÉS SUR LA TRANSFUSION SANGUINE

TRANSFUSION SANGUINE

Acte du rôle sur prescription médicale de l'infirmier

Apporter à un patient les éléments du sang par perfusion intraveineuse

Seuils transfusionnels

7 g/dL si patient sans ATCD

10 g/dL si mauvaise tolérance clinique ou patient coronarien/insuffisant cardiaque

EFS

Établissement français du sang

Opérateur civil unique de la transfusion sanguine

Mission principale

Autosuffisance nationale en produits sanguins

Nombreuses activités

Analyses de biologie médicale

Thérapie cellulaire et tissulaire

Recherche

UN PEU D'HISTOIRE

1670 : 1re expérience transfusion sanguine

1902 : découverte groupes sanguins

1914 : 1er transfusé français

1928 : création centre transfusion sanguine

1940 : découverte système Rhésus

1949 : création CNTS et 1re collecte mobile

1950 : création FFDSB

1952 : la loi reconnaît le don éthique

1993 : renforcement sécurité des donneurs et receveurs

2000 : création EFS

2004 : création JMDS

2009 : don de sang possible jusqu'à 70 ans

2016 : évolution des conditions d'accès au don

Fiche
164

Groupes sanguins

Un peu d'histoire

1902 : Karl Landsteiner, médecin et biologiste, identifie l'existence du système ABO des groupes sanguins.
1940 : Karl Landsteiner et Alexander Wiener découvrent le facteur Rhésus.

Système ABO

Le système ABO est le système utilisé pour les groupes sanguins. Le groupe est déterminé selon la présence ou non des antigènes A et B à la surface des globules rouges.
Il existe 4 groupes :
- Le groupe A ;
- Le groupe B ;
- Le groupe AB ;
- Le groupe O.
- Groupe A = antigène A.
- Groupe B = antigène B.
- Groupe AB = antigènes A et B.
- Groupe O = pas d'antigène (ni A, ni B).

Facteur Rhésus

Le système Rhésus est déterminé selon la présence de l'antigène D sur les globules rouges.
Il existe 2 Rhésus :
- Rhésus +
- Rhésus –

Rhésus + = antigène D.
Rhésus – = pas d'antigène D.

Détermination du groupe sanguin

La détermination des groupes sanguins est réalisée à l'aide de sérums contenant des anticorps anti-A, des anticorps anti-B et des anticorps anti-D.

Répartition en France

	O	A	B	AB
Rhésus +	36 %	37 %	9 %	3 %
Rhésus –	6 %	7 %	1 %	1 %

Source : efs.sante.fr

Autres systèmes

Il existe d'autres systèmes de groupes sanguins, parmi lesquels on peut citer :

- Kell;
- Kidd;
- Colton;
- Duffy;
- MNS;
- Et d'autres.

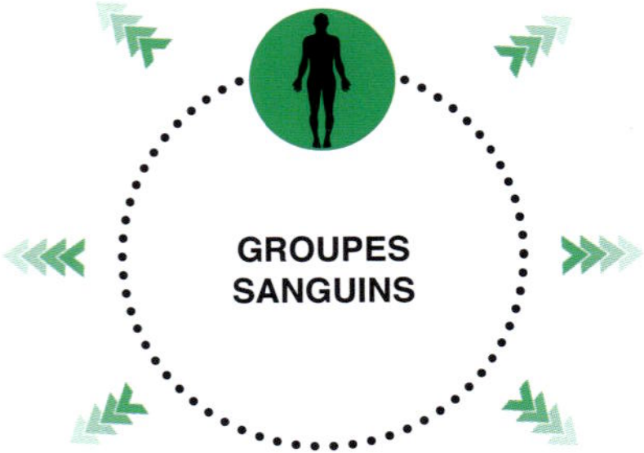

UN PEU D'HISTOIRE

1902 : système ABO
1940 : facteur Rhésus

SYSTÈME ABO

Groupe A
Antigène A à la surface des globules rouges

Groupe B
Antigène B à la surface des globules rouges

Groupe AB
Antigènes A et B à la surface des globules rouges

Groupe O
Pas d'antigène A et B à la surface des globules rouges

FACTEUR RHÉSUS

Rhésus +
Antigène D à la surface des globules rouges

Rhésus –
Pas d'antigène D à la surface des globules rouges

DÉTERMINATION GROUPE SANGUIN

Réalisée à l'aide de sérums contenant des anticorps anti-A, des anticorps anti-B et des anticorps anti-D

RÉPARTITION EN FRANCE

	Rhésus +	Rhésus –
O	36 %	6 %
A	37 %	7 %
B	9 %	1 %
AB	3 %	1 %

AUTRES SYSTÈMES

Kell
Kidd
Colton
Duffy
MNS
…

Produits sanguins labiles

Définition

Selon l'EFS, on appelle produit sanguin labile (PSL) le produit issu d'un don de sang et destiné à être transfusé à un patient.

Concentrés de globules rouges (CGR)

Ils sont obtenus après une étape de centrifugation.
1 concentré de globules rouges = 200 à 280 mL.

Indications

- Anémie/hémorragie.

Rendement

- Adulte = 1 CGR = 1 g d'hémoglobine = 3 % d'hématocrite.
- Enfant = 4 mL/kg = 1 g d'hémoglobine.

Conservation

- 42 jours.
- Entre 2 et 6 °C.
- Administration dans les 6 h.

		DONNEURS							
		O+	O–	A+	A–	B+	B–	AB+	AB–
RECEVEURS	O+								
	O–								
	A+								
	A–								
	B+								
	B–								
	AB+								
	AB–								

Concentrés de plaquettes (CP)

1 concentré de plaquettes = 200 à 600 mL.

Indications

- Thrombopénie.

Conservation

- 7 jours sous agitation constante.
- Entre 20 et 24 °C.
- Administration immédiate.

Plasma frais congelé (PFC)

Indications

- Hémorragies.
- Choc hémorragique.

- CIVD.
- Déficit en facteur de coagulation.

Conservation

- 1 an.
- –25 °C.
- Décongélation en 30 min.
- Administration immédiate.

		DONNEURS			
		AB	A	O	B
RECEVEURS	AB				
	A				
	O				
	B				

PRODUITS SANGUINS LABILES

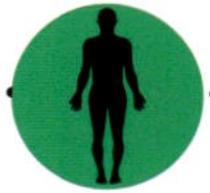

DÉFINITION

Produit issu d'un don de sang et destiné à être transfusé à un patient (EFS)

CONCENTRÉ DE PLAQUETTES

200 à 600 mL

Indications : thrombopénie

Conservation
7 jours sous agitation constante
Entre 20 et 24 °C
Administration immédiate

CONCENTRÉ DE GLOBULES ROUGES

200 à 280 mL

Indications : anémie/hémorragie

Rendement
Adulte = 1 CGR = 1 g d'Hb = 3 % Hte
Enfant = 4 mL/kg = 1 g d'Hb

Conservation
42 jours
Entre 2 et 6 °C
Administration dans les 6 h

Attention aux règles de compatibilité

PLASMA FRAIS CONGELÉ

Indications : hémorragies, choc hémorragique, CIVD, déficit en facteur de coagulation

Conservation
1 an
–25 °C
Décongélation en 30 min
Administration immédiate

Attention aux règles de compatibilité

Acte transfusionnel

1re étape : concordance des informations

La première étape consiste en la vérification des informations présentes sur tous les documents. Il faut qu'il y ait concordance.

Concordance identité

- Déclinée par le patient (ou bracelet d'identité).
- Sur la carte de groupe sanguin et les autres documents hématologiques.
- Sur la prescription médicale.
- Sur la fiche de délivrance.

Concordance groupe sanguin

- Sur la carte de groupe sanguin et les autres documents hématologiques.
- Sur la fiche de délivrance.
- Sur les PSL.

Concordance numéro de produit délivré

- Sur le PSL.
- Sur la fiche de délivrance.

2e étape : intégrité et péremptions

La deuxième étape consiste en la vérification :
- Des dates de péremption des produits délivrés;
- De l'intégrité des emballages.

On vérifie également que le délai réglementaire des 6 heures depuis la réception est respecté.

3e étape : contrôle ultime prétransfusionnel (CUPT)

À l'aide d'une carte fournie avec les PSL, il permet de vérifier la compatibilité entre le patient receveur et le concentré de globules rouges à transfuser. Il est à renouveler pour chaque poche transfusée.
Ce contrôle est obligatoire (même en cas d'urgence). Il faut éviter l'interruption de tâche pendant ce contrôle.

Principe

• Agglutination de l'antigène en présence de son anticorps.
Ministère des Solidarités et de la Santé : « Toute discordance, non-conformité, difficulté ou doute dans l'interprétation, portant soit sur le contrôle ultime de concordance, soit sur le contrôle ultime de compatibilité conduit à suspendre la transfusion de PSL et impose un contact avec le médecin responsable de la transfusion. Celui-ci contacte, si nécessaire, le médecin ou le pharmacien habilité à délivrer un conseil transfusionnel. »

Transfusion

Pour la totalité de l'acte transfusionnel :
• Unité de lieu;
• Unité de temps;
• Unité d'action.
Quelques principes à respecter :
• Voie veineuse de bon calibre;
• Pas d'autres médicaments sur la voie de transfusion;
• Tubulure spécifique avec filtre;
• Surveillance des paramètres vitaux régulière : FC, TA, SpO_2 et T °C.
Surveillance continue pendant les 15 premières minutes (paramètres vitaux à 0, 5, 10 et 15 minutes pris et tracés).
Puis surveillance régulière.

Post-transfusion

Ministère des Solidarités et de la Santé : « Avant élimination, la poche avec le dispositif de perfusion clampé ainsi que le support de contrôle de compatibilité sont conservés pour une durée minimale de 4 heures après transfusion, selon des procédures spécifiques à chaque établissement de santé. »

Complications

• Œdème pulmonaire de surcharge (TACO).
• Œdème pulmonaire inflammatoire lésionnel (TRALI).
• Incompatibilité immunologique.
• Infection bactérienne.
• Réaction fébrile non hémolytique.
• Allergie.
• Réaction hypotensive transfusionnelle (RHT).

ACTE TRANSFUSIONNEL

1re ÉTAPE : CONCORDANCES DES INFORMATIONS

Concordance identité
Concordance groupe sanguin
Concordance numéro produit délivré

2e ÉTAPE : INTÉGRITÉ ET PÉREMPTIONS

Dates péremption
Intégrité emballages

Respect des 6 h depuis réception

3e ÉTAPE : CUPT

Compatibilité entre le patient receveur et le concentré de globules rouges

À renouveler pour chaque poche

Obligatoire

Principe : agglutination de l'antigène en présence de son anticorps

Si discordance ou doute = suspendre la transfusion

TRANSFUSION

Unité de : lieu, temps et action

VVP de bon calibre
Pas d'autres médicaments sur la voie
Tubulure avec filtre
Surveillance paramètres vitaux

POST-TRANSFUSION

Garder la poche, la tubulure et le contrôle de compatibilité minimum 4 h après la transfusion

COMPLICATIONS

Œdème pulmonaire de surcharge (TACO)
Œdème pulmonaire inflammatoire lésionnel (TRALI)
Incompatibilité immunologique
Infection bactérienne
Réaction fébrile non hémolytique
Allergie
Réaction hypotensive transfusionnelle (RHT)

Fiche
167

Donneurs et don du sang

Principaux critères

- Être âgé de 18 à 70 ans inclus.
- Peser 50 kg minimum.
- Document d'identité nécessaire.

Informations utiles

Informations provenant de l'EFS :

- 1 heure au total dont 7 à 10 minutes de prélèvement;
- 420 à 480 mL prélevés en fonction du poids;
- 4 dons maximum par an pour une femme et 6 pour un homme;
- Délai de 8 semaines minimum entre deux dons de sang total.

Déroulement du don

- Accueil par le personnel de l'EFS.
- Inscription et remise du questionnaire.
- Entretien confidentiel préalable au don.
- Prélèvement sanguin.
- Pause collation.

Contre-indications

État de santé

- Prise d'antibiotiques en cours ou arrêtée depuis moins de 14 jours.
- Certains médicaments comme le Roaccutane.
- Infection ou fièvre datant de moins de 2 semaines.
- Contact récent avec une personne atteinte d'une maladie contagieuse.
- Antécédent de paludisme.
- Vaccin datant de moins de 4 semaines.
- Intervention chirurgicale ou endoscopie dans les 4 derniers mois.
- Soins dentaires récents.
- Infections actives transmissibles par le sang.
- Traitement par hormones de croissance avant 1989.
- Antécédent familial de maladie à prion, antécédent de greffe de cornée ou de dure-mère, antécédent de chirurgie de l'encéphale ou de l'œil avant avril 2001.
- Antécédent de transfusion ou de greffe.

Pratiques personnelles

- Tatouages ou piercings de moins de 4 mois.
- Acupuncture ou mésothérapie dans les 4 derniers mois.
- Consommation de drogues ou de substances dopantes par voie IV ou IM.

Séjours à l'étranger

- Séjour dans une région où peuvent sévir certaines maladies dans un délai qui peut varier de 1 à 4 mois selon le pays visité.
- Séjour au Royaume-Uni entre 1980 et 1996 d'une durée cumulée supérieure à un an.

Pratiques sexuelles

- Relation sexuelle avec plusieurs partenaires différents au cours des 4 derniers mois.
- Relation sexuelle en échange d'argent ou de drogue dans les 12 derniers mois.
- Relation sexuelle avec un partenaire ayant lui-même eu plus d'un partenaire sexuel dans les 4 derniers mois.
- Relation sexuelle avec un partenaire ayant une sérologie positive pour le VIH, l'hépatite virale B ou C dans les 12 derniers mois.
- Relation sexuelle avec un partenaire ayant utilisé des drogues ou des substances dopantes ou ayant eu une relation sexuelle en échange d'argent ou de drogue dans les 12 derniers mois.

DONNEURS ET DON DU SANG

PRINCIPAUX CRITÈRES

Être âgé de 18 à 70 ans inclus
Peser 50 kg minimum
Document d'identité nécessaire

INFORMATIONS UTILES

1 heure au total dont 7 à 10 minutes de prélèvement

420 à 480 mL prélevés en fonction du poids

4 dons maximum par an pour une femme et 6 pour un homme

Délai de 8 semaines minimum entre deux dons de sang total

DÉROULEMENT DU DON

Accueil
Inscription, remise du questionnaire
Entretien confidentiel
Prélèvement sanguin
Collation

CONTRE-INDICATIONS

Elles sont multiples

État de santé
Prise d'ATB -14 jours
Certains médicaments
Infection/fièvre – 2 semaines
Vaccin – 4 semaines
IST
ATCD de transfusion ou greffe
…

Pratiques personnelles
Tatouages ou piercing – 4 mois
Consommation drogues par voie IV ou IM
…

Séjours à l'étranger
Séjour récent dans certains pays
Séjour au Royaume-Uni d'une durée cumulée de +1 an entre 1980 et 1996

Pratique sexuelle
Plusieurs partenaires différents au cours des 4 derniers mois
…

Activités sociothérapeutiques

Définition

Une activité sociothérapeutique est une activité de groupe organisée pour le patient dans un but thérapeutique.
C'est une activité de soins à part entière. Les observations faites lors de ces activités sont transmises dans le dossier de soins du patient.

Caractéristiques

- Activité programmée.
- Interaction avec des individus.
- Interaction avec l'environnement.
- Restauration du lien social.
- Recherche de mieux-être.
- But précis.
- Fait partie du projet de soins.
- Favoriser l'autonomie.
- À partir des centres d'intérêt du patient.

Différents types

- Activités avec le corps : sport, relaxation, esthétique, psychomotricité.
- Activités d'expression : écriture, jeu de rôle, chant.
- Activités artistiques : dessin, musique, danse, peinture, poterie.
- Activités cognitives : ateliers mémoire, lecture, écriture, jeux.
- Mais aussi : lecture, informatique, promenade, équitation, cuisine, cinéma, jeux, jardinage...

Cadre législatif

Article R. 4311-5 du Code de la santé publique

- Rôle propre de l'infirmier.
- « L'infirmier ou l'infirmière accomplit les actes ou dispense les soins suivants [...] activités à visée thérapeutique individuelle ou de groupe. »

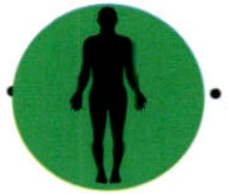

ACTIVITÉS SOCIOTHÉRAPEUTIQUES

DÉFINITION

Activité de groupe organisée pour le patient dans un but thérapeutique

Activité de soins
Observations transmises dans le dossier de soins

DIFFÉRENTS TYPES

Avec le corps
Sport, relaxation, esthétique, psychomotricité

Expression
Écriture, jeux de rôle, chant

Artistiques
Dessin, musique, danse, peinture, poterie

Cognitives
Ateliers mémoire, lecture, écriture, jeux

Autres
Lecture, informatique, promenade, équitation, cuisine, cinéma, jardinage

CARACTÉRISTIQUES

Activité programmée

Interaction avec des individus, l'environnement

Restauration du lien social

Recherche du mieux-être

But précis

Fait partie du projet de soins

Favoriser l'autonomie

À partir des centres d'intérêt du patient

CADRE LÉGISLATIF

Article R. 4311-5 du Code de la santé publique

Rôle propre de l'infirmier

« *L'infirmier ou l'infirmière accomplit les actes ou dispense les soins suivants [...] activités à visée thérapeutique individuelle ou de groupe* »

Médiation thérapeutique

Définition

La médiation fait intervenir un tiers pour faciliter la communication, rétablir une relation ou faire passer des informations. Dans la médiation thérapeutique, c'est à l'aide d'une activité mise en place par le soignant.
Il s'agit d'un outil d'expression qui permet la création d'un cadre spatio-temporel et évite le face-à-face soignant-soigné.

Caractéristiques

- Accompagnement.
- Prendre soin.
- Autonomie.
- Résilience.
- Approche dynamique.
- Communication.
- Cadré défini.

Outils

- Techniques de développement personnel.
- Activités créatives.
- Activités sociothérapeutiques.

Ce qu'elle permet

La médiation correspond à une concordance des besoins, des demandes et des réponses pour le projet de soins du patient.
Elle permet :

- La verbalisation du vécu, du ressenti ;
- La réassurance ;
- La surveillance du comportement ;
- Le rétablissement d'un lien de communication ;
- Le maintien des ressources ;
- La mise en confiance ;
- L'amélioration de la confiance en soi.

DÉFINITION

Intervention d'un tiers pour faciliter la communication, rétablir une relation ou faire passer des informations

Activité mise en place par le soignant

Création d'un cadre spatio-temporel
Évite le face-à-face soignant-soigné

OUTILS

Techniques de développement personnel

Activités créatives

Activités sociothérapeutiques

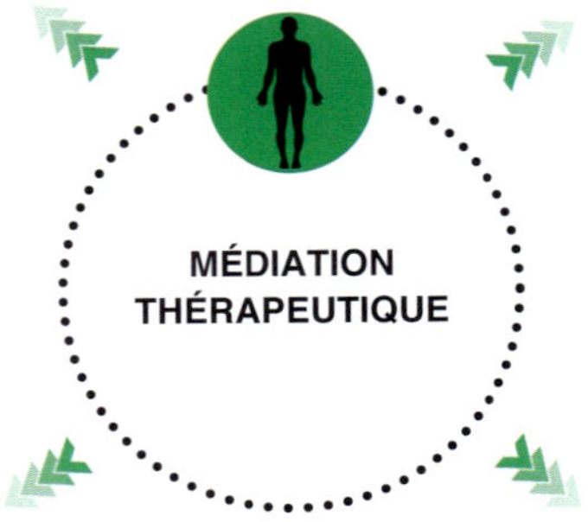

CARACTÉRISTIQUES

Accompagnement
Prendre soin
Autonomie
Résilience
Approche dynamique
Communication
Cadre défini

CE QU'ELLE PERMET

Concordance : besoins, demandes, réponses

Elle permet :
Verbalisation du vécu, du ressenti
Réassurance
Surveillance du comportement
Rétablissement d'un lien de communication
Maintien des ressources
Mise en confiance
Amélioration de la confiance en soi

Moyens d'isolement et de contention

Isolement

HAS : « Placement du patient à visée de protection, lors d'une phase critique de sa prise en charge thérapeutique, dans un espace dont il ne peut sortir librement et qui est séparé des autres patients. »

Mise du patient en chambre d'isolement

- Rôle sur prescription médicale.

Surveillance du patient en chambre d'isolement

- Rôle propre infirmier.
- Au moins deux visites médicales par 24 heures.

Indications selon la HAS :

- Prévention d'une violence imminente ou réponse à une violence immédiate;
- Uniquement lorsque des mesures alternatives ont été inefficaces;
- En dernier recours, pour une durée limitée;
- Mesure pleinement justifiée par des arguments cliniques.

Contre-indications

- Utilisation à titre de punition.
- Contre-indiqué en cas de maladie somatique incompatible avec l'isolement.

C'est un espace prévu et dédié à cet effet.

- Respect de l'intimité et de la dignité du patient.
- Entretenu et propre.

Levée d'isolement sur décision médicale.

Contentions

2 types de contentions :

- Contention manuelle (physique);
- Contention mécanique.

Mise des contentions au patient

- Rôle sur prescription médicale.

Surveillance du patient contentionné

- Rôle propre infirmier.

Indications

- Prévention d'une violence imminente envers lui-même ou autrui alors que les autres moyens ont été inefficaces.
- Prévention d'un risque de rupture thérapeutique.

Contre-indications

- Utilisation comme punition.
- État clinique ne nécessitant pas la contention.
- Utilisation pour réduire l'anxiété ou le confort de l'équipe.
- Utilisation pour manque de personne.

Levée de la contention sur décision médicale.

Principes à respecter

- Information du patient.
- Sécurité du patient et des soignants.
- Respect de l'intimité et de la dignité du patient.
- Matériel adapté à la prise en charge.
- Nombre suffisant de soignants.
- Surveillance des paramètres vitaux régulièrement.
- Soins d'hygiène, hydratation, alimentation.

MOYENS D'ISOLEMENT ET DE CONTENTION

ISOLEMENT

Mise du patient : rôle sur prescription
Surveillance : rôle propre

Indications

Prévention d'une violence imminente
Uniquement si mesures alternatives inefficaces
En dernier recours, durée limitée
Mesure justifiée par arguments cliniques

Contre-indications

Punition
Maladie somatique incompatible

Espace prévu et dédié
Respect intimité et dignité
Entretenu et propre

Levée d'isolement sur décision médicale

CONTENTIONS

2 types

Contention manuelle
Contention mécanique
Mise : rôle sur prescription
Surveillance : rôle propre

Indications

Prévention d'une violence imminente si les autres moyens sont inefficaces
Prévention risque de rupture thérapeutique

Contre-indications

Punition
État clinique
Réduire anxiété ou confort équipe
Manque de personnel

Levée sur décision médicale

PRINCIPES À RESPECTER

Information du patient
Sécurité du patient et des soignants
Respect intimité et dignité
Matériel adapté
Nombre suffisant de soignants

Surveillance paramètres vitaux
Soins d'hygiène
Hydratation, alimentation

SEMESTRE 4
UE 4.5

Soins infirmiers et gestion des risques

Objectifs, méthodes, analyse et traitement des risques

Généralités

De manière générale, l'analyse et l'évaluation des risques se fait en 3 étapes :
- L'identification des risques;
- L'analyse des risques;
- L'évaluation des risques.

Fiche de signalement d'évènement indésirable

- Outil indispensable.
- Papier ou informatique.

Ce qu'il faut signaler :
- Identification du signalant;
- Identification de l'évènement indésirable;
- Impact et gravité;
- Conséquences immédiates.

Méthode ALARM

Association of Litigation and Risk Management (P. Chevalier, 2010).
Méthode utilisée en établissement de santé.
Enquête et analyse des incidents :
- Identification de la cause immédiate d'un évènement;
- Recherche de facteurs contributifs;
- Correction de ces facteurs.

4 étapes :
- Enquête;
- Identifier les écarts de soins;
- Identifier les erreurs du système;
- Proposer des actions correctives.

Autres méthodes

- RMM : revue de mortalité morbidité.
- CREX : comité de retour d'expérience.

OBJECTIFS, MÉTHODES, ANALYSE ET TRAITEMENT DES RISQUES

GÉNÉRALITÉS

Identification des risques
Analyse des risques
Évaluation des risques

MÉTHODE ALARM

Association of Litigation and Risk Management

Méthode utilisée en établissement de santé

Enquête et analyse des incidents
Identification cause immédiate
Recherche facteurs contributifs
Correction de ces facteurs

4 étapes
Enquête
Identifier écarts de soins
Identifier erreurs système
Proposer actions correctives

FICHE DE SIGNALEMENT D'ÉVÈNEMENT INDÉSIRABLE

Outil indispensable
Papier ou informatique

À signaler :
Identification du signalant
Identification de l'évènement indésirable
Impact et gravité
Conséquences immédiates

AUTRES MÉTHODES

RMM
Revue de mortalité morbidité

CREX
Comité de retour d'expérience

Analyse multifactiorielle des contextes de risque

Typologie des dangers

D'après J. Reason (Larouzee J, Guarnieri F, Besnard D. Le modèle de l'erreur humaine de James Reason; 2014) :
- Contexte institutionnel;
- Organisation;
- Conditions de travail;
- Tâches;
- Équipe;
- Soignant;
- Patient.

Classification des dangers

4 types :
- Dangers externes;
- Dangers liés à la gouvernance;
- Dangers liés aux moyens techniques;
- Dangers liés aux processus opérationnels.

Gravité du risque

Échelle de l'OMS :

5. Décès;
4. Menace du pronostic vital;
3. Incapacité permanente ou importante;
2. Nécessité d'intervention médicale ou chirurgicale;
1. Réhospitalisation ou prolongation d'hospitalisation.

Acceptabilité des risques

- **Acceptable** : le risque est acceptable dans sa définition actuelle.
- **Tolérable** : le risque est tolérable grâce à des stratégies d'atténuation.
- **Inacceptable** : le risque est inacceptable à tous les niveaux.

Méthode QQOQCP

C'est une méthode d'analyse et de résolution de problème.
Quoi ? Qui ? Où ? Quand ? Comment ? Pourquoi ?

ANALYSE MULTIFACTORIELLE DES CONTEXTES DE RISQUE

TYPOLOGIE DES DANGERS

Contexte institutionnel
Organisation
Conditions de travail
Tâches
Équipe
Soignant
Patient

CLASSIFICATION DES DANGERS

Dangers externes
Dangers liés à la gouvernance
Dangers liés aux moyens techniques
Dangers liés aux processus opérationnels

GRAVITÉ DU RISQUE

Échelle OMS

Décès
Menace pronostic vital
Incapacité permanente ou importante
Nécessité d'intervention médicale ou chirurgicale
Réhospitalisation ou prolongation d'hospitalisation

ACCEPTABILITÉ DES RISQUES

Acceptable
Le risque est acceptable dans sa définition actuelle

Tolérable
Le risque est tolérable grâce à des stratégies d'atténuation

Inacceptable
Le risque est inacceptable à tous les niveaux

QQOQCP

Quoi ? Qui ? Où ? Quand ? Comment ? Pourquoi ?

Vigilances sanitaires

Généralités

Elles ont pour but la surveillance des risques (et incidents) liés à l'utilisation des produits de santé.
Les vigilances sanitaires sont réglementaires et instituées par la loi de sécurité sanitaire du 1er juillet 1998. Elles concernent des risques à déclaration obligatoire.
On distingue plusieurs vigilances :
- Hémovigilance;
- Pharmacovigilance;
- Matériovigilance;
- Identitovigilance;
- Infectiovigilance;
- Réactovigilance;
- Biovigilance;
- Toxicovigilance.

Hémovigilance

Elle a pour objet l'ensemble des procédures de surveillance, d'évaluation et de prévention des incidents et effets indésirables chez les donneurs ou les receveurs des produits sanguins labiles (PSL).

Responsables

- Coordonnateur régional d'hémovigilance.
- Agence nationale de sécurité du médicament et des produits de santé (ANSM).
- Établissement français du sang (EFS).

Pharmacovigilance

Elle a pour objet la surveillance des médicaments et la prévention du risque d'effet indésirable.

Responsables

- Agence nationale de sécurité du médicament et des produits de santé (ANSM).
- Centres régionaux de pharmacovigilance.

Matériovigilance

Elle a pour objet la surveillance des incidents ou des risques d'incidents liés à l'utilisation des dispositifs médicaux.

Responsables

- Agence nationale de sécurité du médicament et des produits de santé (ANSM).

Identitovigilance

L'identitovigilance est l'ensemble des mesures mises en œuvre pour fiabiliser l'identification de l'usager afin de sécuriser ses données de santé, à toutes les étapes de sa prise en charge.

Infectiovigilance

Elle a pour rôle la surveillance et la prévention des infections associées aux soins ou des infections nosocomiales.

Réactovigilance

Elle a pour objet la surveillance des incidents et des risques d'incidents suite à l'utilisation d'un dispositif médical de diagnostic *in vitro*.

Biovigilance

Elle a pour objectif de prévenir les risques liés à l'utilisation des organes, tissus et cellules du corps humain.

Toxicovigilance

Elle a pour objectif la surveillance des effets toxiques pour l'homme, de l'exposition à un mélange ou une substance.

VIGILANCES SANITAIRES

GÉNÉRALITÉS

Surveillance des risques et incidents liés à l'utilisation des produits de santé

Loi de sécurité du 1er juillet 1998

Risques à déclaration obligatoire

HÉMOVIGILANCE

Ensemble des procédures de surveillance, d'évaluation et de prévention des incidents et effets indésirables chez les donneurs ou les receveurs des produits sanguins labiles

PHARMACOVIGILANCE

Surveillance des médicaments et prévention du risque d'effet indésirable

MATÉRIOVIGILANCE

Surveillance des incidents ou des risques d'incidents liés à l'utilisation des dispositifs médicaux

BIOVIGILANCE

Prévention des risques liés à l'utilisation des organes, tissus et cellules du corps humain

IDENTITOVIGILANCE

Ensemble des mesures mises en œuvre pour fiabiliser l'identification de l'usager afin de sécuriser ses données de santé, à toutes les étapes de sa prise en charge

INFECTIOVIGILANCE

Surveillance et prévention des infections associées aux soins ou des infections nosocomiales

RÉACTOVIGILANCE

Surveillance des incidents et des risques d'incidents suite à l'utilisation d'un dispositif médical de diagnostic *in vitro*

TOXICOVIGILANCE

Surveillance des effets toxiques pour l'homme, de l'exposition à un mélange ou une substance

SEMESTRE 4
UE 4.6

Soins éducatifs et préventifs

Contrat en éducation thérapeutique

Définition

Le contrat fait suite au diagnostic éducatif. C'est une entente entre les soignants et le patient pris en charge.
Il indique les objectifs à atteindre par le patient. Ces objectifs sont négociés entre les soignants et le patient.
Il est important de connaître le patient, d'identifier ses besoins et ses atteintes afin d'établir un contrat adapté.

Caractéristiques

Les caractéristiques du contrat sont les suivantes :
- Adapté ;
- Personnalisé ;
- Évolutif dans le temps ;
- Atteignable ;
- Réaliste ;
- Négociable.

Objectifs

Les objectifs à atteindre sont dans le contrat :
- Qu'est-ce que le patient doit savoir ?
- Qu'est-ce que le patient doit savoir faire ?
- Quels comportements doit-il acquérir ?

Exemples de compétences à acquérir

JF. D'Ivernois et R. Gagnayre, 2001
- Comprendre, s'expliquer.
- Repérer, analyser, mesurer.
- Faire face, décider.
- Résoudre un problème thérapeutique quotidien, de gestion de sa vie et de sa maladie.
- Pratiquer, faire.
- Adapter, réajuster.
- Utiliser les ressources du système de soins.

CONTRAT EN ÉDUCATION THÉRAPEUTIQUE

DÉFINITION

Fait suite au diagnostic éducatif

Objectifs à atteindre négociés

Connaître le patient, identifier ses besoins et ses atteintes afin d'établir un contrat adapté

OBJECTIFS

Qu'est-ce que le patient doit savoir ?

Qu'est-ce que le patient doit savoir faire ?

Quels comportements doit-il acquérir ?

CARACTÉRISTIQUES

Adapté

Personnalisé

Évolutif dans le temps

Atteignable

Réaliste

Négociable

EXEMPLES DE COMPÉTENCES À ACQUÉRIR

JF D'Ivernois et R Gagnayre

Comprendre, s'expliquer

Repérer, analyser, mesurer

Faire face, décider

Résoudre un problème thérapeutique quotidien

Pratiquer, faire

Adapter, réajuster

Utiliser les ressources du système de soins

Institutions spécialisées dans l'éducation pour la santé

Définition

Selon l'OMS : « Tout ensemble d'activités d'information et d'éducation qui incitent les gens à vouloir être en bonne santé, à savoir comment y parvenir, à faire ce qu'ils peuvent individuellement et collectivement pour conserver la santé, à recourir à une aide en cas de besoin. »

Organismes

- **ANSM** : Agence nationale de sécurité du médicament et des produits de santé.
- **FNES** : Fédération nationale d'éducation et de promotion de la santé.
- **HAS** : Haute autorité de santé.
- **HCSP** : Haut Conseil de la santé publique.
- **INSERM** : Institut national de la santé et de la recherche médicale.
- **Ministère des Solidarités et de la Santé.**
- **OMS** : Organisation mondiale de la santé.
- **SPF** : Santé publique France.
- **SFSP** : Société française de santé publique.
- **UIPES** : Union internationale de promotion de la santé et d'éducation pour la santé.

Agences régionales

- **ARS** : Agence régionale de santé.
- **IREPS** : Instances régionales d'éducation et de promotion de la santé
- Comité d'éducation pour la santé.

INSTITUTIONS SPÉCIALISÉES DANS L'ÉDUCATION POUR LA SANTÉ

DÉFINITION

« Tout ensemble d'activités d'information et d'éducation qui incitent les gens à vouloir être en bonne santé, à savoir comment y parvenir, à faire ce qu'ils peuvent individuellement et collectivement pour conserver la santé, à recourir à une aide en cas de besoin »

ORGANISMES

ANSM : Agence nationale de sécurité du médicament et des produits de santé

FNES : Fédération nationale d'éducation et de promotion de la santé

HAS : Haute autorité de santé

HCSP : Haut Conseil de la santé publique

INSERM : Institut national de la santé et de la recherche médicale

Ministère des Solidarités et de la Santé

OMS : Organisation mondiale de la santé

SPF : Santé publique France

SFSP : Société française de santé publique

UIPES : Union internationale de promotion de la santé et d'éducation pour la santé

AGENCES RÉGIONALES

ARS : Agence régionale de santé

IREPS : Instances régionales d'éducation et de promotion de la santé

Comité d'éducation pour la santé

Formation des aidants naturels

Définition

Les aidants naturels sont les personnes venant en aide à une personne dépendante et/ou handicapée faisant partie de leur entourage proche.

Difficultés rencontrées

Les difficultés rencontrées par les aidants naturels sont multiples, on peut en citer quelques-unes :
- Impatience;
- Peur;
- Angoisse;
- Dépression;
- Sentiment d'impuissance;
- Désespoir;
- Fatigue.

Formation

L'aidant peut bénéficier de formations et a droit à la validation d'expérience (VAE) s'il le souhaite.
Il existe de nombreuses formations en présentiel ou en ligne.
Voici quelques exemples de thèmes abordés :
- Notion de maladie, handicap;
- Trouver sa place avec les professionnels;
- Comment concilier son rôle d'aidant et sa vie personnelle;
- Gestes du quotidien : comment aider ?

Association française des aidants

Création en 2003.

Missions

- Militer pour la reconnaissance et la place des proches aidants.
- Orienter les proches aidants.
- Former le personnel médico-social et sanitaire aux diverses questions d'accompagnement et de prise en compte des aidants.
- Diffuser l'information.

FORMATION DES AIDANTS NATURELS

DÉFINITION

Personnes venant en aide
à une personne dépendante
et/ou handicapée faisant partie
de leur entourage proche

FORMATION

Quelques exemples de thèmes abordés
Notion de maladie, handicap
Trouver sa place avec les professionnels
Comment concilier son rôle d'aidant
et sa vie personnelle
Gestes du quotidien : comment aider ?

DIFFICULTÉS RENCONTRÉES

Impatience
Peur
Angoisse
Dépression
Sentiment d'impuissance
Désespoir
Fatigue

ASSOCIATION FRANÇAISE DES AIDANTS

Création en 2003

Missions
Militer pour la reconnaissance
et la place des proches aidants
Orienter les proches aidants
Former le personnel médico-social et sanitaire
aux diverses questions d'accompagnement
et ce prise en compte des aidants
Diffuser l'information

SEMESTRE 4
UE 6.2

Anglais

Conseils pour la traduction

Bonnes habitudes

- Lire régulièrement en anglais.
- S'entraîner à la traduction.

Pièges à éviter

Problèmes de sens

- **Faux sens** : prend un mot pour un autre.
- **Contresens** : traduction contraire au sens du mot.
- **Non-sens.**

Omission : refus de traduire une partie du texte face à la difficulté.

Autres

- Éviter les fautes d'orthographe.
- Éviter les fautes de temps.
- Éviter les fautes de syntaxe.

Conseils

Pour commencer : comprendre le sens général du texte.
Ensuite : comprendre le cadre.
Ne pas traduire mot pour mot, en anglais les mots n'ont pas la même place qu'en français au sein d'une phrase.

Pour finir

- Vérifier que le français est correct et avec un vocabulaire adapté.
- Vérifier qu'il n'y a pas de fautes de sens.

Critères d'évaluation

- Utilisation du vocabulaire professionnel.
- Justesse de la traduction (pas de fautes de sens).
- Respect des temps, des syntaxes et de l'orthographe.

Fiche
178

Préfixes et suffixes

Préfixes

Co : avec (*coworker*)
Counter : opposition
Dis, il, im, ir, un : valeur négative, opposé (*appear/disappear*)
Fore : vers l'avant
Mis : de manière fausse (*understand/misunderstand*)
Out : en dehors (*outpatient*)
Over : sur, surplus (*overbooked*)
Re : répétition (*rebuild*)
Under : sous (*underground*)

Suffixes

Able : faisabilité de l'action (*drinkable*)
Er, or : celui qui fait (*baker*)
Ful : plein de (*painful*)
Hood : statut ou environnement (*childhood*)
Ive : état (*creative*)
Less : manque, absence (*homeless*)
Ly : permet de créer un adverbe à partir d'un adjectif (*nicely*)
Ness : état (*happiness*)
Ship : qualité/faculté (*friendship*)

Sigles et abréviations

BP	*blood pressure*
Cath.	*catheter*
CI	*cardiac index*
CT	*chemotherapy*
CVA	*cerebrovascular accident*
DL	*direct laryngoscopy*
DVT	*deep vein thrombosis*
DX	*diagnosis*
ECG	*electrocardiogram*
EMG	*electromyogram*
ENT	*ear, nose & throat* (ORL)
ETHO	*alcohol*
ER	*emergency room*
GI	*gastrointestinal*
HBP	*high blood pressure*
H & H	*hemoglobin and hematocrit*
IBP	*invasive blood pressure*
ICU	*intensive care unit*
IV :	*intraveinous*
MRI	*magnetic resonance imaging*
NSY	*nursery*
N/V	*nausea or vomiting*
OCD	*obsessive compulsive disorder* (TOC)
PA	pression artérielle
PAR	*postanesthesia room*
PAS	pression artérielle systolique
PCA	*patient controlled analgesia*
PN	*pneumonia*
QD	*every day*
QH	*every hour*
Q2H	*every 2 hours*
QHS	*at each bedtime*
RM	*room*
RN	*registered nurse*
SC	*subcutaneous*
WHO	*world health organization* (OMS)

Fiche
180

Présenter un article

Présenter le document

- *This document is an article extracted from…*
- *It was published on…*
- *Its title is…*

Présenter le sujet

- *This text is about…*

Méthode des 5 W

- *Who*
- *What*
- *Where*
- *When*
- *Why*

Plan de la présentation

Introduction avec le titre, la revue d'où il provient, l'auteur, l'année de publication.
Résumer l'article en donnant les idées principales :
- Utilisation de la méthode des 5 W;
- Donner les idées principales de chaque paragraphe.

Dans certains cas, on demande l'opinion qu'on a sur l'article et la justification.

Mots de liaison

First : en premier
At the beginning : au début
First of all : tout d'abord
Then : ensuite
Next : puis
Beside : d'ailleurs
In fact : en fait
Similarly : de même
For example : par exemple
Like : comme
Finally : finalement
To conclude : pour conclure

Elsevier Masson SAS
65, rue Camille-Desmoulins,
92442 Issy-les-Moulineaux Cedex

Dépôt Légal : Août 2022

Composition : STRAIVE

Imprimé en Pologne par Dimograf